E-Book inside

Mit dem Kauf dieses Buchs erhalten Sie das zugehörige E-Book gratis. Sie können dabei aus drei Dateiformaten wählen: EPUB (gängiges Format für E-Reader und Tablets), PDF (für PC und Laptop) oder MOBI (für den Amazon Kindle). So kommen Sie an Ihr kostenloses E-Book:

Rufen Sie im Internet diese Website auf:
↗ http://www.junfermann.de/ebook-inside

Geben Sie den unten stehenden Code in das dafür vorgesehene Feld ein und klicken Sie → Code einlösen. Nach Eingabe Ihrer E-Mail-Adresse und Auswahl des E-Book-Formats erhalten Sie sofort einen Download-Link für das gewünschte E-Book an Ihre E-Mail-Adresse.

Bitte beachten Sie, dass der Code für Sie personalisiert wird und nur einmal gültig ist. Die Datei müssen Sie zunächst auf Ihrem Computer speichern, bevor Sie sie auf ein mobiles Endgerät überspielen können.

84RMS74M

Lea Höfel

Chronische Schmerzen bei Kindern und Jugendlichen

Junge Menschen und ihre Angehörigen kompetent und einfühlsam begleiten

www.junfermann.de

blogweise.junfermann.de

www.facebook.com/junfermann

twitter.com/junfermann

www.youtube.com/user/Junfermann

www.instagram.com/junfermannverlag

LEA HÖFEL

CHRONISCHE SCHMERZEN BEI KINDERN UND JUGENDLICHEN

JUNGE MENSCHEN UND IHRE ANGEHÖRIGEN KOMPETENT UND EINFÜHLSAM BEGLEITEN

Junfermann Verlag
Paderborn
2022

Copyright © Junfermann Verlag, Paderborn 2022

Coverfoto © Liubov_Chuiko – https://www.istockphoto.com

Covergestaltung / Reihenentwurf JUNFERMANN Druck & Service GmbH & Co. KG, Paderborn

Sketchnotes © Dr. Lea Höfel (Bilder können bei Bedarf angefragt werden: hoefel.lea@kinderschmerzzentrum.de)

Satz & Layout JUNFERMANN Druck & Service GmbH & Co. KG, Paderborn

Bibliografische Information der Deutschen Nationalbibliothek

Die Deutsche Nationalbibliothek verzeichnet diese Publikation in der Deutschen Nationalbibliografie; detaillierte bibliografische Daten sind im Internet über http://dnb.d-nb.de abrufbar.

ISBN 978-3-7495-0336-0
Dieses Buch erscheint parallel als E-Book.
ISBN 978-3-7495-0337-7 (EPUB), 978-3-7495-0339-1 (PDF),
ISBN 978-3-7495-0338-4 (EPUB für Kindle).

Inhalt

Geleitwort von Prof. Dr. med. Johannes-Peter Haas

Schmerz ist für alle Lebewesen eine elementare Sinneswahrnehmung. Er kann ein Alarmsignal sein, das uns auf eine drohende oder stattgefundene Verletzung hinweist. Die Fähigkeit, sich Schmerzen merken und sich an sie erinnern zu können, hilft uns, schmerzhafte Situationen zukünftig zu vermeiden. Empathie und Mitleid für andere basieren nicht zuletzt auf unserer Eigenschaft, Schmerzen imaginieren, erinnern und mitempfinden zu können. Das Schmerzempfinden ist daher nicht nur eine lästige Eigenschaft, sondern für das Individuum, aber auch im zwischenmenschlichen sozialen Kontext von entscheidender Bedeutung.

Schmerzen können jedoch überhandnehmen, wenn sie entweder unerträglich stark werden oder dauerhaft anhalten – kurz: wenn der Schmerz die Kontrolle über uns gewinnt. *„Ganz so weh tat es in den Fingern nicht, aber es war das gleiche unheimliche Gefühl, als ob der Schmerz ein Eigenleben hätte, als ob er ein fremdes Wesen sei, das sich in mir niedergelassen hatte, um zu bleiben. Ich war nicht mehr mein eigener Herr"* (Lars Gustafsson).

Menschen, die eine erkennbare Verletzung oder akute Erkrankung haben, die ihre Schmerzen verursachen, erhalten immerhin, trotz der zu ertragenden Schmerzen, das Mitleid der Umwelt. Menschen, die an einer chronischen Schmerzerkrankung leiden, wird häufig misstrauisch begegnet. Es ist keine offensichtliche Ursache des Schmerzes zu finden und wir glauben ihnen nicht oder erklären sie für rein psychiatrisch erkrankt. Das ist, wie wir aus der modernen Schmerzforschung wissen, falsch. Auch ohne eine erkennbare Ursache können anhaltende unerträgliche Schmerzen entstehen, die auf Schmerzmittel zumeist nicht ansprechen.

Gerade bei Kindern und Jugendlichen werden chronische Schmerzerkrankungen häufig nicht erkannt und es ist viel zu wenig über die Therapiemöglichkeiten bekannt. Ich freue mich daher besonders über dieses kundige und gut lesbare Buch, in dem Dr. Lea Höfel Ursachen und Behandlung chronischer Schmerzerkrankungen bei Kindern und Jugendlichen praxisnah erklärt. Als Leiterin der Abteilung für Schmerztherapie junger Menschen verfügt sie über beides: großes Wissen und viel Erfahrung.

Ich wünsche diesem Buch viele Leser und Leserinnen, damit das enthaltene Wissen den Betroffenen zugutekommt.

Garmisch-Partenkirchen, im Dezember 2021

Prof. Dr. med. Johannes-Peter Haas

Geschäftsführender ärztlicher Direktor der Kinderklinik Garmisch-Partenkirchen gGmbH (Deutsches Zentrum für Kinder- und Jugendrheumatologie, Zentrum für Schmerztherapie junger Menschen, Therapie von jungen Menschen mit chronischem Fatigue-Syndrom [ME/CFS])

Geleitwort von PD Dr. med. Friedrich Ebinger

Schmerzen sind ein häufiger Grund für die ärztliche Vorstellung von Kindern und Jugendlichen. Bestehen hier bei der Einordnung akuter Schmerzen meist klare Konzepte, wächst die Unsicherheit bei den an Prävalenz zunehmenden chronischen und rezidivierenden Schmerzen. Auch hier gilt es, organische Ursachen abzuklären; häufig finden sich aber solche nicht oder sie erklären den Schmerz nicht (mehr) ausreichend. Die Schmerzen entstehen primär nicht (mehr) durch die Aktivierung peripherer Nozizeptoren, sondern durch die Veränderung der zentralen Schmerzverarbeitung.

Wie erkläre ich dies dem Kind oder dem / der Jugendlichen und den Eltern, ohne dass der Eindruck entsteht, man nähme die Schmerzen nicht ernst? Wie vermeide ich in meiner Wortwahl eine weitere Fokussierung auf den Schmerz? Kann ich in der Praxis etwas dafür tun, eine weitere Chronifizierung möglichst zu verhindern? Und habe ich Möglichkeiten, dem / der Betroffenen sinnvolle Instrumente an die Hand zu geben, um erste Schritte aus dem Schmerz zu finden?

Hier setzt das Buch von Lea Höfel an. Mit ihrer Erfahrung als Leiterin des Zentrums für Schmerztherapie junger Menschen in Garmisch-Partenkirchen stellt sie das dortige Vorgehen dar – das sogenannte Garmischer Schmerzverarbeitungsmodell. Sie vermittelt dabei praxisnahe Konzepte für die Vermittlung eines bio-psycho-sozialen Schmerzkonzeptes und sensibilisiert für ein schmerzverstärkendes Wording bei der Anamneseerhebung. Einen großen Teil des Buches nehmen verschiedenste Strategien und Techniken ein, die helfen können, vom Schmerz zu defokussieren und den Blick auf salutogenetische Faktoren zu lenken.

Frau Höfel ist als Vertreterin der Psychologie seit Jahren in der Schmerztherapie aktiv. Das Garmischer Modell wurde von ihr wesentlich mit entwickelt. Ihre Expertise zeigt sich auch in ihrer Funktion als Sprecherin des AK Kinderschmerzpsychotherapie und im Beirat der Deutschen Gesellschaft für Psychologische Schmerztherapie und -forschung sowie als stellvertretende Sprecherin des AK Schmerz bei Kindern und Jugendlichen der Deutschen Schmerzgesellschaft.

Mit ihrem breiten Wissen und ihrer Erfahrung gelingt Frau Höfel ein praktisch hilfreiches Manual, dem ich weite Verbreitung wünsche.

Paderborn, im Januar 2022

PD Dr. med. Friedrich Ebinger

Chefarzt der Klinik für Kinder- und Jugendmedizin St. Louise, St. Vincenz-Krankenhaus GmbH Paderborn

Ehemaliger Sprecher des AK Schmerz bei Kindern und Jugendlichen der Deutschen Schmerzgesellschaft

Einleitung

Der Legostein unter dem nackten Fuß, der Hammer auf dem Daumen, das Tischbein am kleinen Zeh – jeder kennt das Gefühl, wenn es plötzlich heftig wehtut. Der Papierschnitt am Finger oder die blaue Stelle nach dem Herumtoben schmerzt manchmal erst, wenn man hinschaut. In Gefahrensituationen ist es möglich, den Schmerz komplett auszublenden, um das eigene Überleben zu sichern. In anderen Stresssituationen hingegen, zum Beispiel bei Liebeskummer, verspürt man Schmerzen, ohne dass es dafür eine sichtbare körperliche Ursache gibt. Eine Violinistin empfindet Schmerz in der Hand als deutlich bedrohlicher als ein Fußballspieler.[1] Der wiederum macht sich große Sorgen bei einer Fußverletzung, während er die verletzte Hand kaum bemerkt.

Das Schmerzempfinden wird verstehbar, sobald man über die rein körperlichen Ursachen hinaus den Menschen als Ganzes sieht.

Schmerz ist eine merkwürdige Sache, die keinen klar erkennbaren Regeln folgt – auf den ersten Blick. Auf den zweiten Blick jedoch ist das Schmerzempfinden verstehbar, sobald man über die rein körperlichen Ursachen hinaus den Menschen als Ganzes sieht. Mit Gefühlen, Gedanken, Verhaltensweisen, körperlichen Reaktionen, Erfahrungen, Bewertungen, Erziehung, Vorbildern und kulturellen Einflüssen.

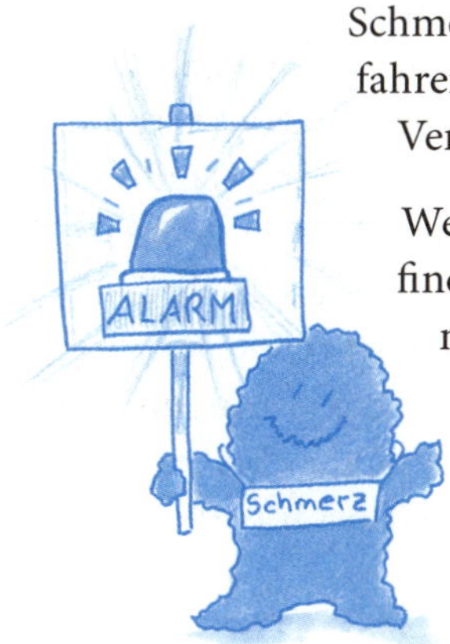

Schmerz ist prinzipiell etwas sehr Nützliches. Er schützt vor Gefahren, lenkt Entscheidungen und unterstützt heilungsförderndes Verhalten.

Weniger gern nimmt man die unangenehme, schmerzhafte Empfindung auf sich. Auch möchte man nicht von freudigen Ereignissen abgehalten werden, und wenn der Schmerz den Schlaf oder die Konzentration stört, wird er zunehmend lästig.

Behandler kennen sich meist sehr gut mit akuten Schmerzen als Anzeichen einer Schädigung des Körpers aus, können Erkrankung und Schmerz kompetent erklären und therapieren. Wenn der Schmerz jedoch keine ersichtliche Ursache hat, chronisch über die Dauer der körperlichen Genesung bestehen bleibt oder unverhältnismäßig stark ist, beginnt die Ratlosigkeit. Ist etwas übersehen worden? Helfen vielleicht mehr Medikamente, weitere Diagnos-

1 In diesem Buch wird zur besseren Lesbarkeit überwiegend die männliche Anrede genutzt. Selbstverständlich sind Personen jeglichen Geschlechts (m / w / d) angesprochen.

tik oder gar eine Operation? Warum werden Kind und Eltern immer ungehaltener, haben zunehmend Gesprächsbedarf und sind doch nicht zufrieden? Ist womöglich alles nur eingebildet oder vorgetäuscht? Diese und ähnliche Fragen stellen sich viele Therapeuten, sobald ein junger Mensch mit chronischen Schmerzen ohne erkennbare körperliche Schädigung und einem Aktenkoffer voller Untersuchungen, Befunden und Diagnosen über die Türschwelle der Praxis tritt. Doch auch wenn chronischen Schmerzen womöglich keine ausreichend körperliche Ursache mehr zugrunde liegt, so haben sie dennoch einen Grund. Auf Dauer verändern sich die schmerzverarbeitenden Gehirnregionen und Synapsen, der Schmerz verselbstständigt sich eventuell oder ist der körperliche Ausdruck seelischer Schmerzen.

Noch ist das Thema in Medizin und Gesundheitspolitik unterrepräsentiert; häufig entscheiden Erwachsenentherapeuten über Prozesse in der Behandlung von jugendlichen Patienten. Falsch oder unbehandelte Schmerzen können unter anderem zu erhöhtem Muskeltonus, Atemproblemen, Fehlhaltungen, Stressreaktionen, Immundefiziten und ausgeprägten Alltagseinschränkungen führen. Dies hat eine deutliche Auswirkung auf das psychische Wohlbefinden, schulische und berufliche Leistungen, Familie, Freunde und die Ausübung von Hobbys.

Das vorliegende Buch soll in alltagsnahen und anschaulichen Worten aus der Praxis für die Praxis dabei helfen, Licht ins Dunkel der chronischen Schmerzen bei Kindern und Jugendlichen zu bringen.

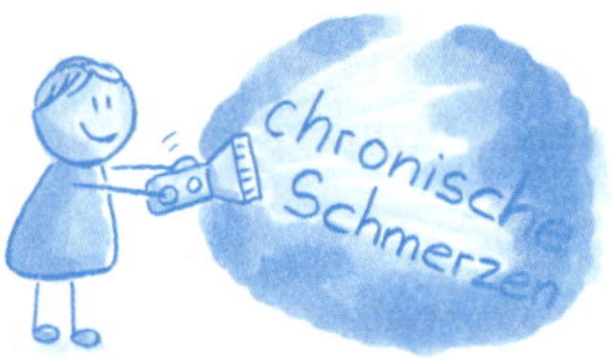

Es ist vor allem an medizinische, psychologische, physio- und ergotherapeutische und sozialpädiatrische Kollegen aus der Primär- und Sekundärversorgung gerichtet[2], die diesen Patienten in ihrer täglichen Praxis begegnen. Da bewusst auf allzu komplexe pathophysiologische und tiefenpsychologische Erläuterungen zugunsten der leichten Lesbarkeit verzichtet wird, um ein eingängiges und leicht verständliches Nachschlagewerk zur Verfügung zu stellen, können auch Eltern und junge Betroffene hilfreiche Tipps aus diesem Buch ziehen und von den Erklärungen und Strategien profitieren. Ein Glossar (→) ermöglicht das Nachschlagen von Fachbegriffen.

2 Dieses Buch bezieht sich auf junge Menschen mit chronischem Schmerz, der nicht (oder nicht mehr) alleinig durch eine körperliche Ursache erklärt werden kann. Nicht thematisiert werden postoperative Schmerztherapie, Schmerz im Rahmen von lebensbedrohlichen Erkrankungen oder Schmerz bei Frühgeborenen. Die Patientenzielgruppe dieses Buches ist auskunftsfähig und in ihrem Ausdruck nicht erheblich eingeschränkt durch geistige oder körperliche Erkrankungen. Für solche Themenschwerpunkte empfehle ich die Bücher *Schmerzen bei Kindern und Jugendlichen* von PD Dr. Friedrich Ebinger und Kollegen (2010) und *Schmerztherapie bei Kindern, Jugendlichen und jungen Erwachsenen* von Prof. Boris Zernikow (2015).

In Workshops, Vorträgen und Schulungen tauchen am häufigsten die Fragen auf, wie man die Diagnose vermittelt und was man den jungen schmerzgeplagten Patienten und ihren Eltern konkret an die Hand geben kann. Im ersten Abschnitt des Buches geht es daher um Hintergründe und die lebensnah vermittelbare Theorie chronischer Schmerzen, ohne die jegliche Edukation und Hilfestellung auf wackligem Fundament stünde. Aufbauend auf diesen Stützpfeilern geht es im zweiten Abschnitt darum, den Behandler mit auf eine Reise durch ein bewährtes Edukationsmodell zu nehmen, aus dem sich verschiedene Strategien im Umgang mit den Schmerzen ergeben. Kommunikationstipps und Handouts erleichtern die Vermittlung der Inhalte.

Die Seiten dieses Buches hätten nicht ohne den Austausch mit schmerztherapeutisch interessierten oder tätigen Behandlern, Eltern und Betroffenen mit Inhalt gefüllt werden können. Sie alle haben mit wertvollen Rückmeldungen und ihrem persönlichen Erfahrungsschatz dazu beigetragen, die Kinderschmerztherapie weiterzuentwickeln. An dieser Stelle geht ein großer Dank an Sie.

Eine adäquate Versorgung ist nur möglich, wenn alle gemeinsam danach streben, Ursachen zu erkennen, Einflussfaktoren einschätzen zu lernen und an der Lösung zu arbeiten mit dem Ziel, jungen Menschen wieder eine selbstbestimmte und schmerzarme Teilhabe am jugendgerechten Alltag zu ermöglichen.

1. Chronische Schmerzen bei Kindern und Jugendlichen

Kontinuierliche oder wiederkehrende Schmerzen über einen Zeitraum von mindestens drei Monaten werden im Kindes- und Jugendalter als chronische Schmerzen bezeichnet. Sie können zunehmend durch eine Störung im Schmerzverarbeitungssystem hervorgerufen werden und sind durch Medikamente und Strategien wie Schonen und Erholung wenig bis negativ beeinflussbar. Obwohl der ursprüngliche Auslöser nicht (mehr) vorhanden ist und häufig auch keinen derartigen Schmerz verursachen kann, bleiben lang anhaltende und/oder wiederkehrende Schmerzen bestehen.

Ein paar Zahlen sind nötig, um die Häufigkeit und somit die Dringlichkeit der professionellen Versorgung zu verdeutlichen. Nach Ergebnissen der ersten Erhebungsphase 2003–2006 zur „Studie zur Gesundheit von Kindern und Jugendlichen in Deutschland" des Robert Koch-Instituts (KIGGS, ↗ http://www.kiggs-studie.de) zeigte sich, dass Schmerzen durchaus oft und auch wiederholt in der jungen Altersgruppe auftreten. Es ist davon auszugehen, dass zwei Drittel der Kinder und drei Viertel der Jugendlichen innerhalb von drei Monaten Schmerzen haben. Bei mehr als der Hälfte tritt der Schmerz an mindestens zwei Lokalisationen und bei jedem dritten Kind und jedem zweiten Jugendlichen wiederholt auf. Einmal bis mehrmals wöchentlich wiederkehrende Schmerzen wurden bei jedem zehnten Kind und jedem vierten Jugendlichen angegeben (Ellert, Neuhauser & Roth-Isigkeit, 2007). Daten aus der zweiten KIGGS-Erhebung 2014–2017 zeigen eine Zunahme der Drei-Monats-Prävalenz (→ Prävalenz) von 4 bis 10 Prozentpunkten (Krause, Sarganas, Thamm & Neuhauser, 2019).

Kopf- und Bauchschmerzen, Rückenschmerzen und Schmerzen am Bewegungsapparat (→ muskuloskelettal) werden in unterschiedlichen Studien am häufigsten genannt, wobei Mädchen mit einer Quote von 4:1 deutlich häufiger betroffen sind als Jungen. Die primäre Schmerzlokalisation ändert sich altersabhängig: im jüngeren Alter eher Bauchschmerzen, beim Jugendlichen häufiger Kopfschmerzen, später auch Rückenschmerzen und Muskel- und Gelenksschmerzen. Jedes 20. Kind erlebt zusätzlich zu diesen schmerzbezogenen Kriterien eine hohe Alltagsbeeinträchtigung.

Das Auftreten kontinuierlicher oder wiederkehrender Schmerzen bei Kindern und Jugendlichen steigt mit zunehmendem Alter. Das durchschnittliche Behandlungsalter von jungen Patienten mit chronischen Schmerzen am Zentrum für Schmerztherapie junger Menschen in Garmisch-Partenkirchen liegt bei 14,7 Jahren (vgl. Abbildung 1.1).

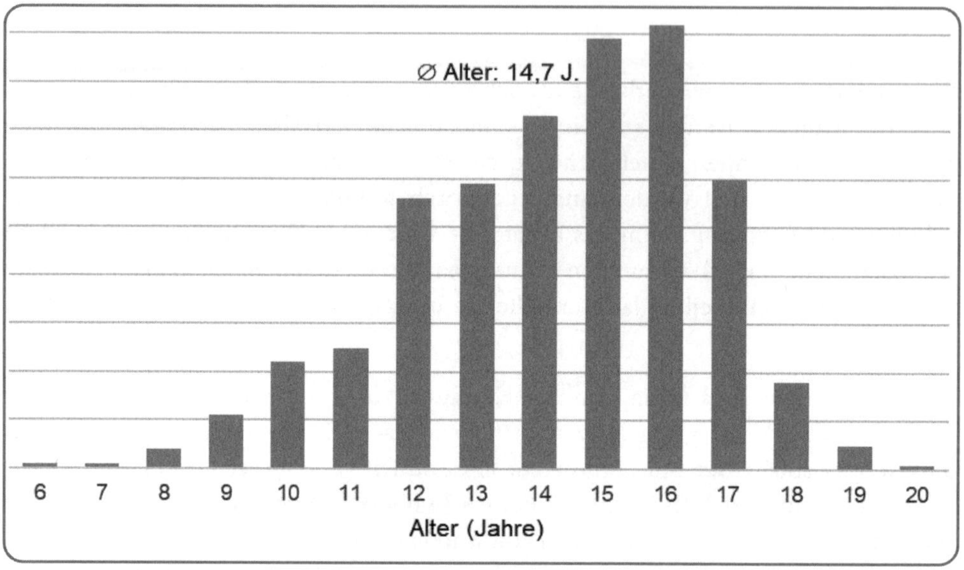

Abbildung 1.1: Durchschnittliche Altersverteilung am Zentrum für Schmerztherapie junger Menschen im Jahr 2019. Da es aufgrund der Corona-Pandemie zu Lockdowns und Beschränkungen in der Patientenaufnahme kam, werden Zahlen aus der Zeit davor dargestellt.

Versorgungssituation von Kindern und Jugendlichen mit chronischen Schmerzen

Chronische Schmerzen bei Kindern und Jugendlichen stellen ein relevantes und zunehmendes Gesundheitsproblem dar. Die Schmerzen veranlassen zahlreiche Arztbesuche, gehen häufig mit Alltagseinschränkungen einher und ebnen den Weg für Schmerzen im Erwachsenenalter. Dennoch ist die Versorgungslage bezüglich spezieller schmerztherapeutischer ambulanter Behandler und stationärer Einrichtungen für Kinder und Jugendliche nicht flächendeckend gegeben und zudem unübersichtlich und wenig vergleichbar (Hoefel, Draheim, Haas & Ebinger, 2021). Behandlungsschwerpunkte divergieren und die Zusammensetzung des Teams und der Therapieverfahren unterscheidet sich momentan noch erheblich. Patienten berichten häufig von langen Irrwegen, bis ihre Krankheit erkannt wird und sie sich kompetent begleitet fühlen.

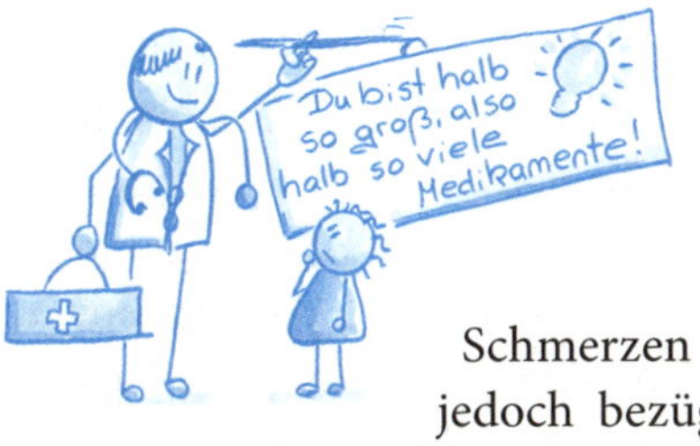
Du bist halb so groß, also halb so viele Medikamente!

Immer wieder ist dabei zu beobachten, dass Kinder auf der Suche nach dem geeigneten Behandler diagnostisch und therapeutisch wie kleine Erwachsene behandelt werden.

Schmerzen bei Kindern und Jugendlichen unterscheiden sich jedoch bezüglich Erscheinungsform, der medizinischen und psychologischen Abklärung, des therapeutischen Vorgehens und glücklicherweise in der Prognose von Schmerzen im Erwachsenenalter. Junge Patienten sind im Alltagsgeschehen stärker von ihrem sozialen Umfeld beeinflusst und abhängig, weshalb die Familie und die Familiendynamik in den Genesungsprozess einbezogen werden müssen. Daher ist eine Behandlung durch speziell für diese Altersgruppe geschulte Therapeuten notwendig, und dies in allen Bereichen vom Arzt über den Psychologen bzw. Psychotherapeuten, Physiotherapeuten, Ergotherapeuten, das Pflegepersonal bis hin zu Sozialberatung, Erziehern und Lehrfachkräften.

Schmerzen bei Kindern und Jugendlichen unterscheiden sich von Schmerzen im Erwachsenenalter.

Der primäre Ansprechpartner ist in der Regel der niedergelassene Kinder- und Jugendarzt oder der Allgemeinarzt. Üblicherweise werden hier organische Ursachen ausgeschlossen. Sollten sich die Schmerzen nicht bessern, untersuchen Sekundärversorger wie →Neuropädiater, →Sozialpädiater, →Kindergastroenterologen oder →Kinderrheumatologen je nach Schmerzort und -art den jugendlichen Patienten. Sollten sich hier ebenfalls keine wegweisenden Auffälligkeiten ergeben, wird zunehmend von chronischen Schmerzen →bio-psycho-sozialer →Genese ausgegangen, welche, zeitig und professionell erkannt, ambulant aufgefangen werden können. Deutlich chronifizierte Schmerzen mit hoher Alltagsbeeinträchtigung, welche nicht auf ambulante Therapiemaßnahmen und selten auf Medikamente ansprechen, können in dritter Instanz in einer tertiären Einrichtung im Rahmen einer interdisziplinären multimodalen Schmerztherapie (→IMST) behandelt werden.

Bedeutung für dieses Buch

Möglichkeiten zur Vernetzung und zum gemeinsamen Austausch sehen wir als tertiäres Versorgungszentrum als eine unserer Hauptaufgaben, um das Leid durch chronische Schmerzen in dieser jungen Zielgruppe zu reduzieren.

Um einer Chronifizierung von Schmerzen vorzubeugen und um sie zu therapieren, ist vor allem die Einbeziehung ambulanter Behandler wichtig, welche die erste Anlaufstelle sind und den Zeitfaktor maßgeblich beeinflussen können. Der Ausbau des ambulanten Versorgungsnetzes zur rechtzeitigen und kompetenten Versorgung von

Kindern und Jugendlichen mit chronischen Schmerzen würde in vielen Fällen einem stationären Aufenthalt vorbeugen. Mit diesem Ziel vor Augen soll dieses Buch dazu beitragen, vor allem ambulanten Behandlern Informationen zur Verfügung zu stellen, mit denen sie im Erkennen chronischer Schmerzen, in der Beratung und in der Therapie mehr Sicherheit erhalten. Sie erhalten zusätzlich zu den Ausführungen in diesem Buch zahlreiche Arbeitsblätter und (farbige) Handouts, die zum Download unter ↗ https://www.junfermann.de/titel/chronische-schmerzen-bei-kindern-und-jugendlichen/1538 zur Verfügung stehen.

Sollte ein stationärer Aufenthalt vonnöten sein, ist darüber hinaus eine Vernetzung ambulanter und stationärer Versorger für den Therapieerfolg und dessen Nachhaltigkeit im Alltag erstrebenswert.

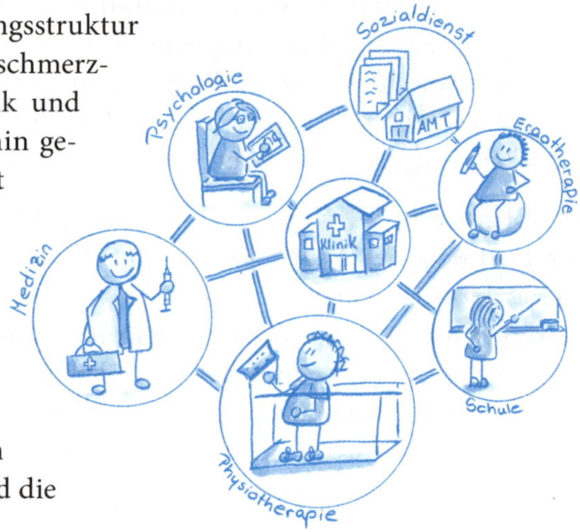

Hierfür liegt uns eine Versorgungsstruktur am Herzen, die vorab ambulant schmerztherapeutisch orientierte Diagnostik und Gespräche ermöglicht, eine daraufhin geplante stationäre Therapie beinhaltet und eine zielgerichtete Rückführung in das ambulante Setting vorsieht. Lassen Sie uns in diesem Sinne gemeinsam daran arbeiten, chronische Schmerzen bei Kindern und Jugendlichen in Gesundheitspolitik und Medizin stärker ins Bewusstsein zu rufen und die Versorgung vereint zu verbessern.

2. | Was ist Schmerz?

Wenn man über die Behandlung chronischer Schmerzen reden möchte, kommt man nicht umhin, einleitend den Schmerz etwas genauer anzuschauen. Laut Definition der International Association for the Study of Pain (→ IASP) aus dem Jahr 1979 war Schmerz 40 Jahre lang „ein unangenehmes Sinnes- und Gefühlserlebnis, das mit aktueller oder potenzieller Gewebeschädigung verknüpft ist oder mit Begriffen einer solchen Schädigung beschrieben wird".

Da seitdem zahlreiche Erkenntnisse hinzugewonnen wurden, erschien diese Definition nicht mehr zeitgemäß. Diskutiert wurde eine Definition, die unabhängig von der → Pathophysiologie für akute oder chronische Schmerzen gilt, sowohl Mensch als auch Tier einbezieht und die subjektive Erfahrung vermitteln soll und weniger die objektive Betrachterperspektive.

2020 wurde nach zweijähriger Arbeit die neue Definition veröffentlicht: „Schmerz ist eine unangenehme sensorische und emotionale Erfahrung, die mit tatsächlichem oder drohendem Gewebsschaden verbunden ist oder dieser ähnelt." („An unpleasant sensory and emotional experience associated with, or resembling that associated with, actual or potential tissue damage." [Raja et al., 2020]).

> Schmerz ist eine unangenehme sensorische und emotionale Erfahrung, die mit tatsächlichem oder drohendem Gewebsschaden verbunden ist oder dieser ähnelt.

Im Begleitvermerk wird ergänzt:

- Schmerz ist eine persönliche Erfahrung, die in unterschiedlichem Maß von biologischen, psychologischen und sozialen Faktoren beeinflusst wird.
- Schmerz und →Nozizeption sind zwei unterschiedliche Phänomene, sodass Schmerz nicht ausschließlich von der Aktivität sensorischer Neuronen abgeleitet werden kann.
- Jedes Individuum lernt das Schmerzkonzept durch seine Lebenserfahrung.
- Jede berichtete Schmerzerfahrung eines Menschen soll akzeptiert werden.
- Obwohl Schmerzen in der Regel mit einer Anpassungsreaktion einhergehen, können sie einen nachteiligen Einfluss auf die Funktion und das psychische und soziale Wohlbefinden haben.
- Die verbale Beschreibung ist nur eine Verhaltensform von vielen, um Schmerzen auszudrücken. Die Unfähigkeit, Schmerzen zu kommunizieren, schließt nicht die Möglichkeit aus, dass ein Mensch oder nichtmenschliches Tier Schmerzen erfährt.

Es ist viel geschehen, vergleicht man die aktuelle Definition mit den ersten Überlegungen zur Schmerzentstehung.

Historisch wird hierfür gern rückblickend René Descartes hinzugezogen, der im 17. Jahrhundert den Schmerz als ein objektives Reiz-Reaktions-Muster beschrieb, nach dem, vereinfacht erklärt, eine bestimmte Verletzung einen voraussagbaren Schmerz verursacht, indem der Reiz rein mechanisch über Nervenbahnen zum Gehirn geleitet wird.

Sigmund Freud vermutete im 19. Jahrhundert, dass das unangenehme körperliche Empfinden auch psychischen Ursprungs sein könnte. Er beschrieb, „wie Schmerzen durch Zuwendung der Aufmerksamkeit erzeugt oder gesteigert werden, so schwinden sie auch bei Ablenkung der Aufmerksamkeit“. Er setzte sich dafür ein, dass im Vergleich zu Schmerzen „durch Verletzung, Krankheit oder Entzündung“ jene ohne körperliche Ursache „nicht weniger wirklich und nicht weniger heftig“ sind (Freud, 1982, S. 22).

Ronald Melzak und Patrick D. Wall postulierten 1965 die →Gate-Control-Theorie (Melzack & Wall, 1965), nach der auf Rückenmarksebene die Weiterleitung von Schmerzimpulsen durch absteigende Bahnen aus dem Gehirn gehemmt werden kann. Wie ein „Schmerztor“ öffnen oder schließen sich die Türen, was zu mehr oder weniger Schmerzempfinden führt. Die individuelle Schmerzwahrnehmung wurde in der Schmerzexpertenwelt plötzlich physiologisch erklärbar und zudem vielfach diskutiert (z.B. Mendell, 2014). Nicht alles, was damals gesagt wurde, hat sich als richtig erwiesen und dennoch ist es ein schönes Erklärungsmodell.

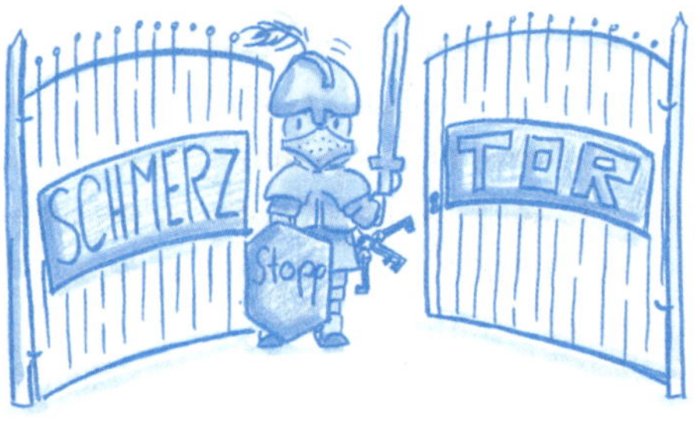

Nach heutigem Wissensstand werden beim Schmerz potenziell schädigende Reize von Schmerzsinneszellen (→Nozizeptoren), unseren Schadensmeldern, als Gefahrenquelle wahrgenommen und je nach Qualität des Reizes über schnelle oder langsame Nervenleitbahnen zum Rückenmark geleitet (Berührungsreize über A-Beta-Fasern, schnelle und langsame Schmerzreize über A-Delta-Fasern bzw. C-Fasern). Umschaltprozesse ermöglichen hier die Weiterleitung in Richtung Gehirn (vgl. Abbildung 2.1), was von absteigenden schmerzhemmenden Prozessen und konkurrierenden Empfindungen wie bspw. Berührung oder Thermorezeption (Wärme, Kälte) ausgebremst werden kann. In Folge werden nur Reize, die aufgrund physiologischer und psychologischer Prozesse das neuronale „Schmerztor“ passieren, im Gehirn als Schmerz verarbeitet, was dort aufgrund unterschiedlicher Erfahrungen, Emotionen und Reaktionen ein individuelles Schmerzerleben zur Folge hat. Im Gehirn sind zahlreiche Regionen mit dem Schmerz beschäftigt und müssen koordiniert werden. Zuweisend arbeitet der

→Thalamus als Schaltstelle und leitet →motivierend-affektive (emotionales Erleben des Schmerzes), →kognitiv-bewertende (Einordnen aufgrund von Erfahrungen, Stimmung, Erwartungen) und →sensorisch-diskriminative (Reizort, Stärke, Dauer, Art) Informationen an Bereiche wie das →limbische System, das →Frontalhirn oder den →somatosensorischen Kortex weiter. Zudem werden aufgrund des Gefahrenpotenzials von Schmerzen vegetative Reaktionen wie erhöhte Herzfrequenz und auf →spinaler und →zerebraler Ebene womöglich motorische Schutzreflexe bzw. komplexere Schutzbewegungen ausgelöst (nach Hoefel et al., 2016).

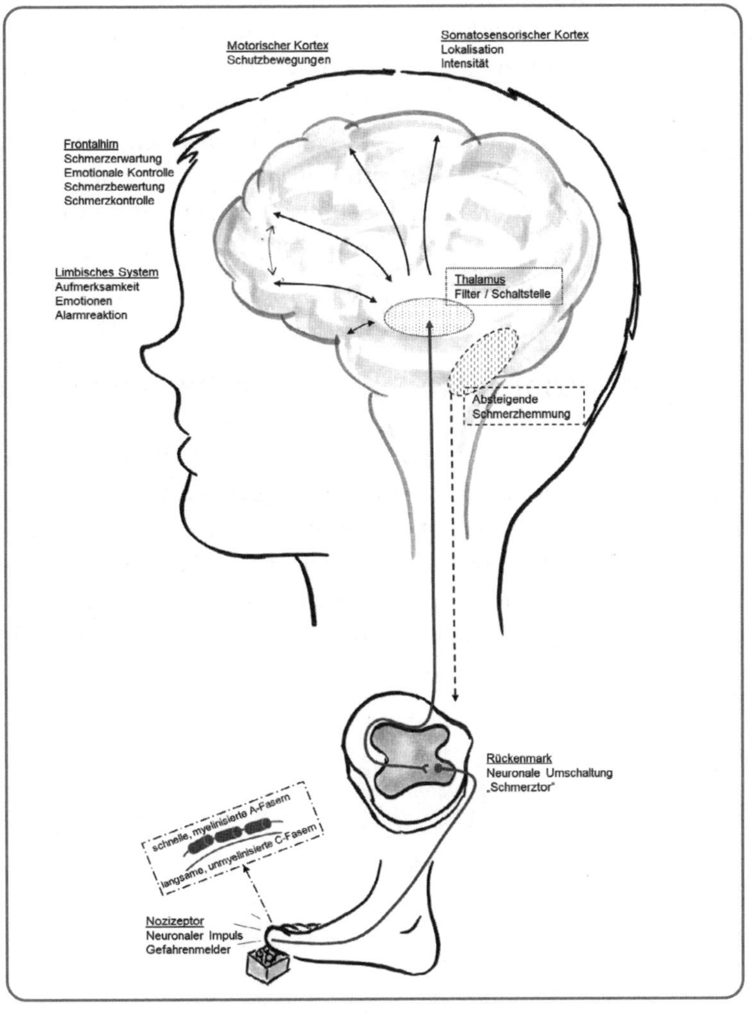

Abbildung 2.1: Schematische Darstellung physiologischer Prozesse bei der Verarbeitung und Wahrnehmung von Schmerzen (Therapeutenversion); als Handouts in zwei Versionen vorhanden (Elternversion siehe Abbildung 5.8).

Seit den Überlegungen von Descartes, Freud und den ersten Mechanismen der Gate-Control-Theorie sind zahlreiche neue Erkenntnisse gewonnen worden. Vor allem die, dass Schmerzen wahrgenommen werden können, ohne dass Dauer und Stärke durch eine Schädigung auch nur ansatzweise erklärbar sind. Und dennoch sind sie spürbar vorhanden.

Schmerz wird dann erlebt, sobald Gehirnregionen aktiv sind, die sich dem Schmerz verschrieben haben. Häufig wird vom Schmerzzentrum gesprochen, was jedoch bei der Beteiligung einer Vielzahl von Regionen zu kurz gegriffen ist. Hilfreicher sind Formulierungen wie „Schmerzmatrix" oder „Schmerzknotenpunkte". Kinder und Jugendliche fühlten sich in einer hausinternen Befragung vom Begriff „Schmerzmatrix" am ehesten angesprochen, weshalb fortan diese Formulierung im Buch genutzt wird. Wichtig ist, dass Schmerz dann real ist, sobald die Schmerzmatrix aktiv ist. Schmerz entsteht nicht im Fuß, der auf den Legostein tritt, und nicht im Daumen, der unter den Hammer gekommen ist. Schmerz entsteht im Gehirn und ist eine zutiefst persönliche Erfahrung.

Schmerz entsteht im Gehirn und ist eine zutiefst persönliche Erfahrung.

2.1 Bio-psycho-soziales Modell chronischer Schmerzen

Chronische Schmerzen kann man weder im hohen noch im jungen Alter auf eine einzige Ursache zurückführen. Wie schon im Begleitvermerk der Definition der IASP formuliert, sind Schmerzen „eine persönliche Erfahrung, die in unterschiedlichem Maß von biologischen, psychologischen und sozialen Faktoren beeinflusst wird". Sie sind ein dynamischer Interaktionsprozess aus körperlichen und psychischen Prozessen, die eingebettet sind in soziale und kulturelle Rahmenbedingungen. Beispiele für bio-psycho-soziale Einflüsse auf das Schmerzerleben finden Sie in Tabelle 2.1.

Biologisch	Psychologisch	Sozial
Körperliche Grunderkrankung Frühkindliche oder sonstige vergangene Schmerzerfahrungen Verletzung Entzündung Operationen Fehlhaltungen	Schmerzbezogene Ängste Katastrophisierung Soziale Ängste Stress Traumatisierung Depressivität	Schmerzerfahrungen und -erkrankungen in der Familie Geschlechterrolle Umgang mit Schmerzen in der Peergroup Gesellschaftlicher Umgang mit Schmerzen Zuwendung / Ablehnung bei Schmerzen Mobbingerlebnisse

Tabelle 2.1: Beispiele für bio-psycho-soziale Einflüsse auf das Schmerzerleben

Frühkindliche Schmerzerfahrungen sensibilisieren sowohl auf körperlicher als auch auf psychologischer Ebene für eine erhöhte Schmerzsensitivität im späteren Alter (nach Hoefel et al., 2016). Früh- und Neugeborene reagieren auf spinaler und zentraler Ebene auf Schmerzreize und man geht davon aus, dass sie noch über kein ausgebildetes absteigendes System zur Schmerzhemmung verfügen. Dies kann in Folge negative Auswirkungen auf die Entwicklung des →neuronalen Schmerzsystems haben. Als psychologische Wechselwirkung zeigen Heranwachsende mit frühkindlichen Schmerzerfahrungen häufiger Anzeichen von Aufmerksamkeitsstörungen, →Hyperaktivität, Depression und Angststörungen. Bei älteren Kindern führt die Erinnerung an Schmerzen, und weniger die tatsächliche Schmerzintensität, zu Erwartungen bezüglich eines erneuten Schmerzgeschehens, was die Wahrnehmung der Schmerzstärke maßgeblich moduliert.

Chronische Schmerzen sind häufig mit psychischen Auffälligkeiten assoziiert.

Chronische Schmerzen können jedoch auch ohne frühkindliche Schmerzerfahrungen entstehen und sind je nach Studie in über der Hälfte der Fälle mit psychischen Auffälligkeiten, insbesondere mit internalisierenden Störungen wie Angst, Depression oder posttraumatischer Belastungsstörung, assoziiert. Bezieht man Risikofaktoren wie soziale Probleme, Schulprobleme und elterliche Tendenz, Unwohlsein rein körperlich zu attribuieren, als Prädiktor ein, erreicht man fast die 100-Prozent-Marke.

Faktoren, die eine Schmerzchronifizierung weiterhin begünstigen können, sind eine allgemein passive Schmerzbewältigung, Tendenz zur →Katastrophisierung mit negativen und unheilvorhersehenden Gedanken bei Kind und Eltern, mangelnde Bewegung, Rauchen, geringer sozioökonomischer Status und vor allem bei Kindern und Jugendlichen Ausgrenzungserlebnisse.

Innerhalb der Familie treten chronische Schmerzen bei Eltern und Kind gehäuft auf. Dies ist weniger auf genetische Erklärungsmodelle zurückzuführen, sondern ist vorwiegend durch psychologische Einflüsse erklärbar. Die Schmerzen beim Kind verstärken sich, wenn die Eltern beispielsweise empathisch „mitleiden“ oder aufgrund eigener Erfahrungen und Sorgen einen hohen Fokus auf die Schmerzen des Kindes legen. Alltägliche Gespräche über Schmerzen führen dazu, dass das Kind diese als Normalität empfindet, und es lernt von den Eltern den – oft passiven – Umgang damit.

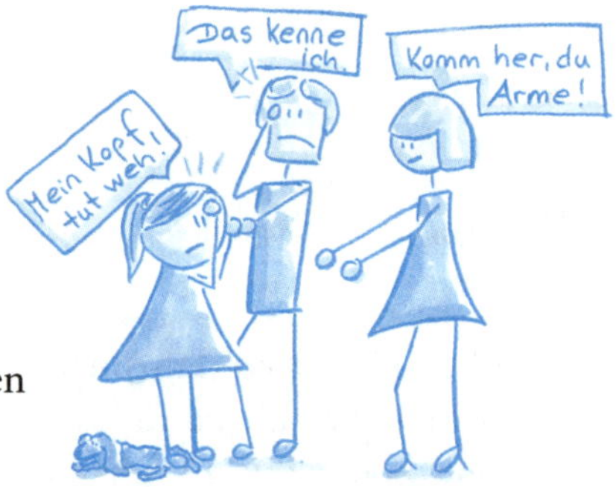
Mein Kopf tut weh!
Das kenne ich.
Komm her, du Arme!

Sowohl in Erstgesprächen als auch im weiteren beratenden und therapeutischen Verlauf muss zum Verständnis des Schmerzgeschehens und vorhandener Ressourcen auf alle Bereiche des bio-psycho-sozialen Modells chronischer Schmerzen eingegangen werden.

EXKURS

Bio-psycho-soziales Modell aus Sicht der Eltern und jungen Patienten

Am Zentrum für Schmerztherapie junger Menschen in Garmisch-Partenkirchen wurden im Rahmen einer Masterarbeit Freitextangaben im Deutschen Schmerzfragebogen für Kinder und Jugendliche von 141 Eltern und Jugendlichen mit der Diagnose „Chronische Schmerzstörung mit somatischen und psychischen Faktoren“ (siehe Abschnitt 3.2 „Diagnosen“) vor einem stationären Erstaufenthalt ausgewertet (Hoefel, Jonietz, Schnoebel-Mueller, Haas & Walter, 2018). 81 Prozent der Befragten waren weiblich, das Durchschnittsalter lag bei den Mädchen bei 14,61 Jahren, bei den Jungen bei 13,78 Jahren. Die durchschnittliche Schmerzstärke lag in den letzten vier Wochen bei 6,27 (Skala 0–10, kein Schmerz – stärkster Schmerz), der Mittelwert für den stärksten Schmerz in diesem Zeitraum bei 8,07 (SD = 1,65). 93 Prozent der Patienten und Patientinnen hatten mehrmals pro Woche Schmerzen bis hin zu Dauerschmerz.

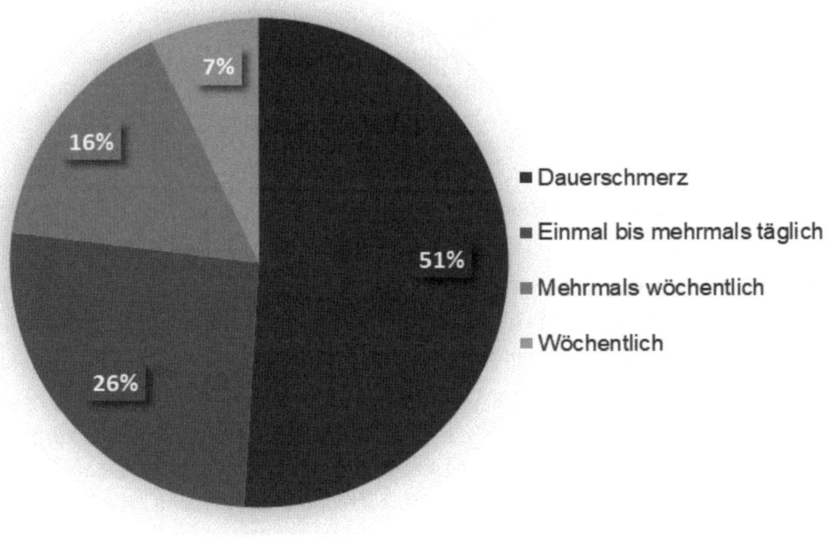

Abbildung 2.2: Verteilung der Häufigkeit des Auftretens der Schmerzen

Erfragt wurden als Ursachen besondere Ereignisse zu Beginn der Schmerzen und akute Auslöser. Des Weiteren interessierte der Umgang mit den Schmerzen (vgl. Tabelle 2.2).

Ereignisse zu Beginn der Schmerzen	
Patienten	Als die Schmerzen begannen, ist in dieser Zeit etwas Besonderes in deinem Leben passiert? Falls ja, was ist Besonderes passiert?
Eltern	Traten zu Beginn der Schmerzen größere oder besondere Veränderungen in Ihrem oder dem Leben Ihres Kindes auf? Falls ja, bitte erläutern.
Auslöser der Schmerzen	
Patienten	Gibt es bestimmte Dinge oder Ereignisse, die deine Schmerzen auslösen?
Eltern	Gibt es Auslöser für die Hauptschmerzen Ihres Kindes?
Umgang mit den Schmerzen durch die Eltern	
Patienten	Was tun deine Eltern, wenn du Schmerzen hast?
Eltern	Wie reagieren Sie, wenn Ihr Kind Schmerzen hat?

Umgang mit den Schmerzen durch die Patienten	
Patienten	Was tust du, wenn du Schmerzen hast?
Eltern	Was macht Ihr Kind, wenn es Schmerzen hat?

Tabelle 2.2: Bedingende Ereignisse und Schmerzauslöser

Bezüglich der **Schmerzursachen** (Ereignisse, Auslöser) nannten Eltern und Kinder Aspekte, welche typische Faktoren des bio-psycho-sozialen Krankheitsmodells zur Entstehung und Aufrechterhaltung chronischer Schmerzen widerspiegeln.

Ereignisse, die in der Zeit des Schmerzbeginns stattfanden, ließen sich in drei Oberkategorien einordnen. Soziales Umfeld (z. B. Krankheit oder Tod in der Familie), körperliche Probleme (z. B. Krankheit, Operationen) und psychische Belastungen (z. B. Mobbingerfahrungen, Stress). Aktuelle Auslöser ließen sich aufteilen in körperliche Anstrengung (z. B. Körperhaltung), psychische Belastungen (z. B. Konflikte, Stress) und Umweltreize (z. B. Wetterwechsel, Lärm, Bildschirmreize).

Die Angaben von Eltern und Kindern ähnelten sich, die Kinder gaben bei Ursachen lediglich etwas häufiger körperliche Probleme und als Auslöser mehr familiäre Konflikte an, während die Eltern Schulprobleme in den Vordergrund stellten.

Bei den **Bewältigungsstrategien** wurden hingegen vermehrt bio-medizinische Ansätze genannt. Sowohl bei den Kindern als auch bei den Eltern wurden passive Bewältigungsstrategien (z. B. schonen) angegeben, wobei die Kinder sich als aktiver sahen, als dies die Eltern einschätzten. Emotionale Zuwendung wurde von den Eltern häufiger angegeben, die Kinder nahmen dies weniger wahr und beschrieben vermehrte medizinische Versorgung durch die Eltern. Weiterhin standen übereinstimmend physikalische / medizinische Herangehensweisen (z. B. Wärme / Kälte, Medikamente) im Vordergrund, welche bei der Therapie von chronischen Schmerzen wenig hilfreich sind und aktive schmerztherapeutische Strategien ausbremsen. Psychosoziale Aspekte, welche als Auslöser wahrgenommen werden, wurden in die Planung von Bewältigungsstrategien nicht einbezogen.

Der Untersuchung zufolge scheint neben körperlichen Ursachen ein Bewusstsein für auslösende Faktoren im psychologischen und sozialen Bereich vorhanden zu sein. Für die Therapie ist es wichtig, dieses Wissen auf den Umgang mit den Schmerzen zu übertragen. Behandler sollten darauf achten, den Schwerpunkt deutlich von medizinischen und passiven Maßnahmen wegzulenken und aktive Strategien anzuregen.

Die jungen Patienten müssen verstehen und umsetzen, dass individuelle aktivierende, freudige und selbst initiierte Maßnahmen, ein jugendgerechter Alltag und soziale Interaktionen zur Verbesserung der Schmerzsymptomatik beitragen. Dabei ist zu bedenken, dass ein Vermeiden ungeliebter Prozesse ebenfalls eine Chronifizierung begünstigen kann, da der Körper unbewusst Schmerz mit dem Umgehen unangenehmer Tätigkeiten koppelt und so womöglich einen Ausweg aus Schularbeiten, Prüfungen und Haushaltstätigkeiten für sich entdeckt. Für die Eltern ist es wichtig zu erfahren, wie sie ihr Kind in Zukunft bestmöglich begleiten und im selbstwirksamen Umgang mit den Schmerzen unterstützen können. Hierzu zählen Aktivierung, weniger Beachtung von Schmerzäußerungen und das Planen von schmerzunabhängigen Interaktionszeiten.

Für Therapeuten bedeutet dies, dass sowohl in der Edukation und vor allem in der Erarbeitung hilfreicher Strategien der Fokus zunehmend auf psycho-soziale Einflussfaktoren gelenkt werden sollte, um nicht nur bezogen auf die Ursachen umfassend zu kommunizieren, sondern auch therapeutisch zielführend Unterstützung und Anregung anzubieten.

2.2 Schmerzarten

Schmerzen können unterschiedlich zugeordnet und definiert werden, wobei eine Form die andere nicht ausschließt. Häufig besteht eine Mischform unterschiedlicher Schmerzarten. Für dieses Buch werden Schmerzen vorrangig nach ihrer Dauer unterschieden. Dabei darf jedoch eine Ursachenanalyse nicht außer Acht gelassen werden und die Qualität der Schmerzen ändert sich mit fortschreitender Dauer meist von beschreibend-sensorisch (z. B. pochend) zu emotional-affektiv (z. B. grausam). Die im Folgenden beschriebenen Unterscheidungskriterien *Ursache, Qualität* und *Dauer* sind weder gegensätzlich noch erheben sie Anspruch auf Vollständigkeit, sondern ergänzen sich und erklären Schmerzen jeweils auf ihre ganz eigene Art.

2.2.1 *Unterteilung nach Ursache*

Nozizeptiv

→ Nozizeptive Schmerzen entstehen als normale physiologische Reaktion bei mechanischen (Hammer auf Daumen), thermischen (Hand auf heiße Herdplatte) oder chemischen (Verätzungen) Gewebeschäden.

Sie teilen sich in → viszeralen Schmerz (in den Eingeweiden; dumpfes Schmerzempfinden, häufig wellenartig) und → somatischen Schmerz. Der somatische Schmerz teilt sich nochmals auf in Tiefenschmerz (betrifft Bindegewebe, Muskeln, Knochen, Gelenke; dumpf, schlecht lokalisierbar) und Oberflächenschmerz (betrifft die Haut,

Schleimhaut; in erster Phase hell, gut lokalisierbar, klingt schnell ab; falls sehr stark, folgt die zweite Phase eher dumpf, brennend, schwerer lokalisierbar).

Neuropathisch

→ Neuropathische Schmerzen entstehen bei einer Schädigung oder Fehlfunktion des peripheren oder zentralen Nervensystems. Sie treten blitzartig und brennend, manchmal auch kribbelnd oder stechend, an den Nervenenden auf, auch wenn sich die Schädigung am Ursprung oder im Verlauf der Nervenfaser befindet. Weiterhin können Körperregionen unempfindlich oder häufiger besonders empfindlich gegenüber Reizen werden.

Psychogen / Funktionell

Psychogene Schmerzen stehen in Zusammenhang mit emotionalen Konflikten, es lassen sich keine ausreichenden körperlichen Auslöser finden. Die Psyche greift auf Erinnerung an Schmerzen zurück, um diese als Ausdruck emotionaler Belastungen und Gefahren wieder aufleben zu lassen. Als Folge können womöglich körperliche Erkrankungen auftreten, wie z. B. ein Magengeschwür durch anhaltendes Stressempfinden, sie sind jedoch nicht die Ursache.

Reflektorisch

Reflektorische Schmerzen werden neben nozizeptiven, neuropathischen und psychogenen Schmerzen seltener genannt, bieten aber eine gute Brücke zwischen Schmerzen aufgrund von psychischen und aufgrund von körperlichen Auslösern. Sie entstehen durch Verspannungen, meist ausgelöst durch psychische Anspannung oder Fehlhaltungen. Muskelverhärtungen und Muskelkontraktionen bedingen sich gegenseitig und halten den Schmerz aufrecht.

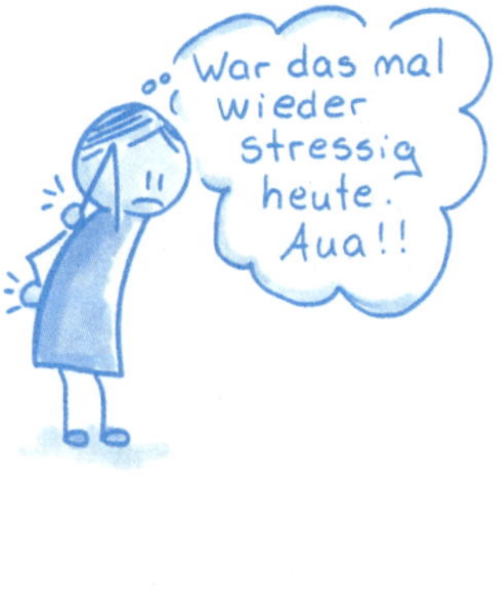

2.2.2 *Unterteilung nach Qualität*

Sensorisch

Bei der sensorischen Schmerzqualität beschreibt der Betroffene seine Schmerzwahrnehmung objektiv, z. B. als stechend, pochend, pulsierend oder drückend.

Affektiv

Bei der affektiven Schmerzqualität beschreibt der Betroffene den Schmerz emotional gefärbt und subjektiv, z. B. schrecklich, quälend, grausam oder lähmend. Je länger Schmerzen anhalten, desto wahrscheinlicher ist es, dass sie nicht nur körperlich, sondern auch emotional empfunden werden.

2.2.3 *Unterteilung nach Dauer*

In diesem Buch wird der Schmerz hauptsächlich nach der Dauer eingeteilt. Man unterscheidet den akuten vom chronischen Schmerz (vgl. auch Abbildung 2.3 und Tabelle 2.3).

Akuter Schmerz

Akute Schmerzen können zahlreiche Ursachen haben und sind zeitlich begrenzt. So entstehen sie z. B. durch potenziell gefährliche Verletzungen, Gewebeschädigungen, Beeinträchtigungen am Bewegungsapparat oder Funktionsstörungen der Organe. Akuter Schmerz ist ein wichtiges Warn- und Alarmsignal vor möglichen Gefahren für Leib und Leben.

Wichtig ist primär das Erkennen und Beheben der Schmerzursache. Gegebenenfalls ist medizinische Hilfe nötig, um entstandene Verletzungen zu versorgen oder mögliche andere Ursachen zu behandeln. Das gebrochene Bein wird eingegipst oder eine Wunde genäht. Eine Schmerzstillung wird durch Verhaltensanpassungen wie Schonen oder Kühlen angestrebt. Instinktiv wird ein verletzter Arm ruhig gehalten und der sonnenverbrannte Rücken in den Schatten gebracht. Medikamente können vorübergehend helfen, die Schmerzen zu reduzieren. Sobald die Ursache beseitigt und ausgeheilt ist, lassen die Schmerzen in der Regel nach. Auf die Behandlung akuter Schmerzen wird in diesem Buch nicht näher eingegangen.

Chronischer Schmerz

Von chronischen Schmerzen spricht man, wenn die Schmerzen über einen Zeitraum von mindestens drei Monaten (bei Erwachsenen sechs Monate) bestehen oder immer wiederkehren.

Der chronische Schmerz kann dauerhaft auf körperliche Schädigungen oder Erkrankungen zurückzuführen sein, wenn diese nicht innerhalb eines überschaubaren Zeitraums ausheilen. Doch auch ohne eindeutige somatische Ursache kann der chronische Schmerz bestehen bleiben. Jede Erfahrung, auch die von Schmerz, bahnt sich ihren Weg und hinterlässt Spuren vom Ort der Verletzung bis hin zum Gehirn und dort vor allem in der Schmerzmatrix. Bei wiederholten Schmerzerfahrungen wird das System zunehmend sensibler, verursacht unter anderem durch eine steigende → Rezeptordichte an den übertragenden → Synapsen, sodass sich die Übertragungsrate erhöht und vermehrt Schmerzsignale weitergeleitet werden (Bahnung). Die an der Schmerzverarbeitung beteiligten Hirnregionen zeigen strukturelle Veränderungen und nehmen mehr Raum ein. Schmerzregulierende und -hemmende Prozesse lassen nach; der immer wieder wahrgenommene Schmerz wird im Schmerzgedächtnis abgespeichert und ist aufgrund der Fülle an Schmerzerinnerungen und der Veränderungen an den Synapsen leicht abrufbar. Dies kann dazu führen, dass bereits geringe Reize wie ein leichtes Anstoßen oder aber nichtsomatische Reize wie Stress, Angst oder Ausgrenzungserleben heftigen oder dauerhaften Schmerz auslösen, ohne dass eine Verletzung oder Entzündung vorhanden ist.

Je nach Ursache werden somit zwei Arten chronischer Schmerzen beschrieben.

1. *Somatisch bedingte chronische Schmerzen.* Schmerzen können als Folge einer dauerhaften somatischen Ursache wie Entzündungen bei einer rheumatischen Grunderkrankung oder Verletzungen über einen langen Zeitraum anhalten. Womöglich ist die ursprüngliche Erkrankung aber auch vollständig behandelt, hat jedoch Schäden, z.B. an Knorpel und Knochen, zurückgelassen. Alltagsbewegungen führen dadurch zu anhaltenden, chronischen Schmerzen. Häufig gehen diese noch mit Fehlbelastungen und Schonhaltungen einher, was zusätzlich das Schmerzsystem aktiv hält. Fehlhaltungen können beispielsweise eine ungünstige Sitzhaltung in der Schule sein oder aber durch vermehrtes Fernsehen eine starre Körperhaltung ohne Ausgleichsbewegungen. Schonhaltungen treten dann auf, wenn das schmerzhafte Körperteil entlastet wird und dadurch andere Muskel- und Gelenksysteme zusätzlich zu ihrer eigentlich Aufgabe unphysiologisch belastet werden.

2. *Chronische Schmerzen im Sinn einer Schmerzstörung.* Anhaltende Schmerzen können auch ohne eine den Schmerz erklärende somatische Ursache im Sinne einer Schmerzstörung auftreten. Es findet sich in der schmerzhaften Region weder eine Entzündung noch eine Verletzung. Der Schmerz hat sich verselbstständigt und kann in Dauer und Intensität durch den ursprünglichen somatischen Auslöser, sollte er überhaupt vorhanden gewesen sein, nicht mehr oder nicht mehr ausreichend erklärt werden.

Dieses Buch befasst sich schwerpunktmäßig mit chronischen Schmerzen im Sinn einer Schmerzstörung. Die meisten der im 6. Kapitel genannten Übungen und Handouts sind jedoch auch bei akuten und somatisch bedingten chronischen Schmerzen anwendbar, vor allem jene zu den Komponenten Aufmerksamkeit (Ablenkung), Gedanken (hilfreiche Gedanken), Gefühle (gute Gefühle), körperliche Reaktionen (Entspannung) und Schatzkammer.

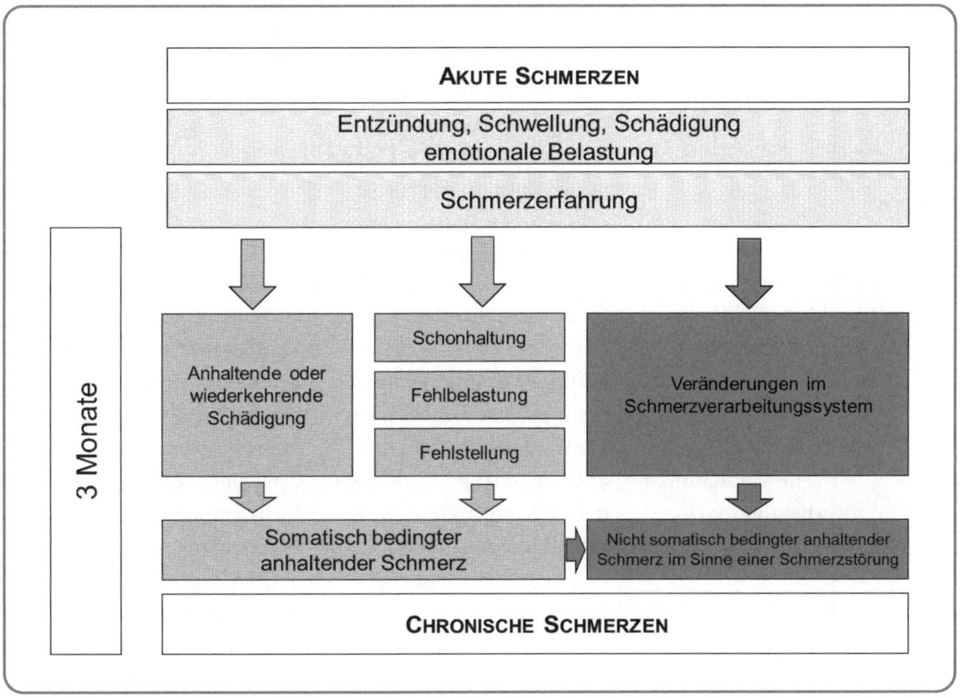

Abbildung 2.3: Einteilung der Schmerzen nach ihrer Dauer (akut und chronisch) und in somatisch bedingt oder nicht somatisch bedingt im Sinne einer Schmerzstörung. Sowohl aus akuten Schmerzen als auch aus somatisch bedingten chronischen Schmerzen kann sich eine Schmerzstörung entwickeln (Abbildung angelehnt an Hoefel et al., 2021).

	Akute Schmerzen	**Chronische Schmerzen**	
		Somatisch bedingt	***Nicht somatisch bedingt im Sinn einer Schmerzstörung***
Dauer	Kurz andauernd	Lang andauernd bzw. wiederkehrend	Lang andauernd bzw. wiederkehrend
Ursache	Akut eingetretene Schädigung	Anhaltende Schädigung oder Fehlbelastung; z. T. inadäquat in Schmerzstärke und -dauer bezogen auf die somatische Ursache	Vielfältige bio-psycho-soziale Faktoren Keine Schädigung oder nicht / nicht mehr ausreichend vorhanden Schmerzstärke und -dauer inadäquat zur Situation in den schmerzhaften Körperregionen
Funktion	Warnfunktion	Kann Warnfunktion haben (z. B. chronische mechanische Überlastung bei Gelenkverschleiß), z. T. kann diese Funktion mit fortschreitender Dauer in ihrer Relevanz verloren gehen	Keine somatisch begründete Warnfunktion
Therapie	Zumeist durch Schonung und gezielte, z.B. medikamentöse oder physikalische Maßnahmen therapierbar	Im zeitlichen Verlauf reichen einzelne schmerzlindernde Maßnahmen nicht mehr aus bzw. es müssen alternative Behandlungsansätze hinzugezogen werden (z. B. Behandlung von Fehlstellungen, Reduktion von Angst-Vermeidungs-Verhalten)	Einzelne schmerzlindernde Maßnahmen und klassische Schmerzmittel wirkungslos; benötigt multimodales, interdisziplinäres Vorgehen verschiedener pädiatrischer Fachrichtungen (z. B. Ärzte, Psychologen, Physiotherapeuten, Ergotherapeuten, Sozialpädagogen, spezialisiertes Pflegepersonal, Erzieher)

Tabelle 2.3: Unterscheidung von Dauer, Ursache, Funktion und Therapie akuter und chronischer somatisch bedingter Schmerzen und chronischer Schmerzen im Sinn einer Schmerzstörung (nach Hoefel et al., 2021)

2.3 Herausforderung: chronischer Schmerz

Chronische Schmerzen nehmen bei jungen Menschen zu. Es wird daher nicht ausbleiben, dass Behandler vermehrt damit konfrontiert werden. Dabei strengen die betreuenden Ärzte aufgrund der verzweifelten Schilderungen von Eltern und Kind nicht selten immer neue Untersuchungen an, die bei invasiven Diagnostikverfahren selbst schmerzhaft und damit schmerzverstärkend wirken können. Jede Blutabnahme setzt neue Schmerzreize, die das Schmerzsystem im wahrsten Sinne des Wortes reizen können. Ständige Befragungen, bildgebende Verfahren und unterschiedliche Interpretationen führen in nicht unerheblichem Maß zu Stress bei den jungen Patienten. Häufig werden die Schmerzen trotz Einsatz hochdosierter → Analgetika und auch → Psychopharmaka immer stärker und breiten sich zum Schrecken aller aus.

Die Vermittlung der Diagnose chronischer Schmerzen, vor allem die ohne ausreichend somatische Ursache, fällt dem Behandler schwer. Er möchte gern Erklärungen und Lösungen bieten, was bei einem gebrochenen Arm deutlich leichter fallen würde. Er sieht sich konfrontiert mit Hilflosigkeit, Angst, Traurigkeit und Wut. Die Medikamenteneinnahme steigt und der Alltag seiner jungen Patienten ist eingeschränkt, sie ziehen sich sozial zurück, verpassen relevante Unterrichtsinhalte, nehmen nicht mehr an Freizeitaktivitäten teil und leiden unter Ein- und Durchschlafstörungen aufgrund von Schmerzen und negativen Gedankenschleifen. Neben der körperlichen und psychischen Belastung steigen medizinische und wirtschaftliche Folgekosten. Insgesamt ist die Lebensperspektive geprägt von körperlichem und zunehmend emotionalem Schmerz. All dies beeinträchtigt die Lebensqualität der jungen Menschen und ihrer Angehörigen enorm, was man als Behandler deutlich zu spüren bekommt. Erleichterung und Professionalität im Umgang mit diesem Erkrankungsbild und den davon Betroffenen soll dieses Buch ermöglichen.

3. Lokalisation und Diagnosen

Im Folgenden sollen die am häufigsten auftretenden Lokalisationen und Diagnosen chronischer Schmerzen bei Kindern und Jugendlichen genauer dargestellt werden (Schramm et al., 2021). Jeder dieser Erkrankungen könnte ein eigenes Buch gewidmet werden, an dieser Stelle wird ein kleiner Einblick ohne Anspruch auf Vollständigkeit gegeben. Zudem sollte regelmäßig geprüft werden, ob es neue Erkenntnisse gibt, Leitlinien angepasst und aktuelle Studien herausgegeben wurden. Mit der Einführung des neuen Klassifikationssystems ICD-11 (International Statistical Classification of Diseases and Related Health Problems; Internationale statistische Klassifikation der Krankheiten und verwandter Gesundheitsprobleme) dürften sich auch dort noch einige Veränderungen ergeben (siehe Abschnitt 3.3 „Ein kurzes Wort zur ICD-11").

Beachten Sie zudem, dass im Folgenden mal von „Symptomen" und mal von „Kriterien" die Rede ist. Symptome beschreiben hier alle „Auffälligkeiten", die auftreten können und häufig zu beobachten sind. Bei den Kriterien handelt es sich um die offiziellen ICD-10-Vorgaben. Da das Krankheitsbild in manchen Fällen adäquater erfasst werden kann, wenn man noch weitere mögliche Symptome kennt als die (teils sehr eng gefassten) offiziellen, finden diese Erwähnung auf den Handouts.

3.1 Lokalisation

3.1.1 Muskuloskelettaler Schmerz

Akute Schmerzen des Muskel- und Gelenksystems sind bei Kindern und Jugendlichen häufig und durch Verletzungen, entzündlich Vorgänge oder durch Fehl- oder Überlastung verursacht. Chronische muskuloskelettale Schmerzen am Bewegungsapparat (Muskeln, Gelenke, Sehnen, Bänder) können körperliche Ursachen haben, wie z. B. Fehlstellungen oder Gelenksabnutzung, oder ohne hinreichende somatische Ursache bestehen (siehe Abbildung 2.3).

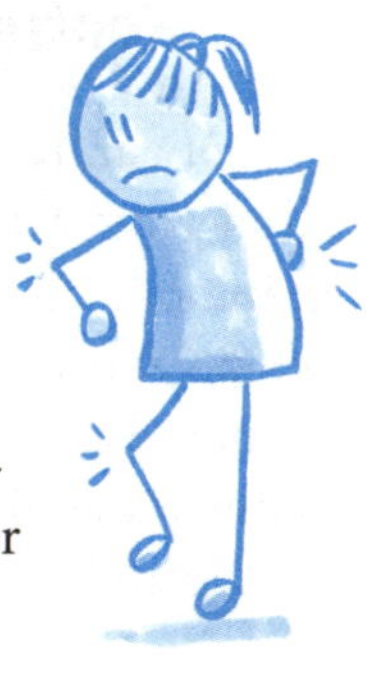

Kinder und Jugendlichen mit chronischen muskuloskelettalen Schmerzen sind durch die Beschwerden im Alltag stark beeinträchtigt und vermeiden aus Angst die Bewegung und den Einsatz der schmerzhaften Regionen. Hinzu kommt, dass die Schmerzen in ihrer

Lokalisation, Intensität, Qualität und Häufigkeit wechseln können, was zunehmend verunsichert. Häufig wird das Vermeiden physiologischer Bewegung noch durch den Gebrauch von Hilfsmitteln (Rollstuhl, Gehstützen, Bandagen, Orthesen) unterstützt. Dieses Angst-Vermeidungs-Verhalten (siehe Handout Angst-Vermeidungs-Modell, Abbildung 6.5) unterstützt jedoch die Schmerzamplifikation.

Differentialdiagnostisch kommen zudem zahlreiche Erkrankungen mit dem Erscheinungsbild muskuloskelettaler Schmerzen infrage, die vorab abgeklärt werden müssen, z. B. rheumatologische, infektiöse, onkologische oder Bindegewebserkrankungen und Stoffwechselstörungen. Auch körperliche Misshandlung oder sexueller Missbrauch sind nicht auszuschließen (siehe „Leitlinie Muskuloskelettale Schmerzen bei Kindern und Jugendlichen – Ein Algorithmus" zur differenzialdiagnostischen Abklärung eines häufigen Leitsymptoms in der Kinder- und Jugendmedizin unter ↗ https://www.awmf.org/leitlinien/detail/ll/027-073.html).

Sogenannte Red Flags, also Warnzeichen, die für eine weiterführende Diagnostik sprechen, sind (nach Malleson & Beauchamp, 2001; Weller-Heinemann & Huppertz, 2019):

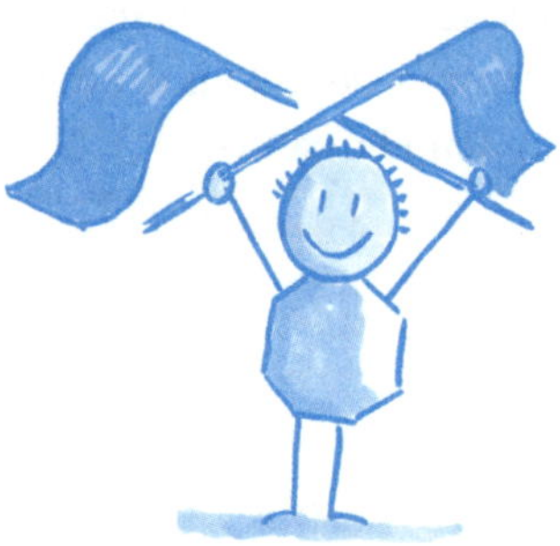

- Schlechter Allgemeinzustand
- Hochempfindliches Gelenk
- Konsequente Schonhaltung
- Gelenkferner Schmerz
- Fieber plus Schwellung und Rötung
- Wandernde Gelenkschmerzen
- Druckschmerzhafter Knochen
- Stehverweigerung
- → Anämie, → Thrombopenie
- Nächtlicher, analgetikaresistenter Schmerz
- Gewichtsverlust

3.1.2 Kopfschmerz

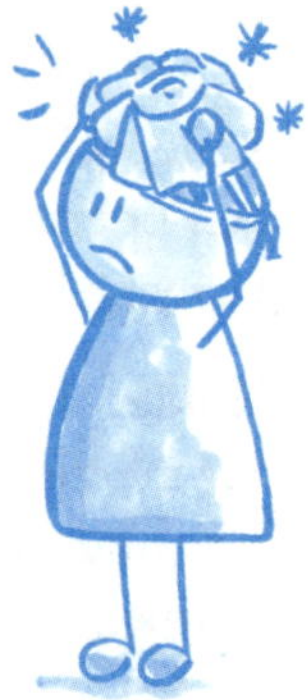

Es gibt zahlreiche Kopfschmerzformen und -verläufe, wobei man bei Kindern vor allem Kopfschmerzen vom Spannungstyp und die Migräne mit oder ohne Aura sowie Mischformen (Migräne und Kopfschmerzen vom Spannungstyp) unterscheidet (Schramm et al., 2022; Straube et al., 2013). Im Rahmen der Kopfschmerzbehandlung mit Schmerzmedikamenten kann sich bei zu häufiger Einnahme zudem im Verlauf ein Medikamentenübergebrauchskopfschmerz entwickeln.

Die internationale Klassifikation von Kopfschmerzerkrankungen finden Sie unter ↗ https://ichd-3.org/de.

Je nach Studie kann davon ausgegangen werden, dass fünf bis acht von zehn Kindern und Jugendlichen Kopfschmerzen im letzten halben Jahr benennen können, bei einem Drittel davon bis zu einmal pro Woche. Spannungskopfschmerzen und Mischtypen werden am häufigsten genannt (vgl. Abbildung 3.1), fast jede/r Zehnte leidet unter Migräne. Die Kinder ziehen sich zurück, legen sich hin, nehmen Medikamente und berichten von Schlafstörungen.

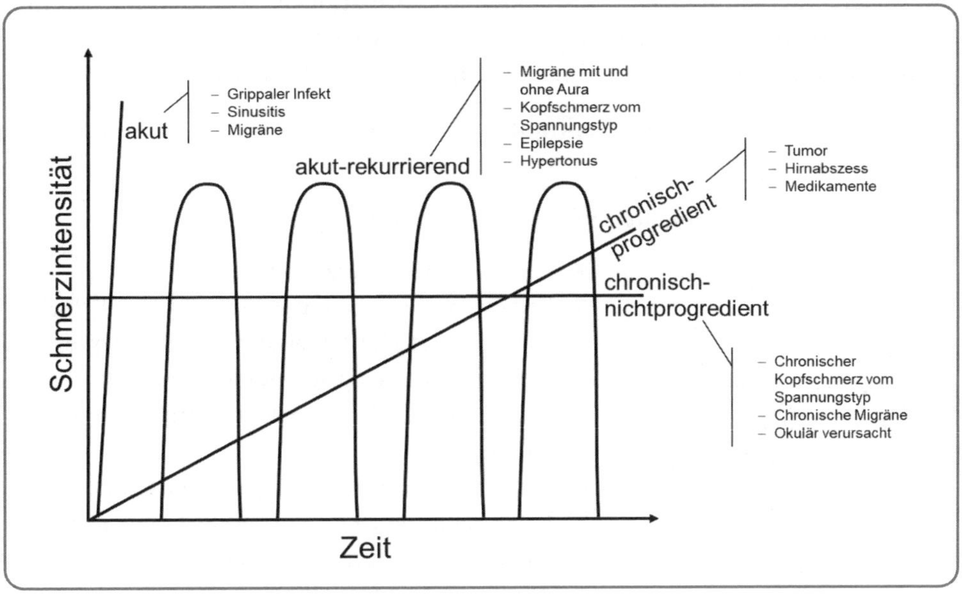

Abbildung 3.1: Mögliche Kopfschmerzverläufe und Beispiele für damit zusammenhängende Kopfschmerzerkrankungen (nach Ebinger, 2011)

Bei Kindern und Jugendlichen überwiegen primäre Kopfschmerzen, also Kopfschmerzen, die nicht Ausdruck einer anderen Erkrankung sind. Die Symptomatik primärer Kopfschmerzen unterscheidet sich bei Kindern oft von der Erwachsener, zudem ist eine eindeutige Unterscheidung von Migräne und Spannungskopfschmerzen bei Kindern häufig nicht möglich. Kopfschmerzen beginnen im Durchschnitt schon im Grundschulalter, die Symptomatik bei Jugendlichen ähnelt zunehmend der im Erwachsenenalter.

Als Risikofaktoren für Kopfschmerzen und deren Chronifizierung wurden → dysfunktionale familiäre Situationen, regelmäßiger Alkohol-, Nikotin- und Koffeingenuss, geringe körperliche Aktivität, physische / psychische Misshandlung, Mobbing im sozialen Umfeld, unfaire Behandlung in der Schule und unzureichende Freizeit identifiziert. Auch wenn es oft vermutet wird, haben Trinkmenge, Auslassen von Mahlzeiten oder tägliche Zeit am Computer einen eher geringen Einfluss.

Sekundäre Kopfschmerzen treten in Folge einer anderen Erkrankung auf. Bei Kindern stehen virale Luftwegsinfekte und leichtere Schädel-Hirn-Traumen als Ursache im Vordergrund, insgesamt sind sekundäre Kopfschmerzen bei wiederholt auftretenden Kopfschmerzen im Kindesalter selten. Sie können jedoch auch in Zusammenhang mit anatomischen Fehlbildungen (→ Arachnoidalzysten), Entzündungen (→ Sinusitis, → Meningitis), → vaskulären Malformationen, → intrakraniellen Blutungen, → Medikamentenabusus, erhöhtem Hirndruck und auch Hirntumoren auftreten und sollten bei Verdacht differentialdiagnostisch abgeklärt werden.

Eine Leitlinie zu „Kopfschmerzerkrankungen im Kindes- und Jugendalter – Diagnostik und Therapie" ist derzeit in Arbeit.

Die Red Flags, die für eine weiterführende Diagnostik sprechen, sind:

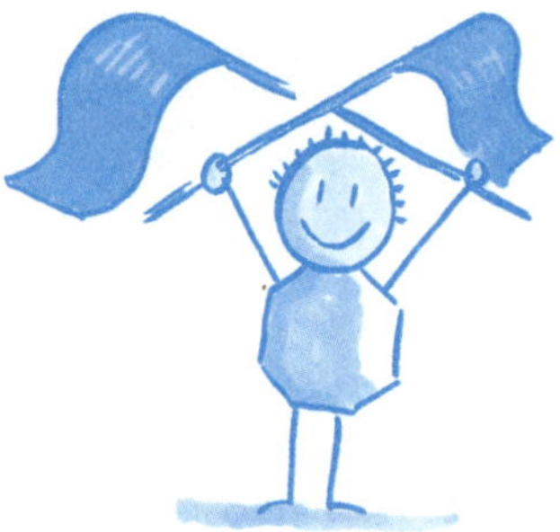

- Akute Kopfschmerzanamnese
- Kurzzeitig progredienter Verlauf bezüglich Stärke und / oder Häufigkeit der Kopfschmerzen
- Änderung des Kopfschmerzcharakters
- Morgendliche Kopfschmerzen mit Nüchternerbrechen
- Nächtliches Erwachen wegen Kopfschmerzen
- Fokal-neurologische Symptome (Augenbewegungsstörung, sensible / motorische Ausfälle, Ataxie, Stauungspapille)
- Anhaltende Störung kognitiver Fähigkeiten
- Progrediente Bewusstseinseintrübung
- Zeichen der Wesensveränderung
- Alter unter drei Jahren

Kopfschmerz vom Spannungstyp

Dies ist die häufigste Form von Kopfschmerzen im Kindes- und Jugendalter. Die Kopfschmerzen sind meist von leichter bis mittlerer Intensität und diffus lokalisiert. Die Dauer kann zwischen 30 Minuten bis zu sieben Tagen schwanken. Der Schmerzcharakter wird als drückend oder einengend geschildert.

Normale körperliche Aktivität verschlechtert die Schmerzen nicht, oft werden Kopfschmerzen vom Spannungstyp durch moderate Aktivität gebessert. Als Begleitsymptome können → Phono- und / oder → Photophobie auftreten, es besteht keine Übelkeit oder Erbrechen, allenfalls Appetitlosigkeit. Man unterscheidet den Kopfschmerz vom Spannungstyp mit und ohne → kranieller Berührungsempfindlichkeit.

In den Ferien und am Wochenende sind die Kopfschmerzen meist deutlich gebessert oder gar nicht vorhanden. Kinder und Jugendliche mit chronischen Kopfschmerzen vom Spannungstyp berichten häufig über weitere somatische und psychische Beschwerden. Aktivitäten können meist (eingeschränkt) fortgeführt werden.

Weitere Differenzierung

Selten auftretender episodischer Kopfschmerz vom Spannungstyp

A. Mindestens 10 Kopfschmerzattacken, die im Durchschnitt weniger als einmal im Monat auftreten (<12 Kopfschmerztage pro Jahr) und die Kriterien B bis D erfüllen.
B. Die Kopfschmerzdauer liegt zwischen 30 Minuten und 7 Tagen.
C. Der Kopfschmerz weist mindestens 2 der folgenden Charakteristika auf:
   - Beidseitige Lokalisation
   - Schmerzcharakter drückend oder beengend, nicht pulsierend
   - Leichte bis mittlere Schmerzintensität
   - Keine Verstärkung durch körperliche Routineaktivitäten wie Gehen oder Treppensteigen
D. Beide der folgenden Punkte sind erfüllt:
   - Fehlen von Übelkeit oder Erbrechen
   - Photophobie oder Phonophobie, nicht jedoch beide sind vorhanden

Häufig auftretender episodischer Kopfschmerz vom Spannungstyp

A. Wenigstens 10 Kopfschmerzepisoden, die die Kriterien B bis D erfüllen und durchschnittlich an 1 bis 14 Tagen / Monat für >3 Monate (≥12 und <180 Tage / Jahr) auftreten.

Kriterien B–D wie bei selten auftretender episodischer Kopfschmerz vom Spannungstyp.

Chronischer Kopfschmerz vom Spannungstyp

A. Ein Kopfschmerz, der die Kriterien B bis D (dieser Rubrik) erfüllt, tritt an durchschnittlich ≥15 Tagen / Monaten über >3 Monate (180 Tage / Jahr) auf.
B. Der Kopfschmerz hält für Stunden bis Tage an oder ist kontinuierlich vorhanden.
C. Der Kopfschmerz weist mindestens 2 der folgenden Charakteristika auf:
- Beidseitige Lokalisation
- Schmerzcharakter drückend oder beengend, nicht pulsierend
- Leichte bis mittelstarke Schmerzintensität
- Keine Verstärkung durch körperliche Routineaktivitäten wie Gehen oder Treppensteigen

D. Beide der folgenden Punkte sind erfüllt:
- Höchstens eines ist vorhanden: leichte Übelkeit oder Photophobie oder Phonophobie
- Weder Erbrechen noch mittelstarke bis starke Übelkeit

Migräne

Unter Migräne versteht man Kopfschmerzen, die plötzlich auftreten und so stark sind, dass die betroffenen Kinder und Jugendlichen ihre üblichen Aktivitäten beenden müssen oder nur sehr eingeschränkt fortführen können. Der Kopfschmerz wird eher bilateral frontal oder temporal lokalisiert. Ein streng einseitiger Kopfschmerz bei jungen Kindern kann ein Hinweis auf einen sekundären Kopfschmerz sein. Der Schmerzcharakter wird als pulsierend geschildert und ist meist von mittlerer bis starker Intensität, im Grundschulalter ist die Beschreibung des Pulsierens weniger gegeben. Eine Migräneattacke beginnt im Grundschulalter häufiger nach der Schule, in der Pubertät in den Morgenstunden und endet nach einer Schlafperiode.

Die Dauer von Migräneattacken kann deutlich kürzer als bei Erwachsenen sein, zum Teil dauern diese weniger als zwei und selten länger als 24 Stunden. Häufig geben die betroffenen Kinder und Jugendlichen an, dass Treppensteigen, Rennen, Kopfbewegungen oder Berühren der Haare die Kopfschmerzen verstärken. Die Betroffenen ziehen sich in einen abgedunkelten Raum zurück und versuchen zu schlafen. Typische Begleitsymptome sind Übelkeit und / oder Erbrechen, Überempfindlichkeit für Licht und / oder Lärm, Überempfindlichkeit für verschiedene Gerüche, Schwindel und Bauchschmerzen. Bei etwa 25 Prozent der Kinder und Jugendlichen mit Migräne tritt eine Aurasymptomatik mit einer typischen Dauer von fünf bis 60 Minuten auf. Darunter versteht man z. B. Sehstörungen (Lichtblitze, Zackenlinien, Flimmerskotome), einseitige Missempfindungen (Kribbeln, Taubheit), (aphasische) Sprachstörung oder Artikulationsstörung (Sprechstörung), Lähmungen und Wahrnehmungsstörungen (sie nehmen sich oder die Umwelt sehr klein oder sehr groß, ganz lang und dünn oder ganz dick wahr). Diese Beschwerden klingen ohne Folgen ab, anschließend setzen die starken Kopfschmerzen ein. Eine sehr rasche Entwicklung einer Aura über wenige Sekunden oder eine verlängerte Symptomatik über eine Stunde können auf eine vaskuläre oder Gerinnungsproblematik oder auf einen epileptischen Anfall (Okzipitallappen, Temporallappen) als Ursache hinweisen.

Die Migräne unterscheidet sich vom Spannungskopfschmerz durch:
- Besserung durch Schlaf
- Das Auftreten von Übelkeit / Brechreiz / Erbrechen
- Verstärkung durch körperliche Belastung
- Photo- / Phono- / → Osmophobie (Photo- oder Phonophobie sind bei Kindern eher am Verhalten erkennbar und werden in der Anamnese häufig nicht bejaht)

Weitere Differenzierung

Migräne ohne Aura

A. Mind. 5 typische Attacken, ansonsten „wahrscheinliche Migräne …"
B. Dauer 2–72 Stunden
C. Mindestens 2 Kopfschmerzcharakteristika müssen erfüllt sein:
   - Unilateral lokalisiert
   - Pulsierend
   - Intensität moderat bis stark
   - Verstärkung durch oder Vermeidung von normalen körperlichen Aktivitäten (Gehen oder Treppensteigen)

D. Während der Kopfschmerzen mindestens eines der folgenden Begleitsymptome:
   - Übelkeit und / oder Erbrechen
   - Photo- und Phonophobie

Migräne mit Aura

Mindestens 2 Migräneattacken erfüllen folgende Kriterien:

A. Eines oder mehrere der folgenden vollständig reversiblen Aurasymptome sind vorhanden:
   - Visuell
   - Sensorisch
   - Sprach- / Sprechstörungen
   - Motorisch
   - Hirnstamm-Symptome
   - Retinale Symptome

B. Mindestens 2 der folgenden 4 Kriterien:
   - Mindestens ein Aurasymptom entwickelt sich über mehr als 5 Minuten und / oder 2 oder mehrere Symptome treten in der Folge auf
   - Jedes einzelne Aurasymptom dauert 5–60 Minuten
   - Mindestens ein Aurasymptom ist einseitig
   - Die Aura wird begleitet von oder innerhalb von 60 Minuten gefolgt von Kopfschmerzen

Bei der Migräne mit Aura wird noch unterschieden zwischen:
- Typische Aura mit Migränekopfschmerz
- Typische Aura mit Kopfschmerzen, die nicht einer Migräne entsprechen
- Typische Aura ohne Kopfschmerz

Chronische Migräne

A. In mind. den letzten 3 Monaten kam es an 15 und mehr Tagen im Monat zu Kopfschmerzen und an mehr als 7 Tagen lagen typische Migränekopfschmerzen vor
B. Es bestand kein Medikamentenübergebrauch

Migräne mit Hirnstammaura (früher vom Basilaristyp)

A. Mindestens 2 Attacken, welche folgende Kriterien erfüllen:
B. Die Aura besteht aus mind. einem der folgenden Symptome und ist vollständig reversibel:
   - Dysarthrie (Sprachstörung)
   - Schwindel
   - Tinnitus
   - Hörminderung
   - Doppeltsehen
   - Ataxie
   - Bewusstseinsstörung
   - Simultane bilaterale Parästhesien
   - Sehstörungen gleichzeitig im temporalen und nasalen Gesichtsfeld

Hemiplegische Migräne

A. Mind. 2 Attacken, welche folgende Kriterien erfüllen:
B. Typische Aurasymptomatik plus reversible motorische Schwäche

Unterscheidung in:

- Familiäre hemiplegische Migräne (= FHM; mind. ein Verwandter 1. oder 2. Grades ist ebenfalls an einer FHM erkrankt)
- Sporadische hemiplegische Migräne

Migräneäquivalente

Migräne im Kindesalter zu erkennen kann schwierig sein, da manchmal ungewöhnliche klinische Symptome auftreten, wozu auch Migräneäquivalente zählen. Diese beschreiben periodische Syndrome in der Kindheit, die im allgemeinen Vorläufer einer Migräne sind.

Zyklisches Erbrechen

Mehrmals tägliches Erbrechen bis zu zwölfmal am Tag. Begleitend können Bauchschmerzen, Appetitlosigkeit, Lethargie und Blässe auftreten.

Abdominelle Migräne

Attacken von moderaten bis starke Bauchschmerzen (periumbilikal oder diffus) mit einer Dauer von bis zu 72 Stunden. Begleitend können Übelkeit, Erbrechen und Blässe auftreten.

Gutartiger paroxysmaler Schwindel

Mehrere Schwindelattacken, begleitet von Nystagmus, Blässe, Schwitzen, Erbrechen über eine Dauer von Minuten bis Stunden.

Alice-im-Wunderland-Syndrom

Mögliche Begleiterscheinung über wenige Minuten im Rahmen einer Migräne mit Aura. Umgebung und / oder der eigenen Körper werden größer oder kleiner wahrgenommen, Hören und Tastsinn können verändert sein.

Weitere Kopfschmerzdefinitionen

Kombinationskopfschmerz

- Selten auftretender episodischer Kopfschmerz vom Spannungstyp und Migräne mit / ohne Aura
- Häufig auftretender episodischer Kopfschmerz vom Spannungstyp und Migräne mit / ohne Aura
- Chronischer Kopfschmerz vom Spannungstyp und Migräne mit / ohne Aura

Posttraumatischer Kopfschmerz

- Akuter posttraumatischer Kopfschmerz (innerhalb von 7 Tagen nach Trauma auftretend, bis zu 3 Monate anhaltend)
- Chronischer posttraumatischer Kopfschmerz (innerhalb von 7 Tagen nach Trauma auftretend, länger als 3 Monate anhaltend)

Kopfschmerz bei Übergebrauch von Schmerz- und Migränemitteln

A. Kopfschmerzen an > 15 Tagen / Monat bei einem Patienten mit einer vorbestehenden Kopfschmerzerkrankung.
B. Regelmäßiger Übergebrauch über mehr als drei Monate eines oder mehrerer Medikamente, die für die Akutbehandlung oder symptomatische Behandlung von Kopfschmerzen eingenommen werden:
   - Einfache Analgetika an > 15 Tagen / Monat
   - Kombinationsanalgetika, Triptane, Mutterkornalkaloide oder Opioide an > 10 Tagen / Monat
C. Der Übergebrauch jeglicher Schmerz- oder Migränemedikation kann zu einem Kopfschmerz bei Übergebrauch von Schmerz- oder Migränemitteln führen.

Die übergebrauchten Substanzen sollen benannt werden. Erfüllt die Einnahme einzelner Substanzen nicht die Kriterien des Übergebrauchs, jedoch die Summe der verschiedenen eingenommenen Substanzen, wird ebenfalls ein Kopfschmerz durch Übergebrauch von Schmerz- oder Migränemitteln diagnostiziert.

Primärer stechender Kopfschmerz

A. Kopfschmerz in Form einzelner Stiche oder einer Serie von Stichen, die die Kriterien B und C erfüllen.
B. Die einzelnen Stiche halten nur wenige Sekunden an (meist bis zu 3 Sekunden, selten bis zu 2 Minuten).

C. Die Stiche wiederholen sich mit einer unregelmäßigen Frequenz von einem Stich bis zu vielen pro Tag (in seltenen Fällen über mehrere Tage).
D. Keine kranio-autonomen Symptome.

3.1.3 *Bauchschmerz*

Im Kindesalter sind rezidivierende Bauchschmerzen die häufigste Ursache für eine Vorstellung beim Arzt, im Jugendalter nach Kopfschmerzen die zweithäufigste. Lassen die Bauchschmerzen nicht nach und sind zudem begleitet von emotionaler Belastung und / oder Alltagseinschränkung, sollte eine ausführliche Organabklärung beim Kinderarzt oder Gastroenterologen erfolgen. Sind die Schmerzen nicht hinreichend durch bekannte biochemische und strukturelle Anomalien erklärt, spricht man von funktionellen Bauchschmerzen. Für die Klassifizierung dieser wurden die Rom-IV-Kriterien entwickelt.

Im Kindesalter sind rezidivierende Bauchschmerzen die häufigste Ursache für eine Vorstellung beim Arzt.

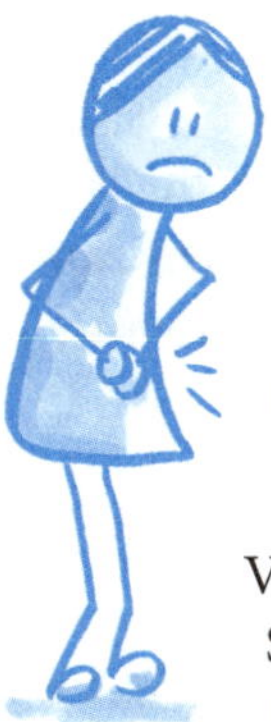

Je nach Einschlusskriterien und der untersuchten Altersgruppe gibt es unterschiedliche Prävalenzzahlen für funktionelle Bauchschmerzen. In einer Metaanalyse auf der Basis der ROM-III-Kriterien zeigte sich eine weltweite Gesamtprävalenz von 16,4 Prozent (Korterink, Diederen, Benninga & Tabbers, 2015). Nach Daten der zweiten KIGGS-Erhebungswelle treten wiederholte Bauchschmerzen bei fast jedem dritten Kind und Jugendlichen in Deutschland auf (Krause et al., 2019).

Der Darm mit seinem Nervensystem ist ein sehr empfindsames Organ. Viele Faktoren beeinflussen die Darmfunktion, wie z. B. Stress, Angst, Stimmung, Ernährung. Dadurch kann die aktive Bewegungsfähigkeit des Darms gestört werden, was zu Schmerzen führt. Durch eine zusätzliche Sensibilisierung des Schmerzsystems kommt es im Verlauf zu einer Senkung der Schmerzschwelle auf Dehnungsreize des Darms, was die Bauchschmerzen verstärkt. Häufig entwickelt sich im Rahmen der Schmerzen auch eine erhöhte Muskelanspannung der Bauchmuskulatur, was wiederum eine Zunahme der Bauchschmerzen bewirkt; Bauchschmerzen und Muskelanspannung verstärken sich gegenseitig negativ. Zusätzlich können Genetik, Erkrankungen, eine gesteigerte Permeabilität des Dünn- und Dickdarms mit Aktivierung des → mukosalen Immunsystems oder eine veränderte Zusammensetzung des → Dickdarmmikrobioms eine Rolle spielen (nach Schramm et al., 2021). Es kommen dementsprechend zahlreiche Ursachen für rezidivierenden Bauchschmerzen im Kindes- und Jugendalter infrage.

Neben der Schmerzsymptomatik entwickeln sich oft Beeinträchtigungen im Alltag bei den betroffenen Kindern und Jugendlichen. So schonen sich die Kinder, bewegen sich weniger, schränken ihr Essverhalten ein, geben ihre Freizeitaktivitäten auf und fehlen in der Schule.

Die Warnhinweise, die eine weiterführende Diagnostik erforderlich machen, sind (nach Bufler, Groß & Uhlig, 2011; Claßen, 2018; Ebinger, 2014):

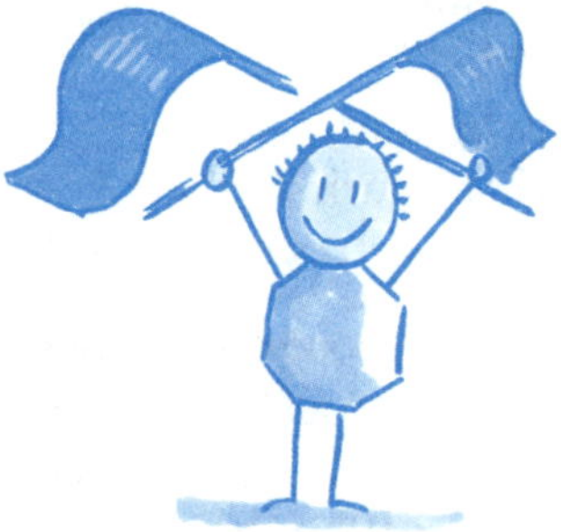

- Schmerzen abseits des Nabels, Ausstrahlen der Schmerzen
- Anhaltende Beschwerden im oberen und unteren rechten Quadranten
- Schluckbeschwerden, Sodbrennen
- Unbeabsichtigter Gewichtsverlust > 10 %
- Eingeschränktes Körperwachstum
- Rezidivierendes Erbrechen
- Chronischer und vor allem nächtlicher Durchfall
- Nächtliche Schmerzen, die den Patienten wecken
- Hinweise auf → gastrointestinalen Blutverlust (Hämokkulttest, sichtbares Blut)
- Unklares Fieber
- Tastbare Resistenzen → Organomegalie
- Positive Familienanamnese, unter anderem bezüglich chronisch-entzündlicher Darmerkrankungen, Zöliakie, peptischem Magengeschwür
- Arthritis
- Auffälligkeiten beim Wasserlassen
- Gynäkologische Auffälligkeiten (Dysmenorrhö, ausbleibende Menstruation)
- Anale Veränderungen (→ Marisken, → Fissuren, → Fisteln)

Funktionelle Störungen mit Bauchschmerzen

Weitere Differenzierung

Funktionelle Dyspepsie

Dyspepsie bedeutet übersetzt „schlechte Verdauung“. Die auf den Oberbauch bezogenen Beschwerden äußern sich in Schmerz, Druck- und Völlegefühl.

- Unterteilung in epigastrisches Schmerzsyndrom (Schmerz oder Brennen in Oberbauch, Brust), welches essensunabhängig auftritt, und postprandiales Distress-Syndrom, welches essensabhängig auftritt (Völlegefühl und vorzeitige Sättigung)

- Kein Hinweis, dass die Dyspepsie ausschließlich durch die Stuhlentleerung erleichtert wird oder eine Assoziation mit Stuhlunregelmäßigkeiten besteht

Reizdarmsyndrom

Die Kriterien des Reizdarmsyndroms müssen seit mindestens zwei Monaten bestehen, um als solche klassifiziert zu werden.

- Abdominelle Schmerzen an mindestens 4 Tagen im Monat, assoziiert mit einem oder mehr der folgenden Zeichen:
  - Bezug zur Defäkation
  - Änderung der Stuhlfrequenz
  - Änderung der Stuhlkonsistenz / -beschaffenheit
- Bei Kindern mit Obstipation bessert sich der Schmerz nicht mit der Behebung der Obstipation, diese haben dann eine funktionelle Obstipation

Abdominelle Migräne

Bei der abdominellen Migräne müssen mindestens 5 Attacken mit abdominellen Schmerzen aufgetreten sein, die die Kriterien A-C erfüllen.

A. Die abdominellen Schmerzen weisen mindestens zwei der drei folgenden Charakteristika auf:
   - Lokalisation im Bereich der Mittellinie, periumbilikal oder diffus, der mindestens eine Stunde anhält
   - Dumpfer oder „wunder" Charakter
   - Mittlere oder starke Schmerzintensität

B. Während der Attacken sind mindestens zwei der folgenden Punkte erfüllt:
   - Appetitlosigkeit
   - Übelkeit
   - Erbrechen
   - Blässe

C. Attacken dauern unbehandelt oder erfolglos behandelt 2–72 Stunden

D. Vollständige Symptomfreiheit zwischen den Attacken

E. Nicht auf eine andere Erkrankung zurückzuführen

Zusätzlich zu beobachten:

- Schmerz beeinträchtigt die normale Alltagsaktivität
- Anfallsartig, heftig, stereotyp
- 70 % begleitender Kopfschmerz
- → Prodromi, Trigger und Begleitsymptome wie bei Migräne

Funktionelle Bauchschmerzen, nicht anders spezifiziert

Kriterien mindestens viermal im Monat über mindestens 2 Monate:

- Intermittierender oder kontinuierlicher Bauchschmerz, der nicht nur bei physiologischen Vorgängen (Essen, Defäkation) auftritt
- Kriterien für andere funktionelle Darmerkrankungen nicht erfüllt

Neben den Bauchschmerzen als vordergründiges Symptom können funktionelle Störungen auch in Verbindung mit Verdauung (funktionelle Defäkationsstörungen: funktionelle Verstopfung, nicht obstipationsassoziierte Stuhlinkontinenz) oder Übelkeit und / oder Erbrechen (funktionelle Störungen mit Übelkeit und Erbrechen: Syndrom des zyklischen Erbrechens, funktionelle Übelkeit und funktionelles Erbrechen, → Rumination, → Aerophagie) auftreten.

3.1.4 Generalisierter Schmerz

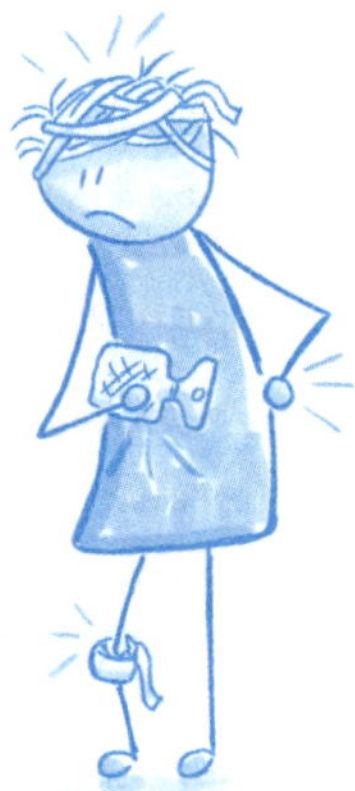

Die Einteilung der Schmerzen nach ihrer hauptsächlichen Lokalisation vernachlässigt den Aspekt, dass chronische Schmerzen zugleich an mehreren Körperregionen *(chronic widespread pain)* auftreten können und / oder diese wechseln. Nicht selten beginnen Schmerzen an einer Stelle und weiten sich dann aus.

Kaum ein Patient hat von Beginn an chronische Schmerzen über den Körper verteilt, meist beginnt es mit einer der bisher genannten Lokalisationen (Kopf, Bauch, muskuloskelettal). Eine Generalisierung der Schmerzen wird unter anderem begünstigt durch den Zeitfaktor, neurophysiologische Chronifizierungsprozesse, psycho-soziale Belastungen, Passivität und inadäquate Behandlung. Die jugendlichen Patienten besuchen wegen unterschiedlichster Schmerzlokalisationen die Arztpraxis, je nachdem, welcher Schmerz gerade im Vordergrund steht. Hier ist es wichtig, wachsam zu sein und zeitig den Verdacht eines generalisierten Schmerzes zu stellen.

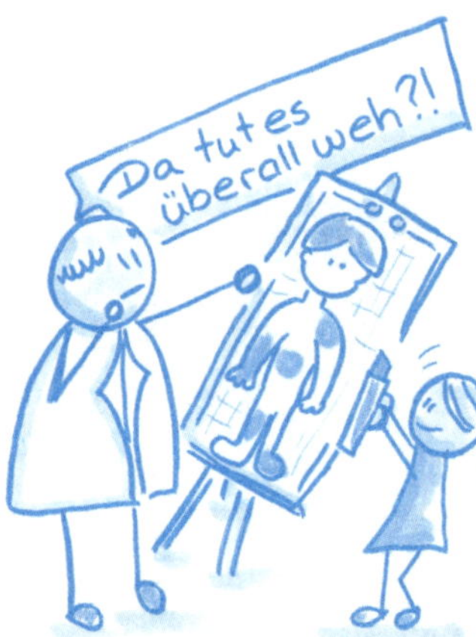

3.2 Diagnosen

Neben der Lokalisation chronischer Schmerzen ist es wichtig, Diagnosen und Erkrankungsbilder zu (er-) kennen, die mit länger anhaltenden Schmerzen einhergehen können. Nicht jeder Schmerz ohne körperliche Ursache ist gleich eine Schmerzstörung.

Vorgestellt werden die häufigsten Erkrankungen, die mit dem Wunsch oder der Empfehlung für eine stationäre Schmerztherapie am Zentrum für Schmerztherapie junger Menschen vorstellig werden.

3.2.1 Schmerz als Hauptsymptom

Chronische Schmerzen stellen häufig die im Vordergrund stehende Erkrankung dar, auch wenn bio-psycho-soziale Faktoren mit ihrem jeweils eigenen Belastungsgrad vorhanden und schmerzauslösend, -aufrechterhaltend und -verstärkend sind. Während akute Schmerzen das Symptom für eine Schädigung sind, wandelt sich dies bei chronischen Schmerzen – vor allem bei jenen im Sinne einer Schmerzstörung ohne ausreichend somatische Grundlage. Der Schmerz hat sich verselbstständigt und bedarf einer darauf zugeschnittenen Therapie.

Chronische Schmerzstörung mit somatischen und psychischen Faktoren

Die Diagnose der chronischen Schmerzstörung mit somatischen und psychischen Faktoren ist häufig stimmig bei lang anhaltenden Schmerzen, da das bio-psychosoziale Krankheitsmodell chronischer Schmerzen hier gut abgebildet wird. Die Schmerzen können an einer Stelle auftreten oder sich generalisiert über mehrere Körperregionen ausgebreitet haben.

Für diese Diagnose muss ein ursprünglich somatischer Auslöser vorhanden sein, woraufhin der Schmerz unverhältnismäßig lang oder stark anhält (sechs Monate, bei Kindern und Jugendlichen drei Monate). Hinzu kommen schmerzaufrechterhaltende psychische Faktoren, mindestens zwei von fünf:

- Stress- und Belastungsfaktoren beeinflussen das Schmerzerleben
- Auf der Verhaltensebene zeigen sich auf der Grundlage schmerzbezogener Angst zunehmend Schonung, Passivität und Fehlhaltungen oder es treten schmerzaufrechterhaltende Durchhaltestrategien als dysfunktionale Verhaltensmuster auf

- →Maladaptive Kognitionen liegen vor
- Es zeigt sich eine ausgeprägte emotionale Belastung
- Beeinträchtigungen der familiären, sozialen und beruflichen / schulischen Integration haben sich entwickelt

Ein Handout (Abbildung 3.2) für Ihre Patienten, das die Kriterien für eine chronische Schmerzstörung mit somatischen und psychischen Faktoren (kindgerecht) darstellt, finden Sie online unter ↗ https://www.junfermann.de/titel/chronische-schmerzen-bei-kindern-und-jugendlichen/1538.

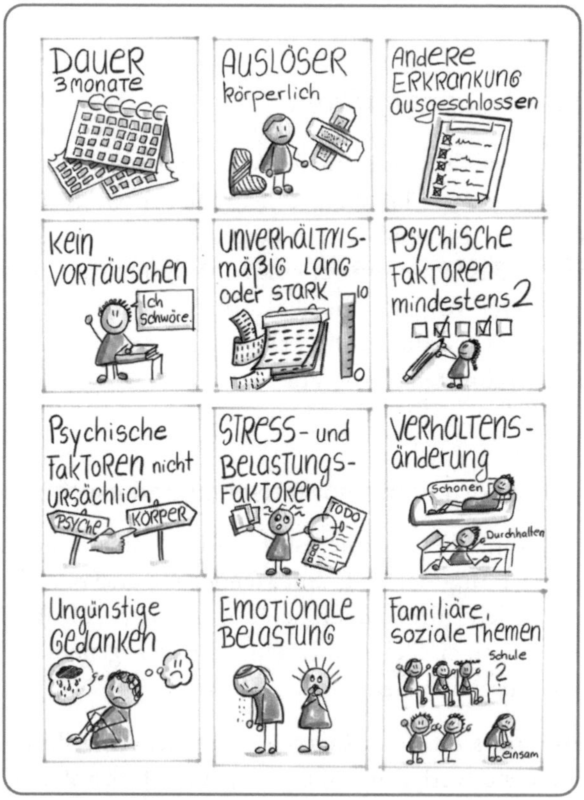
Dauer
3 Monate
Auslöser
körperlich
Andere Erkrankung ausgeschlossen
Kein Vortäuschen
Ich schwöre
Unverhältnismäßig lang oder stark
10
0
Psychische Faktoren mindestens 2
Psychische Faktoren nicht ursächlich
Psyche
Körper
Stress- und Belastungs-Faktoren
TODO
Verhaltens-änderung
Schonen
Durchhalten
Ungünstige Gedanken
Emotionale Belastung
Familiäre, soziale Themen
Schule
2
einsam

Abbildung 3.2: Kriterien für die chronische Schmerzstörung mit somatischen und psychischen Faktoren; als Handout verfügbar

Mit Erscheinen der ICD-11 ist diese Diagnose nicht mehr im Klassifikationssystem vorgesehen, sondern wird unter dem Begriff „chronische Schmerzen“ neu definiert werden.

Komplexes regionales Schmerzsyndrom (CRPS)

Das komplexe regionale Schmerzsyndrom *(complex regional pain syndrome)* bildet eine besondere Unterform muskuloskelettaler Schmerzstörungen und wird nicht nach seiner Dauer definiert. Die Diagnosestellung erfolgt anhand der „Budapest-Kriterien“ (siehe unten). Unterschieden wird in Typ I ohne Nervenschädigung und Typ II mit Nervenschädigung, wobei Letztere seltener vorkommt. → Pathophysiologisch spielen eine → neurogene Entzündung, eine → sympathische Komponente und eine veränderte → kortikale Plastizität eine Rolle. In der ICD-11 wird CRPS als „multifaktoriell“ eingestuft.

Die Inzidenzangabe liegt je nach Studie bei Erwachsenen und Kindern um ein Prozent (Baerg et al., 2021; Draheim, Hoefel, Schnoebel-Mueller & Haas, 2016; Taylor et al., 2021; Weissmann & Uziel, 2016). Mädchen sind häufiger betroffen als Jungen, am Zentrum für Schmerztherapie junger Menschen liegt der Anteil bei 84 Prozent.

Meist besteht neben dem starken Schmerz eine ausgeprägte → Allodynie (gesteigerte Schmerzempfindlichkeit) und die Extremität kann im Alltag nicht eingesetzt werden. An weiteren Befunden finden sich Schwellung, Veränderung des Schwitzverhaltens, des Haar- und Nagelwachstums, der Hautfarbe und Hauttemperatur und weitere → sensorische, → vaso- und → sudomotorische sowie motorische und → trophische Veränderungen. Außerdem können Auffälligkeiten in der Wahrnehmung bis hin zur vollkommenen Ausblendung der betroffenen Gliedmaße entstehen, selbst Amputationswünsche sind nicht selten.

Das Krankheitsbild bei Kindern und Jugendlichen unterscheidet sich von dem des Erwachsenen in Verlauf, Therapie und Prognose, oft sind die Befunde (vor allem zu Beginn) weniger stark ausgeprägt und fluktuierender. Während bei Erwachsenen eher die oberen Extremitäten betroffen sind, tritt CRPS bei Kindern und Jugendlichen häufiger an den unteren Extremitäten auf. Die bei Erwachsenen meist beschriebene Überwärmung lässt sich bei Kindern selten finden, hier überwiegt eine Abnahme der Temperatur im betroffenen Körperteil. Bei Erwachsenen tritt CRPS öfter nach einem Trauma wie einer Fraktur oder Operation auf, bei Kindern und Jugendlichen finden sich in der Anamnese häufig nur sehr kleine oder auch gar keine Verletzungen (vgl. Abbildung 3.3).

Das Krankheitsbild bei Kindern und Jugendlichen unterscheidet sich von dem des Erwachsenen, oft sind die Befunde weniger stark ausgeprägt und fluktuierender.

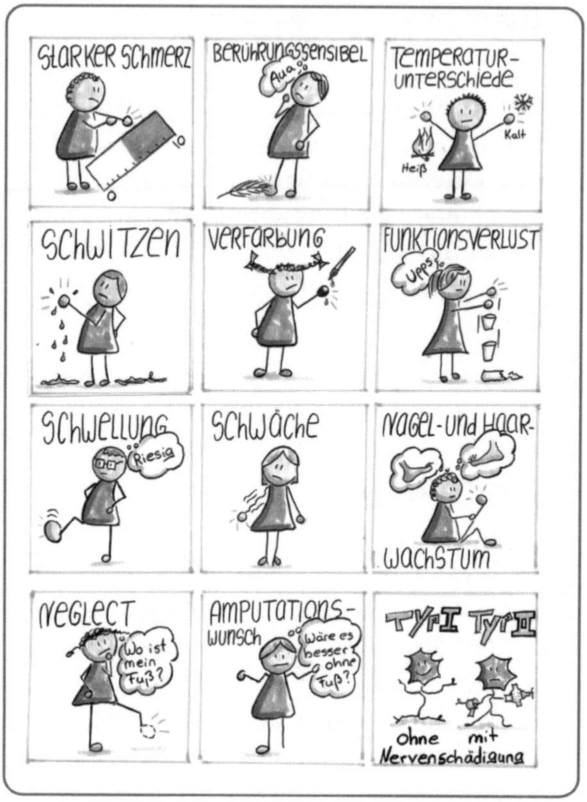
Starker Schmerz
Berührungssensibel
Aua
Temperatur-
unterschiede
Heiß
Kalt
Schwitzen
Verfärbung
Funktionsverlust
Upps
Schwellung
Riesig
Schwäche
Nagel- und Haar-
Wachstum
Neglect
Wo ist mein Fuß?
Amputations-
wunsch
Wäre es besser ohne Fuß?
Typ I
Typ II
ohne
mit
Nervenschädigung

Abbildung 3.3: Symptome von CRPS; als Handout verfügbar

Budapest-Kriterien (2010, revidierte operationale Diagnosekriterien)

Drei anamnestische Kriterien und zwei klinische Befunde aus den unten genannten Bereichen müssen vorliegen.

1. Anhaltender Schmerz, der unverhältnismäßig zu dem auslösenden Ereignis steht.
2. Mindestens ein Symptom aus mindestens drei der vier Kategorien muss anamnestisch vorliegen oder vorgelegen haben:
   - sensorisch (Hyperalgesie / Hyperästhesie / Allodynie)
   - vasomotorisch (Temperaturasymmetrien, Veränderung / Asymmetrien der Hautfarbe)
   - sudomotorisch / Ödem (Ödem, Veränderung / Asymmetrien des lokalen Schwitzens)
   - motorisch / trophisch (motorische Dysfunktionen [Schwäche, Tremor, Dystonie], Abnahme des Bewegungsausmaßes oder trophische Veränderungen [Haare, Nägel, Haut])

3. Mindestens ein klinisches Zeichen aus mindestens zwei der vier Kategorien muss zum Zeitpunkt der Untersuchung vorliegen:
   - sensorisch (Hyperalgesie auf spitze Reize / Allodynie / Schmerz bei Druck auf Gelenke, Knochen, Muskeln)
   - vasomotorisch (Temperaturasymmetrien, Veränderung / Asymmetrien der Hautfarbe)
   - sudomotorisch / Ödem (Ödem, Veränderung / Asymmetrien des lokalen Schwitzens)
   - motorisch / trophisch (motorische Dysfunktionen [Schwäche, Tremor, Dystonie], Abnahme des Bewegungsausmaßes oder trophische Veränderungen [Haare, Nägel, Haut])
4. Es darf keine andere Erkrankung vorliegen, welche die Symptome und klinischen Zeichen besser erklären würde.

Unter ↗ https://www.youtube.com/watch?v=l3GsrKVR1BE oder über folgenden QR-Code gelangen Sie zu einem Edukationsvideo „CRPS bei Kindern und Jugendlichen" auf dem YouTube-Kanal „Rheuma Kinderklinik".

Fibromyalgiesyndrom

Das Fibromyalgiesyndrom, auch kurz Fibromyalgie (Muskel-Faser-Schmerz) genannt, wird bei der Diagnose chronischer Schmerzen aus Sicht zahlreicher Pädiater im Kindes- und Jugendalter nicht allzu gern gesehen, was zu einem eigenen Kapitel in der Fibromyalgie-Leitlinie *(Fibromyalgiesyndrom: Definition, Pathophysiologie, Diagnostik und Therapie)* führte, welche die Arbeitsgemeinschaft der Wissenschaftlichen Medizinischen Fachgesellschaften e. V. (AWMF) im Jahr 2017 publizierte. 2022 steht eine weitere Aktualisierung an.

Junge Menschen, die unter chronischen Schmerzen leiden und im Alltag beeinträchtigt sind, erfüllen die Kriterien eines Fibromyalgiesyndroms häufig nicht ausreichend. So würde zum Beispiel ein hartnäckiger Schmerz an lediglich zwei Körperstellen nicht zur Diagnose Fibromyalgiesyndrom führen und damit in unserem diagnosefokussierten Gesundheitssystem womöglich eine adäquate schmerztherapeutische Behandlung verzögern. In den Diagnosekriterien werden psycho-soziale Faktoren, welche bei Kindern und Jugendlichen eine große Rolle spielen, nicht ausreichend einbezogen, auch wenn sie in der Leitlinie an sich beschrieben werden. Diese und weitere Argumente führten in der diskussionsfreudigen Runde der Schmerzexperten schließlich dazu, sich darauf zu einigen, das Fibromyalgiesyndrom bei Kindern und Jugendlichen zurückhaltend zu verwenden und die chronische Schmerzstörung mit somatischen und psychischen Faktoren zu bevorzugen.

Die drei Kernsymptome des Fibromyalgiesyndroms sind chronische Schmerzen seit mindestens drei Monaten in mehreren Körperregionen, Schlafstörungen bzw. nichterholsamer Schlaf und Müdigkeit bzw. Erschöpfungsneigung (körperlich und / oder geistig). Die klinische Diagnose wird nach den modifizieren ACR10-Kriterien gestellt (Eich et al., 2017):

1. Regionaler Schmerzindex ≥ 7/19 Schmerzorte in den letzten 7 Tagen
2. Symptomschwere-Score ≥ 5/12
3. Ausschluss einer körperlichen Erkrankung, welche das typische Symptommuster ausreichend erklärt

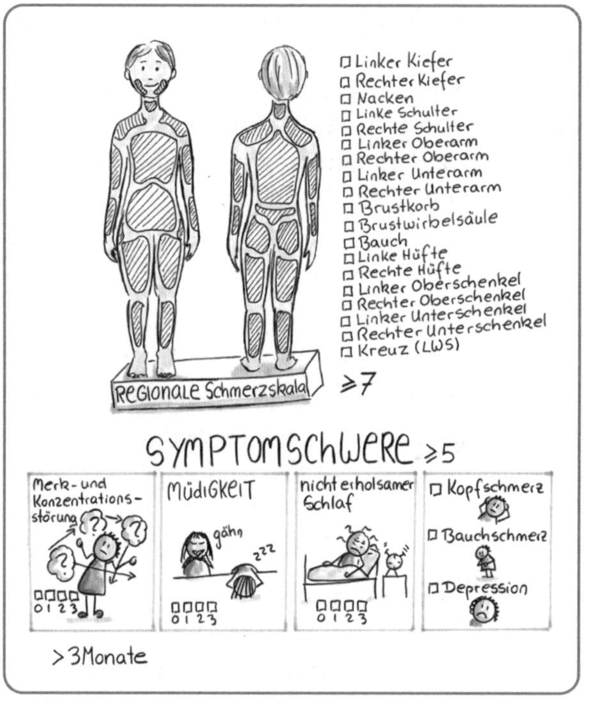

Abbildung 3.4: Kriterien für das Fibromyalgiesyndrom; als Handout verfügbar

Mit der Einführung der ICD-11-Klassifikation findet sich das Fibromyalgiesyndrom unter den primären chronischen Schmerzen wieder.

Anhaltende somatoforme Schmerzstörung

Die anhaltende somatoforme Schmerzstörung ähnelt der chronischen Schmerzstörung mit somatischen und psychischen Faktoren in ihrem Erscheinungsbild, der Unterschied liegt hauptsächlich im Nichtvorhandensein oder Vorhandensein eines körperlichen Auslösers.

Bei der anhaltenden somatoformen Schmerzstörung besteht seit mindestens sechs Monaten ein schwerer und quälender Schmerz, der nicht durch physiologische Prozesse oder eine körperliche Störung ausgelöst wird. Die Schmerzen stehen in Zusammenhang mit psycho-sozialen Belastungen und emotionalen Konflikten, denen die Hauptrolle für Beginn, Schweregrad, → Exazerbation und Aufrechterhaltung zugeschrieben wird. Der Schmerz steht in der Wahrnehmung der Betroffenen im Vordergrund, er ist nicht Sekundärfolge einer psychiatrischen Erkrankung wie Depression oder Schizophrenie (vgl. Abbildung 3.5).

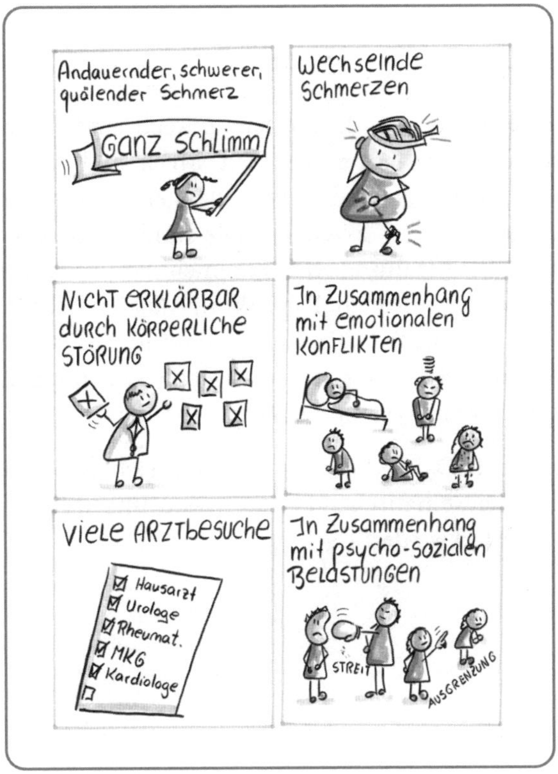

Abbildung 3.5: Kriterien für die anhaltende somatoforme Schmerzstörung; als Handout verfügbar

Mit der Einführung der ICD-11-Klassifikation findet sich die anhaltende somatoforme Schmerzstörung voraussichtlich unter den primären chronischen Schmerzen mit ausreichender Kodierung der psycho-sozialen Einflussfaktoren wieder.

3.2.2 Schmerz als ein Symptom von mehreren

Treten neben den Schmerzen zahlreiche weitere Symptome vergleichbarer Relevanz wie Schwindel, Übelkeit, Schwäche oder dissoziative Zustände auf, ist es mitunter schwierig und wenig zielführend, das Symptom „Schmerz“ als alleinige Erkrankung in den Mittelpunkt zu stellen. Die Therapie bewegt sich weg von Schmerztherapie und hin zu Psychosomatik. Für weitere Inspiration zu diesem Thema ist das Buch *Psychosomatik in der Schmerztherapie* von Jonas Tesarz (2018) zu nennen. Es bezieht sich allerdings auf Erwachsene.

Somatisierungsstörung

Gegeben sind wiederholt auftretende und häufig wechselnde körperliche Beschwerden, die seit mindestens zwei Jahren bestehen. Meist sind die Patienten schon bei zahlreichen Ärzten vorstellig geworden, ohne dass eine somatische Ursache gefunden wurde. Das Verständnis für psycho-soziale Einflussfaktoren ist gering bis gar nicht ausgeprägt und diese Haltung wird vehement vertreten. Die Symptome können überall und wechselnd auftreten. Die Erkrankung hat deutliche Auswirkungen auf das Sozial- und Familienleben. Die Schmerzen sind eines von vielen Symptomen aus mindestens zwei Bereichen: → gastrointestinal, → kardiovaskulär, → urogenital und weitere Haut- und Schmerzsymptome (vgl. Abbildung 3.6).

Mit der Einführung der ICD-11-Klassifikation findet sich die Somatisierungsstörung voraussichtlich unter den somatischen Belastungsstörungen *(bodily distress disorder, somatic symptom disorder)* wieder.

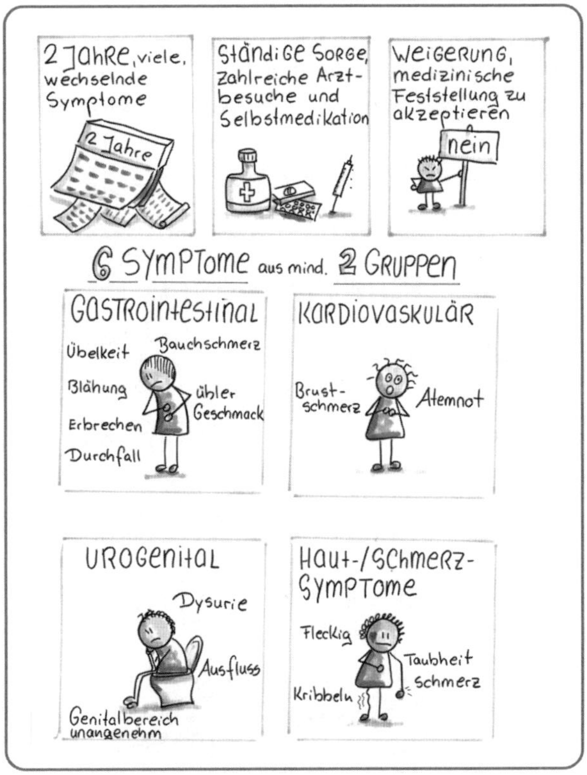
2 Jahre, viele, wechselnde Symptome
2 Jahre
Ständige Sorge, zahlreiche Arztbesuche und Selbstmedikation
Weigerung, medizinische Feststellung zu akzeptieren
nein
6 Symptome aus mind. 2 Gruppen
Gastrointestinal
Übelkeit
Bauchschmerz
Blähung
übler Geschmack
Erbrechen
Durchfall
Kardiovaskulär
Brust-schmerz
Atemnot
Urogenital
Dysurie
Ausfluss
Genitalbereich unangenehm
Haut-/Schmerz-Symptome
Fleckig
Taubheit
Schmerz
Kribbeln

Abbildung 3.6: Kriterien für eine Somatisierungsstörung; als Handout verfügbar

3.2.3 Schmerz als Begleitsymptom einer psychischen Erkrankung

Chronische Schmerzen können bei unterschiedlichen somatischen und psychiatrischen Diagnosen auftreten. Hier sollte immer ein differentialdiagnostischer Blick auf die Schmerzentstehung und das emotionale Befinden gelegt werden, weshalb die Einbeziehung von Psychologen bzw. Kinder- und Jugendlichenpsychotherapeuten unabdingbar ist. Wenn ein Kind beispielsweise im Rahmen einer mittelgradig depressiven Episode körperlichen Schmerz empfindet, sollte in erster Instanz das psychische Befinden stabilisiert werden. Womöglich reduzieren sich die Schmerzen im Zuge der primär psychotherapeutisch ausgerichteten Behandlung. Falls weiterhin Schmerzen aufgrund von Chronifizierungsprozessen bestehen bleiben, kann das Kind – nun emotional gestärkt – aktiv am schmerztherapeutischen Konzept teilnehmen und davon profitieren.

Depressive Episode

Depressive Symptomatik geht häufig einher mit Schmerzen und wird im Rahmen der Schmerztherapie als schmerzaufrechterhaltender Faktor aufgegriffen und in die Behandlungsplanung einbezogen. Steht die Depression jedoch deutlich im Vordergrund, sollte diese vorrangig behandelt werden.

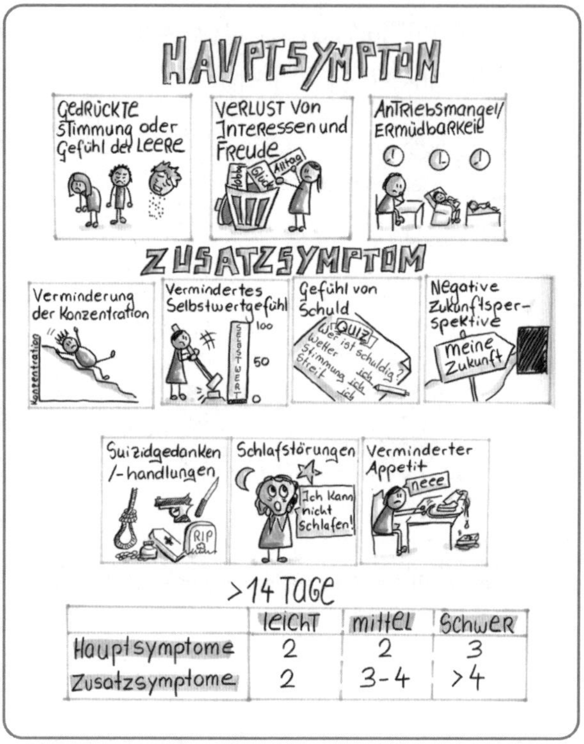
HAUPTSYMPTOM
Gedrückte Stimmung oder Gefühl der Leere
Verlust von Interessen und Freude
Hobby
Glück
Alltag
Antriebsmangel/ Ermüdbarkeit
ZUSATZSYMPTOM
Verminderung der Konzentration
Konzentration
Vermindertes Selbstwertgefühl
100
50
0
Gefühl von Schuld
QUIZ
Negative Zukunftsperspektive
meine Zukunft
Suizidgedanken /-handlungen
RIP
Schlafstörungen
Ich kann nicht schlafen!
Verminderter Appetit
neee
>14 Tage
leicht mittel schwer
Hauptsymptome 2 2 3
Zusatzsymptome 2 3-4 >4

Abbildung 3.7: Kriterien für eine depressive Episode; als Handout verfügbar

Bei der depressiven Episode, welche sich je nach Anzahl der Haupt- und Zusatzsymptome in leicht, mittelgradig und schwer einteilen lässt, leiden die Betroffenen seit mindestens 14 Tagen unter gedrückter Stimmung, Interessenverlust und Antriebsmangel. Nebensymptome beziehen sich auf Konzentrationsfähigkeit, Selbstwertgefühl, Schuldgefühle, Zukunftsperspektiven, → Suizidalität, Appetit und Schlaf. Die Stimmung ist wenig veränderbar, Schmerz ist ein mögliches Symptom der depressiven Erkrankung (vgl. Abbildung 3.7).

Generalisierte Angststörung

Schmerzbezogene Ängste sind bei Schmerzen jeglicher Art und Genese häufig zu beobachten und stellen einen schmerzaufrechterhaltenden Faktor dar, welcher bei einer schmerztherapeutischen Behandlung adressiert und in die Behandlungsplanung einbezogen wird.

Die generalisierte Angststörung hingegen ist anhaltend und nicht auf bestimmte Umgebungsbedingungen beschränkt. Es bestehen zahlreiche Sorgen bezogen auf unterschiedlichste Themen, welche in der Vergangenheit liegen können, die Gegenwart negativ beeinflussen und die Zukunft emotional verdunkeln. Betroffene Kinder und Jugendliche haben einen erhöhten Bedarf an Beruhigung durch Bezugspersonen. Die Symptome sind vielfältig, neben Nervosität, Zittern, Herzklopfen und Schwindelgefühlen können Schmerzen z. B. aufgrund von Muskelverspannungen und Bauchschmerzen auftreten (vgl. Abbildung 3.8).

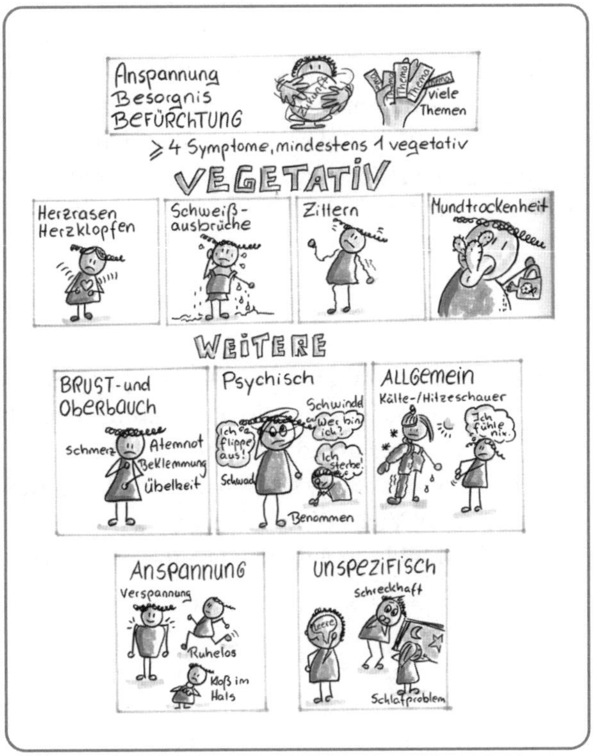

Abbildung 3.8: Kriterien für eine generalisierte Angststörung; als Handout verfügbar

3.2.4 Schmerz als Begleitsymptom eines Erschöpfungssyndroms

Fatigue (frz., Müdigkeit) als eigenständige Erkrankung und nicht als Begleitsymptom (z. B. Krebserkrankung) wurde bisher wenig Beachtung geschenkt und rückt als Folgeerscheinung nach einer COVID-19-Infektion aktuell in den Mittelpunkt des Interesses. Die im Vordergrund stehende ausgeprägte Erschöpfung und Erschöpfbarkeit aufgrund unterschiedlicher auslösender Faktoren wird meist begleitet von körperlichen Schmerzen. Die kognitive Aufnahmefähigkeit der Betroffenen ist aufgrund von Konzentrationsstörungen und dem Gefühl, einen Kopf „wie Watte" *(brain fog)* zu haben, begrenzt.

Die Behandlung dieser Patienten setzt ein tiefgreifendes Verständnis für die Erkrankung voraus. Aktivierende Therapien, welche bei chronischen Schmerzen bevorzugt und erfolgreich eingesetzt werden, führen hier zu einer Verschlechterung des Allgemeinzustandes. Abläufe und Therapieeinheiten müssen tagesaktuell auf die Bedarfe der Betroffenen angepasst werden. Das Behandlungssetting muss ausgerichtet sein auf die geringe Belastbarkeit, Reizintoleranz und das hohe Erholungsbedürfnis. Nicht selten ist es den Patienten nicht mehr möglich, das Haus zu verlassen, sodass aufsuchende Therapien im ambulanten Setting einzuplanen sind. Therapeutische Ansätze gibt es bisher wenig und sollten sich auf passive schmerztherapeutische Maßnahmen und primär auf Pacingstrategien zum Erhalt eines ausgeglichenen Energielevels fokussieren.

Neurasthenie

Bei der Neurasthenie führen schon geringste Anstrengungen wie Duschen oder soziale Kontakte zu vermehrter Müdigkeit, einer Abnahme der Arbeitsleistung und Konzentration und einer Zunahme an körperlichen Beschwerden, u. a. Schmerzen. Die Betroffenen sind nicht in der Lage, sich ausreichend zu erholen oder zu entspannen, und klagen über eine Vielzahl an unangenehmen körperlichen und psychischen Symptomen (vgl. Abbildung 3.9). Die Diagnose wird zunehmend seltener verwendet.

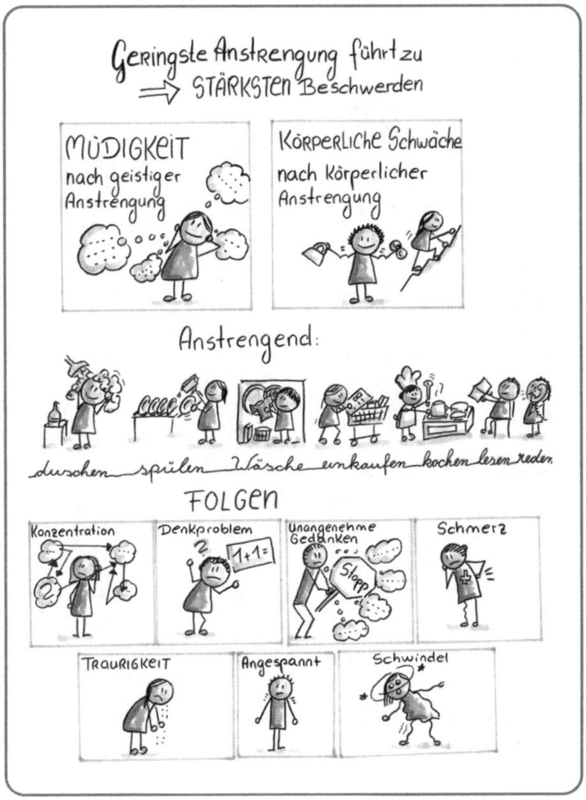
Geringste Anstrengung führt zu
⇒ STÄRKSTEN Beschwerden
MÜDIGKEIT
nach geistiger Anstrengung
KÖRPERLICHE Schwäche
nach körperlicher Anstrengung
Anstrengend:
duschen spülen Wäsche einkaufen kochen lesen reden
FOLGEN
Konzentration
Denkproblem
1+1=
Unangenehme Gedanken
Stopp
Schmerz
TRAURIGKEIT
Angespannt
Schwindel

Abbildung 3.9: Symptome der Neurasthenie; als Handout verfügbar

Chronisches Fatigue-Syndrom (ME/CFS)

Die Hauptsymptome des chronischen Fatigue-Syndroms, synonym: Myalgische Enzephalomyelitis (ME/CFS), sind Erschöpfung (Fatigue) mit Funktionsverlust, Belastungsintoleranz (→postexertionelle Malaise [PEM]), Schlafstörungen, Schmerzen, Konzentrations- und Gedächtnisstörungen, Reizüberempfindlichkeit, Kreislauf- und Darmprobleme, Hitze- und/oder Kälteintoleranz sowie ein allgemeines Grippe- und Krankheitsgefühl, oft mit wiederkehrenden Halsschmerzen und/oder Lymphknotenschwellungen. Die PEM, das Leitsymptom von ME/CFS, ist gekennzeichnet durch eine starke, eventuell verzögert eintretende Zunahme der Symptomatik nach oft schon geringer körperlicher, mentaler oder kognitiver Belastung mit einer inadäquat langen Regenerationszeit. Die Erholungsphase von PEM bei ME/CFS beträgt definitionsgemäß mindestens 14 Stunden, in schwereren Fällen mehrere Tage, Wochen und Monate (vgl. Abbildung 3.10).

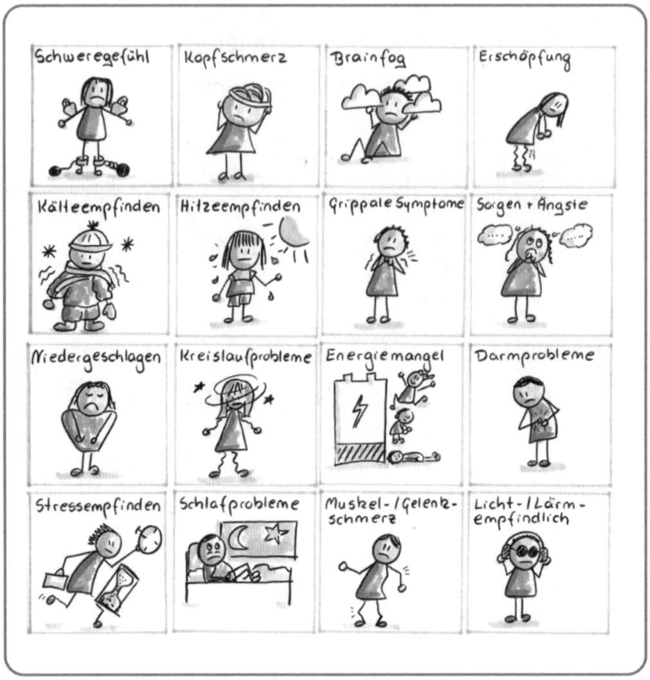
Schweregefühl
Kopfschmerz
Brainfog
Erschöpfung
Kälteempfinden
Hitzeempfinden
Grippale Symptome
Sorgen + Ängste
Niedergeschlagen
Kreislaufprobleme
Energiemangel
Darmprobleme
Stressempfinden
Schlafprobleme
Muskel-/Gelenk-schmerz
Licht-/Lärm-empfindlich

Abbildung 3.10: Symptome einer ME / eines CFS; als Handout verfügbar

Die Belastbarkeit variiert interindividuell sowie intraindividuell über die Zeit und ist für die Betroffenen und ihre Familien oft schwer vorhersagbar. Es handelt sich bei ME / CFS um eine Ausschlussdiagnose, welche zahlreiche alternative Erkrankungen aus dem somatischen und psychischen Spektrum ausschließen muss. Dies wird jedoch häufig erschwert durch die reduzierte Fähigkeit der Patienten, ausgiebige Diagnostikprozeduren durchzuführen, da dadurch eine Verschlechterung der Erkrankung herbeigeführt werden kann.

3.2.5 Schmerz bei Verdacht auf selbst- oder fremdzugefügte körperliche Schädigung

Körperliche Erkrankungen, die aufgrund von vermeintlichem oder tatsächlich getätigtem selbstverletzenden Verhalten oder durch fremdzugefügte Schädigung entstehen, sind für Behandler und Behandlerteams schwer zu diagnostizieren. Das Verhalten der Patienten und / oder ihrer Angehörigen löst Unzufriedenheit und teilweise Unverständnis aus, was den therapeutisch professionellen Umgang erschwert. Man sollte vorerst grundsätzlich davon ausgehen, dass die Schmerzen, die vom Patienten berichtet werden, real sind und Erklärungen hierfür und / oder hilfreiche Therapieansätze zum Zeitpunkt des Arztbesuches nicht ausreichend bekannt sind.

In einigen Fällen jedoch lohnt es sich, genauer hinzuschauen, ob die Schmerzangabe der Realität entspricht und die Ursache tatsächlich unbekannt ist. Genauso wachsam sollte man sein, ob nicht vielleicht doch eine körperliche Ursache zugrunde liegt, obwohl Selbstverletzung offensichtlich erscheint.

Artifizielle Störungen

Chronische Schmerzen sind schon für sich gesehen eine Herausforderung in Diagnostik, Kommunikation und Therapie. Eher vereinzelt in der Schmerztherapie auftauchend, aber doch auch möglich, ist das absichtliche Erzeugen oder Vortäuschen von körperlichen oder psychischen Symptomen oder Behinderungen. Artifizielle Störungen werden den Persönlichkeits- und Verhaltensstörungen zugeschrieben und stellen eine eigene Erkrankung dar, auch bekannt als Münchhausen-Syndrom.

Im Behandlungssetting gibt der Patient Schmerzen an, die nicht vorhanden sind oder durch eigene körperliche Schädigung provoziert wurden, um die Schmerzen sichtbar und spürbar hervorzurufen. Der Zweck ist nicht immer klar ersichtlich, man geht davon aus, dass Patienten eine Krankenrolle einnehmen möchten, Zuwendung und Aufmerksamkeit anstreben oder traumatische Erlebnisse reinszenieren. Auch können vorgetäuschte oder absichtlich herbeigeführte Schmerzen Beziehungen stabilisieren oder erhalten. Die Erkrankung ist meist mit Persönlichkeits- und Beziehungsstörungen aufgrund lebensgeschichtlicher Umstände kombiniert und gehört in die Hände von Kinder- und Jugendpsychotherapeuten und -psychiatern.

Münchhausen-by-proxy-Syndrom

Bei Kindern und Jugendlichen muss man auch an das Münchhausen-by-proxy-Syndrom denken. Hier fügen andere Personen, meist weibliche Angehörige, dem Kind Schaden zu und kümmern sich dann ausgiebig mit wechselnden Arzt- und Krankenhausaufenthalten um ihr Kind. Das Verhältnis zum Kind wirkt eng bis → symbiotisch. Im Gespräch ist die Angehörige meist sehr freundlich und oberflächlich gesehen compliant, teilweise fordernd. Bei Kritik kommt es nicht selten zu Vorwürfen, Beziehungsabbrüchen und Aufbau neuer Kontakte mit anderen Personen aus dem therapeutischen Personal. Ein Münchhausen-by-proxy Verhalten kann Misshandlungen sowohl körperlicher (z. B. Verletzungen, Medikamente, Ersticken) als auch psychischer (verbale Manipulation, Selbstwertschädigung) Art beinhalten.

Gardner-Diamond-Syndrom

Das Gardner-Diamond-Syndrom (synonym autoerythrozytäre Sensibilisierung, psychogene Purpura; engl. *painful bruising syndrome*) ist eine bisher wenig verstandene und eher seltene Erkrankung, welche aktuell den Autoimmunerkrankungen mit psychischen → Komorbiditäten zugeordnet wird. Die Betroffenen haben einen langen Leidensweg hinter sich und stoßen bei den Behandelnden auf wenig Wissen und Verständnis. Sie werden häufig verdächtigt, sich bewusst oder unbewusst Verletzungen selbst zuzufügen.

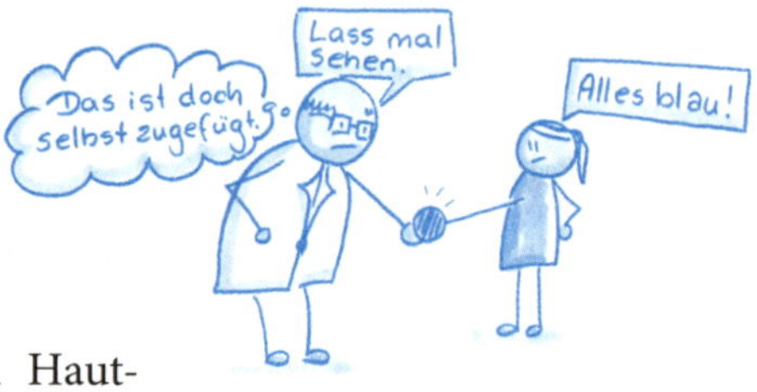
Das ist doch selbst zugefügt.
Lass mal sehen.
Alles blau!

An Extremitäten und Gesicht kommt es zu teils sehr großflächigen und schmerzhaften Hauteinblutungen. Diese Erkrankung betrifft vor allem junge Frauen, meist mit einer Historie an psychischen Erkrankungen vorwiegend depressiver Symptomatik. Weitere neurologische Symptome wie Kopfschmerz, → Synkopen, verschwommene Sicht und → Parästhesien können hinzukommen. Einzelfallstudien weisen darauf hin, dass der Beginn der Erkrankung mit psychischen Belastungen oder körperlichem Trauma in Verbindung steht. In Folge können leichte Stöße und Druck, häufig nicht bewusst erinnerbar, extreme Hauteinblutungen hervorrufen.

In ersten Ansätzen werden hämatologische und immunologische Auffälligkeiten berichtet und man geht davon aus, dass Antikörper gegen → Phosphatidylserine im → Erythrozyten-Stroma komplexe Immunreaktionen hervorrufen. Die Symptomatik ist in Fallbeschreibungen durch → Plasmainjektion aus Eigenblut reproduzierbar.

Neben der dringlichen psychotherapeutischen Behandlung hat sich eine Therapie mit selektiven → Serotonin-Wiederaufnahmehemmern (SSRI), → trizyklischen Anitdepressiva und → Kortikosteroiden zur Reduktion der Symptome als aussichtsreich erwiesen.

3.3 Noch ein kurzes Wort zur ICD-11

Die beschriebenen Diagnosen beziehen sich auf die Klassifikation von Krankheiten in ihrer zehnten Version. In der Klassifikation ICD-11, die Anfang 2022 in der englischen Version in Kraft trat, soll einheitlich der Begriff „Chronische Schmerzen" verwendet werden (Treede et al., 2015). Bis die Klassifikation im deutschsprachigen Raum eingesetzt wird, vergehen voraussichtlich noch einmal bis zu fünf Jahre, weshalb sich noch an der zehnten Version orientiert werden kann.

Inhaltlich änderte sich im Verständnis chronischer Schmerzen weder etwas bezogen auf die Ursache noch bezogen auf hilfreiche therapeutische Ansätze. Im Kodierungssystem wird chronischer Schmerz mit Einführung der englischsprachigen ICD-11 als eigenständige Erkrankung anerkannt und nicht mehr nur als Symptom gesehen.

In der ICD-11 werden Schmerzen mit einer Dauer von mindestens drei Monaten als chronische primäre und chronische sekundäre Schmerzen kodiert *(chronic primary pain, chronic secondary pain)*. Chronische Schmerzen sind weiterhin multifaktoriell: biologische, psychologische und soziale Faktoren tragen dazu bei.

Chronische primäre Schmerzen entsprechen denen, die in diesem Buch hauptsächlich thematisiert werden. Laut Definition besteht der Schmerz in einer oder mehreren anatomischen Regionen und ist charakterisiert durch signifikante emotionale Belastung (Angst, Wut / Frust, depressive Stimmung) und / oder funktionelle Einschränkungen (Beeinträchtigung in täglichen Aktivitäten, reduzierte soziale Teilhabe).

Chronische sekundäre Schmerzen unterschiedlicher Lokalität (→ muskuloskelettal, viszeral, Kopf, → orofazial) stehen in Zusammenhang mit körperlichen Ursachen (z. B. anhaltende Entzündung, → Autoimmunerkrankung, strukturelle Veränderungen).

Darüber hinaus werden Schmerzen kodiert als postoperativ oder traumatisch, → neuropathisch oder in Verbindung mit einer Krebserkrankung.

Sind bio-psycho-soziale Einflüsse schwer fassbar, können Schmerzen ab einer Zeitdauer von drei Monaten als unspezifische chronische Schmerzen angegeben werden.

Ergänzend können psychosoziale Faktoren *(psychosocial factors)*, Schmerzintensität *(intensity)*, alternative Belastungsfaktoren *(alternative severity 1, pain-related distress)*, schmerzbezogene Einflüsse *(alternative severity 2, pain-related interference)* und Schmerzmuster *(temporal pattern and onset)* kodiert werden.

Voraussichtlich wird die Kodierung und Einordnung chronischer Schmerzen mit diesem System vereinfacht, das wird sich in den kommenden Jahren zeigen. Doch jetzt zu den Therapieoptionen.

4. | Therapieoptionen

Die Fragen, ob ambulante Therapien ausreichen, ob diese eher somatisch, psychologisch oder sozialpädiatrisch orientiert sein sollten oder ob eine bio-psycho-sozial ausgerichtete Schmerztherapie, eine psychosomatische Therapie oder eine kinder- und jugendpsychiatrische Behandlung vorzuziehen ist, bergen zahlreiche Antwortoptionen.

Die folgenden Vorschläge, bei welcher Diagnose, unabhängig von der Lokalisation der Schmerzen, welcher therapeutische Schwerpunkt gelegt werden kann, erheben keinen Anspruch auf Allgemeingültigkeit. Primär- und Sekundärbehandler fragen häufig nach, wo der Patient am besten behandelt werden kann. Nicht selten kommt es vor, dass ihnen bewusst ist, dass weder eine Schädigung noch der Schmerz oder die Schmerzverarbeitung die Erkrankung darstellen, sondern eine ausgeprägte psychische Gesundheitsstörung im Vordergrund steht. Der Patient kann oder will dies bei einer somatischen Orientierung womöglich weder wahrhaben noch in den Fokus des Genesungsprozesses stellen, was die Beratung erschweren kann.

Der Gedanke, „dann empfehlen wir an eine schmerztherapeutische Einrichtung, dort gibt es auch psychologische Betreuung", ist in diesen Fällen gut gemeint. Gut gemeint ist jedoch nicht immer gut gemacht. Kinder und Jugendliche benötigen die Therapie, die auf ihre Erkrankung zugeschnitten ist. Essstörungen, Angststörungen und depressive Störungen gehören in erster Linie in die Hände von Psychosomatik oder Kinder- und Jugendpsychiatrie, auch wenn Schmerz ein Begleitsymptom sein kann. Durch eine gut gemeinte schmerztherapeutische Behandlung, die den Patienten erst einmal zufriedenstellt, kann man eventuell punktuell helfen. Die benötigte tiefgreifende und längerfristige psychotherapeutische und psychiatrische Begleitung kann sie jedoch nicht ersetzen und verzögert so eventuell gar den Heilungsprozess.

Die vorgeschlagene Einteilung (Tabelle 4.1) dient lediglich zur Orientierung und spiegelt Erfahrungswerte der häufigsten Erkrankungen wider, welche am Zentrum für Schmerztherapie junger Menschen vorstellig werden – eine Entscheidung ist immer in Zusammenschau des angebotenen Behandlungsspektrums, der zuständigen Fachdisziplinen und der Motivation des Patienten zu treffen. Es gibt sowohl ambulante als auch stationäre Angebote, welche in ihrer Ausrichtung bereichsübergreifend arbeiten, sodass auf die unterschiedlichen Bedarfe junger Menschen mit facettenreichen Diagnosen flexibel und adäquat eingegangen werden kann.

	Interdisziplinäre multimodale Schmerz-therapie[3]	Psychosomatik	Kinder- und Jugend-psychiatrie	Fatiguetherapie
Chronische Schmerz-störung mit somatischen und psychischen Faktoren	X			
CRPS	X			
Fibromyalgiesyndrom	X			
Anhaltende somatoforme Schmerzstörung	X	X		
Somatisierungsstörung		X		
Depressive Episode			X	
Generalisierte Angststörung			X	
Neurasthenie				X
ME/CFS				X
Artifizielle Störungen			X	
Gardner-Diamond-Syndrom			X inkl. medi-kamentöse Versorgung	

Tabelle 4.1: Therapeutischer Schwerpunkt bei verschiedenen Diagnosen (Erfahrungswerte)

3 Die IMST ist in vielen Kliniken eingebunden in die Psychosomatik. Die Unterteilung in IMST und Psychosomatik in Tabelle 4.1 soll darstellen, dass bei der IMST ein eigener Bereich mit qualifiziertem Personal explizit für die Behandlung chronischer Schmerzen vorgesehen ist (ohne eine Mischung verschiedener psychosomatischer Erkrankungsbilder). Sollte in der psychosomatischen Einrichtung demnach eine spezifisch für die Behandlung chronischer Schmerzen eingerichtete Station vorhanden sein, entspricht das dem Konzept der hier gemeinten IMST.

4.1 Medikamentöse Therapie

Dem Einsatz von Schmerzmedikamenten in der Behandlung chronischer Schmerzen im Kindes- und Jugendalter soll explizit ein kurzer eigener Absatz gewidmet werden, um hervorzuheben, dass bestmöglich davon abgesehen werden soll.

Medikamente, die bei akuten Schmerzen wirksam sein können, haben aufgrund der Pathogenese chronischer Schmerzen oft keine ausreichende Wirkung. Stattdessen treten starke Nebenwirkungen auf wie Konzentrationsprobleme in der Schule, Schwindel, Bauchschmerzen oder Übelkeit und die Medikamente können zu psychischer Abhängigkeit führen. Bei chronischen Schmerzen in mehreren Körperregionen oder in der Leitlinie „Rückenschmerz bei Kindern und Jugendlichen" beispielsweise wird eine medikamentöse Therapie explizit nicht empfohlen (z.B. Draheim, Ebinger, Schnoebel-Mueller, Wolf & Hauser, 2017). Bei zu häufiger Einnahme können Schmerzmedikamente zudem Kopfschmerzen auslösen.

Dennoch muss zumindest erwähnt werden, dass auch bei Kindern und Jugendlichen bei akuten und chronischen Schmerzen Schmerzmittel zum Einsatz kommen können, welche die Weltgesundheitsorganisation in drei Stufen eingeteilt hat („WHO Guidelines Approved by the Guidelines Review Committee," 2012; Nichtopioide, schwach und stark wirksamen Opioide). Bei einigen spezifischen Schmerzerkrankungen sind Co-Analgetika oder eine → topische Therapie indiziert.

Insgesamt sollte in der Therapie chronischer Schmerzen bei Kindern und Jugendlichen jedoch auf Medikamente weitgehend verzichtet werden und auf eine jugendgerechte Alltagsgestaltung mit Aktivierung, bewussten Erholungsphasen, sozialen Kontakten und der Ausübung von Hobbys hingearbeitet werden.

4.2 Ambulante versus stationäre Schmerztherapie – oder doch gemeinsam?

Nach dem bisherigen Einblick in Schmerzorte, Diagnosen und therapeutische Ausrichtungen geht es um die ambulante und/oder stationäre schmerztherapeutische Versorgung junger, schmerzgeplagter Menschen.

Uns ist bewusst, dass, wenn nicht frühzeitig und kompetent etwas getan wird, die Kinder und Jugendlichen mit chronischen Schmerzen auch im späteren Erwachsenenalter gehäuft daran leiden. Dies hat nicht nur gesundheitliche, sondern auch soziale und berufliche Konsequenzen. Eine rechtzeitige und zielgerichtete Therapie sollte somit im jungen Alter höchste Priorität haben und alle Facetten der bio-psycho-sozialen Genese einbeziehen.

Die Praxis zeigt, dass im Umgang mit chronischen Schmerzen hingegen häufig je nach ausübender Berufsgruppe oder persönlicher Präferenz der Fokus auf lediglich einen der bio-psycho-sozialen Aspekte gelegt wird. Doch weder eine primär körperliche Ursachensuche und Therapie noch der alleinige Fokus auf psychologische Faktoren erfassen das System in seiner Gänze. Auch wenn Eltern und jugendliche Patienten oft ein somatisches Erklärungsmodell kennen und daher bevorzugen, ist es mithilfe zielgerichteter und durchdachter Kommunikation möglich, dieses Spektrum zu erweitern. Neben dem Arzt soll in der Behandlung chronischer Schmerzen die Psychologie und Sozialberatung frühzeitig einbezogen werden, um die Betroffenen und ihre Familien bestmöglich zu unterstützen. Weiterhin sollten eventuelle körperliche schmerzauslösende oder aufrechterhaltende Einflüsse wie Schonhaltungen, Fehlbelastungen oder muskuläre Verspannungen adäquat bedacht werden. Hier ist die Mitarbeit von Physio- und Ergotherapeuten als auch bei bestimmten Fragestellungen der Einsatz von Massage sinnvoll und wichtig, um den Patienten ganzheitlich zu behandeln. Unterschiedliche Berufsgruppen mit ihrer jeweiligen Expertise können dazu beitragen, aus einem Leben mit Schmerzen herauszufinden.

4.2.1 Ambulante Schmerztherapie

Kinder und Jugendliche mit Schmerzen treten in erster Linie bei ihrem Kinder- und Jugendarzt oder Allgemeinarzt in Erscheinung. Im weiteren Verlauf werden Sekundärversorger wie beispielsweiser der Neuropädiater, Rheumatologe oder Gastroenterologe hinzugezogen. Sind somatische Ursachen bestmöglich abgeklärt bzw. ausgeschlossen, liegt der Verdacht auf chronische Schmerzen mit oder ohne ursprünglichen körperlichen Auslöser nahe. In erster Linie ist sowohl im ambulanten als auch stationären Setting wichtig, edukative Inhalte zu vermitteln. Die ambulanten Behandler sind die ersten Ansprechpersonen und stellen die Weichen für Akzeptanz oder Abwehr der Erkrankung. Eine Diagnose zu erhalten, zu verstehen und für sich anzunehmen führt zu Erleichterung und erhöht die → Compliance. Die jungen Patienten und ihre Familien müssen Verständnis für ein bio-psycho-soziales Krankheitsmodell lang anhaltender Schmerzen entwickeln. Dabei ist zu bedenken, dass Emotionen anhaltender sind als Kognitionen. Das Verstehen eines Modells muss noch nicht heißen, dass es auch gefühlt als richtig und passend wahrgenommen wird. Einflussfaktoren wie Stress oder Ängste sollten in Erwägung gezogen und akzeptiert werden. Es muss erarbeitet werden, dass passive Maßnahmen – wie Medikamente, Gehstützen oder Ausruhen – im Umgang mit akuten Schmerzen sinnvoll sein können, bei chronischen Schmerzen jedoch wenig Aussicht auf Erfolg haben.

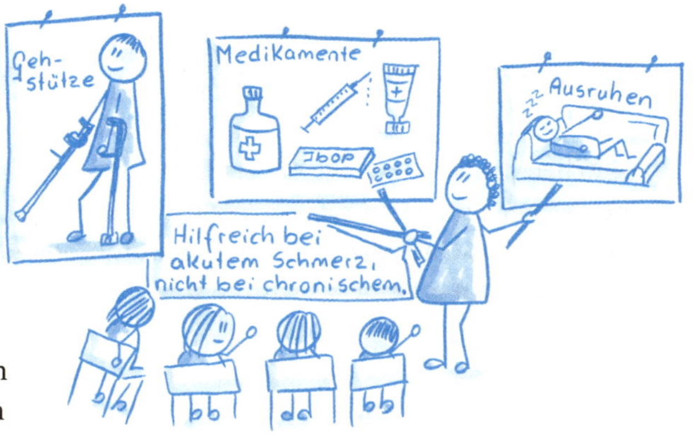
Geh-
stütze
Medikamente
Ausruhen
Hilfreich bei
akutem Schmerz,
nicht bei chronischem.

Je länger die Schmerzen andauern, desto wichtiger werden individuell aktivierende und selbst initiierte Maßnahmen. Die Eltern sollten erfahren, wie sie ihr Kind in Zukunft bestmöglich begleiten können (z.B. Ablenkung, sportliche Aktivierung, reduzierter Medienkonsum, weniger Beachtung von Schmerzäußerung). Da die Auseinandersetzung mit chronischen Schmerzen und der dazu gehörenden körperlichen, psychischen und sozialen Folgeerscheinungen ein längerer Prozess ist, ist darauf zu achten, die Eltern darin zu bestärken, regelmäßig ihr eigenes Verhalten im Umgang mit der Schmerzsymptomatik zu evaluieren und ihre Kinder im selbstwirksamen Umgang mit den Schmerzen zu unterstützen.

Ziel der Therapie chronischer Schmerzen sollte primär nicht die Minderung der Schmerzstärke, sondern vor allem eine Erleichterung im Umgang mit den Schmerzen, eine Reduktion von Alltagseinschränkungen und eine Verbesserung der Funktionalität sein. Als Folge dieser Ziele lernt der Körper, sich selbst wieder zu vertrauen, das Schmerzverarbeitungssystem beruhigt sich und die Schmerzen können nachlassen.

> Ziel der Therapie ist vor allem eine Erleichterung im Umgang mit den Schmerzen, eine Reduktion von Alltagseinschränkungen und eine Verbesserung der Funktionalität. Als Folge dieser Ziele lernt der Körper, sich selbst wieder zu vertrauen.

Ambulante therapeutische Schwerpunkte richten sich nach Auslöser, Ausmaß und Ziel. So ist gut möglich, dass psychologisch eine Beratungsstelle oder ambulante Psychotherapie zu einer deutlichen Erleichterung im Familiensystem und zu einer emotionalen Stabilisierung des Kindes führen. Physiotherapie kann dabei helfen, dysfunktionale Bewegungsmuster zu korrigieren, Verspannungen zu lösen und eine allgemeine Aktivierung zu fördern. Ergotherapeutisch kann an ergonomischen Arbeitsabläufen, beispielsweise in der Schule, gearbeitet werden. Dies sind nur einige Beispiele, wie einem Patienten mit chronischen Schmerzen ambulant geholfen werden kann. Abzuraten ist von weiteren diagnostischen Verfahren und vom Aufsuchen weiterer Therapeuten. Die Reduktion von Medikamenten und eine gute Vernetzung mit zusätzlichen behandelnden Kollegen zur Abstimmung des Behandlungskonzepts sind hingegen empfehlenswert.

Zahlreiche der später in diesem Buch genannten Strategien können im ambulanten Setting vermittelt werden und geben sowohl dem Behandler als auch den Familien konkrete Hilfen an die Hand.

Bestehen die Schmerzen trotz Aufklärung und Einleitung therapeutischer Maßnahmen weiter und beeinträchtigen zunehmend die Lebensqualität der Betroffenen, ist eine stationäre interdisziplinäre und multimodale Schmerztherapie (IMST) mit vorangehendem Assessment anzuraten.

4.2.2 Assessment

Üblicherweise findet vor einem stationären Aufenthalt ein interdisziplinäres Assessment statt, um zu klären, ob zur Diagnosesicherung noch weitere (differential-)diagnostische Schritte erforderlich sind und welche Therapieform zum jetzigen Zeitpunkt für den Patienten geeignet ist. Dies kann in einer dafür ausgerichteten Schmerzambulanz stattfinden oder in enger Kooperation mit externen Behandlern, die das stationäre Angebot kennen, über professionelles Know-how und spezialisierte ärztliche, psychologische und physiotherapeutische personelle Ressourcen verfügen.

Ein stationäres Behandlungssetting wird dann in Erwägung gezogen, wenn die Schmerzen stark ausgeprägt und/oder lang andauernd sind, nicht durch eine alleinige somatische Ursache erklärbar sind und eine ausreichende psychische Stabilität und Motivation besteht, um sich auf eine mindestens dreiwöchige stationäre Schmerztherapie einzulassen. Zudem wird geklärt, ob ambulante Behandlungsmöglichkeiten ausgeschöpft sind, eine hohe Alltagsbeeinträchtigung vorhanden ist und/oder Schulfehlzeiten bestehen, die Gefahr einer weiteren Schmerzchronifizierung besteht oder sich psychische Folgen wie Ängste oder Depression aufgrund der Schmerzen entwickeln bzw. diese zunehmen. Stehen psychische Komorbiditäten im Vordergrund, welche eine erfolgreiche Schmerztherapie aktuell verhindern oder eines alternativen psychosomatischen oder kinder- und jugendpsychiatrischen Behandlungssettings bedürfen, ist dies mit Familie und Kind zu besprechen.

In einer gemeinsamen Besprechung mit Assessmenttherapeuten und dem stationären Team wird evaluiert, ob das interdisziplinäre multimodale Therapieangebot zum jetzigen Zeitpunkt die richtige Entscheidung ist oder ob Alternativen vorzuziehen sind. Einzige Ausnahme stellt hier das komplexe regionale Schmerzsyndrom (CRPS) dar, welches sofort stationär behandelt wird.

4.2.3 Stationäre interdisziplinäre multimodale Schmerztherapie

Sind die Kriterien für eine stationäre Schmerztherapie erfüllt, erweist sich die interdisziplinäre multimodale Schmerztherapie bei chronischen Schmerzen mit langer Dauer und einhergehenden Beeinträchtigungen in der jugendgerechten Lebensführung als zielführend bezüglich der Vermittlung des Krankheitsmodells, der Erweiterung von Schmerzbewältigungsstrategien und dem Transfer in den Alltag (Hechler et al., 2015; Claus et al., 2022). Für Kinder und Jugendliche mit chronischen Schmerzen gibt es in Deutschland nur einzelne Zentren, die ein stationäres Behandlungskonzept anbieten. In Krankheitsbild, diagnostischer Abklärung, therapeutischer Arbeitsweise und Prognose chronischer Schmerzen unterscheiden sich Kinder und Jugendliche von Erwachsenen. Die Therapie muss auf den jeweiligen Entwicklungsstand abgestimmt werden, die Familie muss in die Behandlungsprozesse und Empfehlungen einbezogen werden. Für die Erprobung von Alltagssituationen und die Beobachtung und Verbesserung von Interaktionsmustern ist erzieherisch erfahrenes Personal wichtig. Daher sollte die Behandlung durch Therapeuten durchgeführt werden, die in Diagnostik und Therapie dieser Altersgruppe geschult sind. Spezialisierte schmerztherapeutische Einrichtungen zur Behandlung von chronischen Schmerzen, wie das Zentrum für Schmerztherapie junger Menschen in Garmisch-Partenkirchen oder die Vestische Kinder- und Jugendklinik Datteln, setzen hierzu in unterschiedlicher Zusammensetzung ein multiprofessionelle Team bestehend aus spezialisierten Ärzten, psychologischem Dienst, Pflege- und Erziehungspersonal, Physiotherapeuten, Ergotherapeuten, Sozialpädagogen und anderen therapeutisch Tätigen und Lehrkräften ein (vgl. Abbildung 4.1).

Kriterien werden nach OPS 8-918 Interdisziplinäre multimodale Schmerztherapie, OPS 8-986 Multimodale kinder- und jugendrheumatologische Komplexbehandlung und OPS 9-403 sozialpädiatrische, neuropädiatrische und pädiatrisch-psychosomatische Therapie vorgegeben.

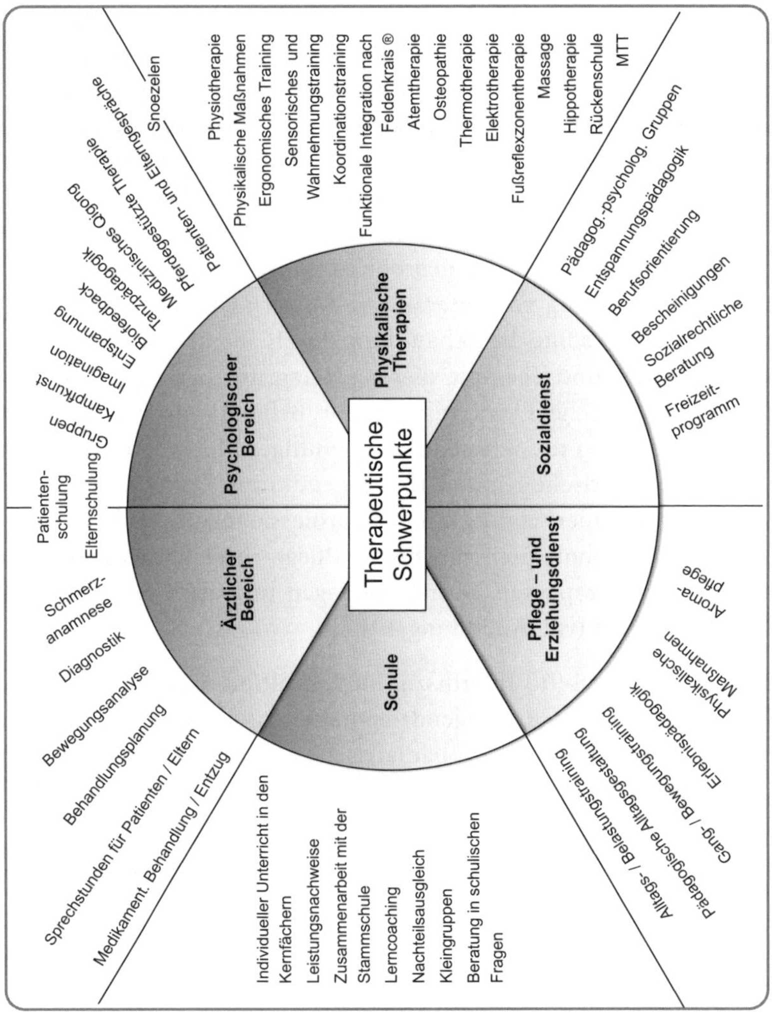

Abbildung 4.1: Exemplarische Übersicht über Zusammensetzung und Aufgaben der beteiligten Berufsgruppen im interdisziplinären und multimodalen schmerztherapeutischen Setting am Beispiel des Zentrums für Schmerztherapie junger Menschen in Garmisch-Partenkirchen

Ablauf der stationären Therapie

Die jugendlichen Patienten erwartet ein mehrwöchiges, tagesfüllendes Programm mit Edukation, Erarbeitung hilfreicher Strategien, Steigerung der Selbstwirksamkeit und Selbstfürsorge, dem Hinterfragen limitierender Glaubenssätze und regelmäßigem Schulbesuch. Täglich finden neben der Schule in der Regel mindestens drei therapeutische Einheiten statt. Zudem wird über den Tag verteilt die soziale Interaktion gefördert und zu Eigenübungen angeregt.

Die Eltern werden in das Konzept edukativ eingebunden und erfahren individuell, wie sie ihr Kind unterstützen können, beispielsweise durch eine Veränderung der Kommunikation, Reduktion schmerzbezogener Fragen, Anregung zu hilfreichen Strategien, weniger Beachtung von Schmerzäußerungen, Steigerung schmerzunabhängiger Interaktionszeit und Förderung jugendgerechter Tätigkeiten. Teilweise werden die Eltern selbst zum Hinterfragen eigener psychischer oder körperlicher Belastungen aufgefordert.

Nach der Anamnese und der interdisziplinären Behandlungsplanung steht die Edukation von Patienten und Eltern im Vordergrund, um das Verständnis für das bio-psycho-soziale Krankheitsmodell zu entwickeln oder zu erweitern, auf welchem die Therapie aufbaut. Hier ist es von großem Vorteil, wenn ambulant schon auf das Krankheitsmodell chronischer Schmerzen hingearbeitet wurde.

Physiologische und psychologische Prozesse werden vermittelt, Einflussfaktoren wie Stress, Ängste, Traurigkeit, Unter- oder Überforderung werden im Einzel- und Gruppensetting besprochen. Auch wenn Jugendliche und Eltern meist bio-psycho-soziale Ursachen benennen können, vertrauen sie in der Behandlung eher auf passive Maßnahmen, welche bei chronischen Schmerzen nicht hilfreich sind (siehe Exkurs „Bio-psycho-soziales Modell aus Sicht der Eltern und jungen Patienten“, Seite 26). In der Zusammenarbeit mit den Patienten stehen aktivierende und bewegungsorientierte Angebote im Vordergrund. Vor allem im ärztlichen Bereich wird zudem darauf hingearbeitet, dem Wunsch nach weiteren körperlichen oder bildgebenden Untersuchungen und invasiven Therapien entgegenzuwirken.

Die Kommunikation über die Schmerzen unterscheidet sich in der Behandlung chronischer Schmerzen im Verlauf deutlich von der Kommunikation in der Therapie akuter Schmerzen. Regelmäßiges und wiederholten Fragen nach den Schmerzen, wie es in der Akutschmerztherapie nötig ist, lenkt bei chronischen Schmerzen den Fokus auf das Schmerzerleben, was dieses negativ beeinflusst. Deshalb wird im Verlauf des stationären Aufenthalts abnehmend nach der Schmerzstärke gefragt und zunehmend auf hilfreiche Strategien, freudige Tätigkeiten und die Gestaltung eines jugendgerechten Alltags fokussiert, was bereichsübergreifend dokumentiert wird.

Die Einschätzung der Schmerzstärke und der Beeinträchtigungen entsteht vermehrt aus den Beobachtungen durch geschultes Personal, sodass (Schmerz-)Verhalten, Bewegungseinschränkungen, Ängste, Äußerungen, Mimik und Körperhaltung und Sozialverhalten in die Beurteilung des Therapieverlaufs einbezogen werden, ohne den Schmerz oder die Schmerzstärke an sich im Gespräch mit dem Patienten in den Vordergrund zu rücken.

Mit Patienten und deren Eltern wird erarbeitet, dass das Ziel einer erfolgreichen Therapie bei chronischen Schmerzen nicht primär die Minderung der Schmerzstärke sein kann, sondern dass die Wiedererlangung eines jugendgerechten Alltags mit Schulbesuch und sozialen Kontakten, die Reduktion von (Bewegungs-)Ängsten und eine ausgewogene Tagesstruktur im Vordergrund stehen (Abbildung 4.2).

Am Ende des Aufenthalts wird mit den Kindern und Jugendlichen ein individueller Therapie- und Aktivitätenplan erstellt, damit sie zu Hause das Erlernte fortführen können. Vier verschiedene Versionen eines Wohlfühlplans für die Umsetzung hilfreicher Strategien zu Hause finden Sie online unter ↗ https://www.junfermann.de/titel/chronische-schmerzen-bei-kindern-und-jugendlichen/1538.

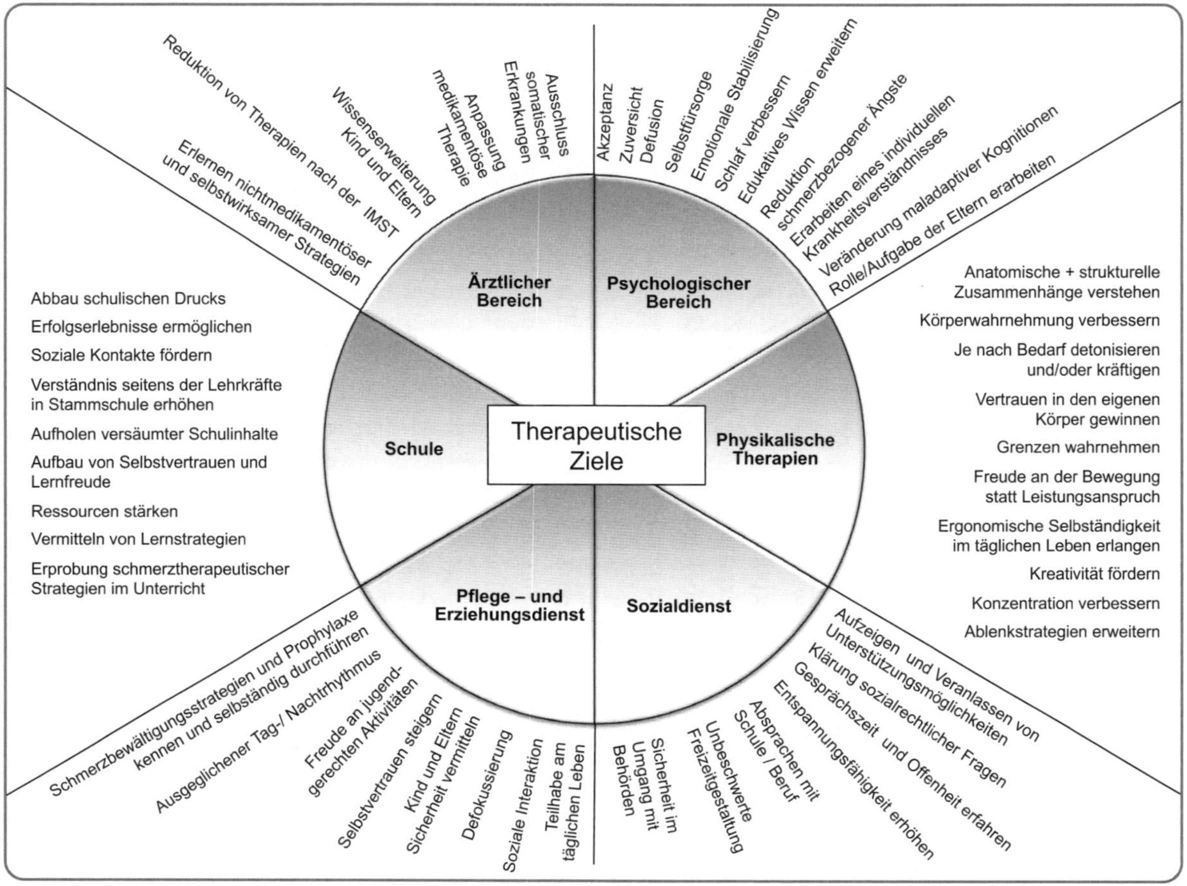

Abbildung 4.2: Exemplarische Übersicht über Ziele der beteiligten Berufsgruppen im interdisziplinären und multimodalen schmerztherapeutischen Setting

4.3 Behandlung von CRPS

Das Behandlungskonzept bei CRPS unterscheidet sich ein wenig von dem anderer Schmerzerkrankungen. Zudem weicht es von der Behandlung eines Erwachsenen-CRPS ab. Die beim Erwachsenen eingesetzten medikamentösen und interventionellen Therapien zeigen bei jungen Menschen wenig Effekt und sollten zurückhaltend eingebunden werden.

Meist zeigt sich ein gutes Ansprechen auf das Garmischer Schmerztherapiekonzept, welches professionell begleitet gehört. Es werden desensibilisierende Maßnahmen angewendet, welche großes Vertrauen und eine gute Beziehung zu dem Behandelnden als Grundlage haben müssen und von einem spezialisierten Team durchgeführt werden sollten. Die schmerzhaften Regionen werden sanft wieder berührt, anfangs nur leicht, mit der Zeit stärker, wodurch die starke Schmerzreaktion des Körpers nachlässt und sich wieder normalisiert. Im Verlauf wird an der Funktion gearbeitet und das betroffene Körperteil wird zunehmend bewegt und aktiviert.

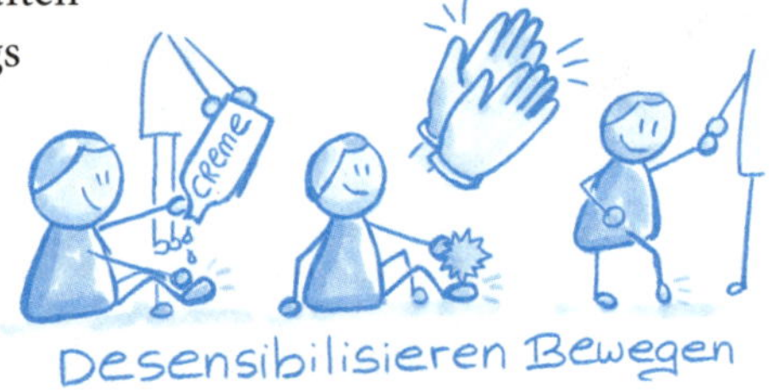

Alternativ wird das „graded motor imagery“-(→ GMI)-Therapiekonzept eingesetzt, welches imaginative Techniken in üblicherweise drei Stufen beinhaltet:

1. erkennen, ob auf einem Bild eine rechte oder linke Extremität gezeigt wird,
2. gedankliches Nachahmen der gezeigten Extremität,
3. im Spiegel das Spiegelbild der gesunden Extremität anschauen, sodass es wirkt, als sei die betroffene Seite gesund.

Durch diese therapeutischen Übungen wird das betroffene Körperteil wieder mit einer gesunden Schmerzverarbeitung in das Körperbild integriert (Butler, Moseley & Beames, 2019).

5. Tipps und Strategien für den Behandler

Nachdem wir nun einen guten Überblick über chronische Schmerzen bei Kindern und Jugendlichen erhalten haben, widmen wir uns der Vermittlung der Diagnose und hilfreichen Strategien. Hierbei kommt es nicht nur auf die Inhalte an, sondern auch auf die persönliche Einstellung des Behandelnden bezüglich der Erkrankung, auf Kommunikationsskills, eingängige Beispiele und zielführende Tipps, die den Patienten mitgegeben werden können. Nach einem kurzen Blick auf individuelle Umgangsweisen mit den Schmerzen aus Sicht der Patienten beleuchten wir möglicherweise limitierende Glaubenssätze und Kommunikationsmuster aufseiten der Behandelnden. Darauf aufbauend gehen wir über zu Anamnese, Edukation und der Vermittlung von Strategien. Lassen Sie uns mit den Patienten anfangen.

Schmerz(umgangs)typen

Zu Beginn ist es hilfreich, einen kurzen Überblick über sich wiederholende Reaktions- und Verhaltensweisen der jungen Patienten zu erhalten. Dies erhöht das Verständnis, was ein gutes Miteinander fördern wird.

Nach dem Angst-Vermeidungs-Modell (Vlaeyen, Crombez & Linton, 2016, siehe auch Handout Angst-Vermeidungs-Modell) entwickelt sich die Vermeidung von Bewegung aufgrund von Ängsten und der Überzeugung, dass die Kombination aus Bewegung und Schmerz Anzeichen für eine ausgeprägte körperliche Schädigung ist. Dies stellt den Beginn eines negativen Kreislaufs dar aus katastrophisierenden Gedanken, Furcht, Vermeidung von Bewegung, Muskelabbau und Fehlhaltungen und daraus resultierenden weiteren Schmerzen. Aktivierung und potenziell schmerzhafte bzw. schädliche Bewegungen werden boykottiert.

Das inzwischen seit fast seit 20 Jahren erforschte Avoidance-Endurance-Modell (Vermeidung-Durchhalten) von Hasenbring (Hasenbring, 1993; Hasenbring, Hallner & Klasen, 2001) erweitert diese Erkenntnisse, da nicht alle ungünstigen Verhaltensweisen im Umgang mit Schmerzen in Vermeidung resultieren müssen.

Es benennt vier Schmerz(umgangs)typen, welche bisher nur an Erwachsenen untersucht wurden. Sie sind aus dem Praxisalltag besehen jedoch auf Kinder und Jugendliche und ihre Eltern übertragbar.

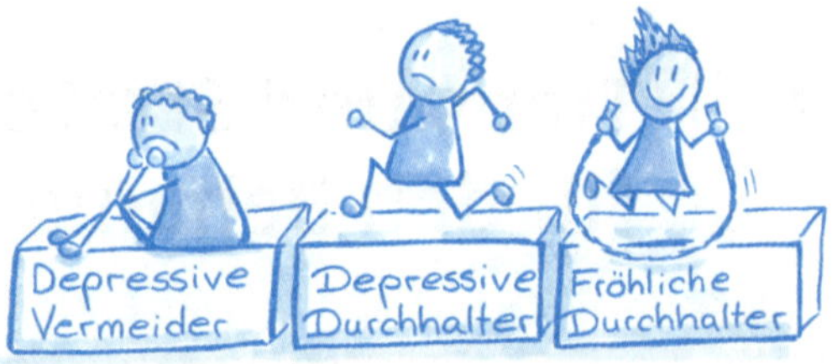

„Depressive Vermeider", „Depressive Durchhalter" und „Fröhliche Durchhalter" befinden sich in der Gruppe derer, die eher ungünstige Umgangsformen mit dem Schmerz zeigen.

Depressive Vermeider reagieren ähnlich den Angstvermeidern ängstlich und depressiv, sind zunehmend inaktiv und meiden Situationen, von denen sie befürchten, dass sich die Schmerzen verstärken könnten. Muskelabbau und soziale Isolation können die Folge sein. Der Behandler sieht sich einem äußerst ängstlichen Patienten gegenüber, der nicht einfach zu motivieren ist. Für jede Lösung gibt es anscheinend ein Problem.

Einen Ausweg hieraus findet der Patient, sobald er fundierte und beruhigende Informationen erhält, grundlegende Überzeugungen hinterfragt, seinem Körper neu zu vertrauen lernt und in die Bewegung kommt. Beziehungsgestaltung, Kompetenz und Wertschätzung führen hier zum Ziel.

Depressive Durchhalter machen immer weiter, achten nicht auf Pausen und unterdrücken grimmig die Schmerzen. Mangelnde Erholung und regelmäßiges Überschreiten der Schmerzgrenze wirken sich nachteilig aus. Der Behandler sieht sich einem Patienten gegenüber, der den Schmerz fürchtet und deshalb am liebsten nicht über ihn sprechen möchte. Nach dem Motto „Was man nicht thematisiert, gibt es nicht" wird versucht, den Schmerz zu ignorieren. Sobald man als Behandler erkannt hat, dass das mürrische Vermeiden ein Ausdruck von Furcht ist, fällt die Kommunikation schon leichter.

Die negativen körperlichen Auswirkungen von Überlastung und das Ignorieren der Schmerzgrenze bestehen auch beim *Fröhlichen Durchhalter*, nur dass dieser bagatellisiert und alles durch eine rosarote Brille sieht. Er sagt zu allem Ja und ist in der Therapie schwer greifbar. Aufgrund der Tendenz, immer zuzustimmen, wirkt der Patient auf den ersten Blick motiviert und compliant. Der zweite Blick jedoch zeigt, dass der engagierte Patient sich durchbeißt und lernen darf, achtsam mit sich umzugehen.

Die vierte Gruppe reagiert flexibel und findet eine ausbalancierte Tagesstruktur mit einer gesundheitsförderlichen Balance zwischen Belastung und Entlastung. An dieser Stelle freuen sich Behandler und Patient.

Unterschiedle Persönlichkeiten, verschiedene Umgangsformen mit den Schmerzen und individuelle Schmerzgeschichten gilt es in der Behandlung kompetent und einfühlsam aufzugreifen.

5.1 Kommunikationscheck

Bevor wir als Behandler diagnostizieren, kommunizieren und therapieren, sollten wir kurz innehalten und uns fragen: „Was sind meine eigenen Denk-, Sprach- und Handlungsmuster und Überzeugungen?“ Was uns womöglich vollkommen logisch erscheint, muss nicht für unser Gegenüber gelten. Die Geschwindigkeit, mit der wir voranpreschen, überrumpelt den Patienten vielleicht. Die Fülle an Informationen, die wir vermitteln, kann zu viel oder zu wenig sein. Die Worte und Bilder, die wir verwenden, können begeistern oder abschrecken.

> Jeder Mensch, der mit anderen Menschen arbeitet, sollte das eigene Denken, Handeln und Fühlen regelmäßig hinterfragen und sich seiner eigenen Überzeugungen und Glaubenssysteme bewusst sein.

5.1.1 Bekräftigung und Entmutigung

Die Kommunikation mit jungen Patienten, die unter chronischen Schmerzen leiden, birgt bisweilen Stolperfallen und Sackgassen. Die vorstelligen Patienten und Eltern haben eventuell schon zahlreiche frustrierende Arztbesuche hinter sich, ließen teilweise invasive Diagnostik oder Operationen durchführen oder fühlten sich im Verlauf mit den Schmerzen nicht mehr ernst genommen. Den Aussagen, dass die Schmerzen weiter bestehen, wurde womöglich kein Glauben geschenkt, oder es wurde rückgemeldet, dass die Schmerzen eingebildet seien oder ein Mittel zum Zweck, mehr Aufmerksamkeit zu erhalten. Die oft gut gemeinte und für einen Mediziner positiv klingende Aussage, dass da „nichts ist“, soll vermitteln, dass körperlich kein bedrohlicher Schaden vorhanden ist. Was ankommt, ist Verunsicherung, Verwirrung und Ratlosigkeit. Schnell unterliegen wir als Vermittler der Botschaft den Tücken dieses Kommunikationsweges und stehen samt Patient in einer Sackgasse.

Kehren wir also an den Anfang zurück und schauen, wie es besser gehen kann.

Kommunikationsbefragung

In einer hausinternen Befragung baten wir Eltern und Kinder ab zwölf Jahren, hilfreiche und nicht hilfreiche Aussagen aufzuschreiben und zudem, wer diese getroffen hatte (nicht den Namen, sondern „Eltern“, „Arzt“ etc.). Ebenso sollten Gefühle und Gedanken benannt werden, die jeweils aufkamen.

Es zeigte sich, dass die Gesprächsführung v. a. von Therapeuten (vorwiegend ärztliche Berufsgruppen), Freunden und Familie und im schulischen Setting von Lehrern und Mitschülern positive wie negative Gedanken und Gefühle auslösen kann (vgl. Abbildungen 5.1–5.4).

Positive Aussagen

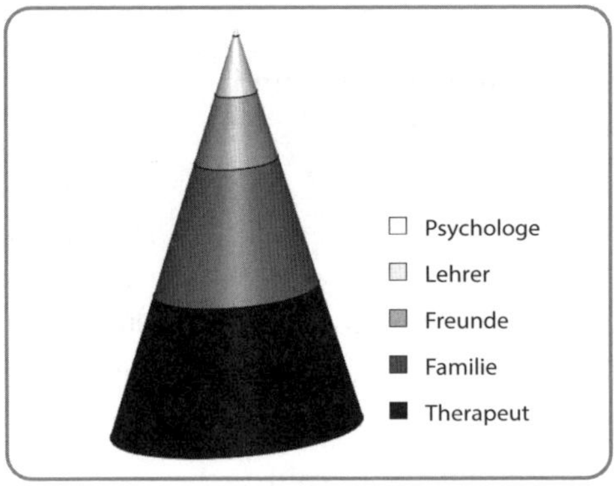

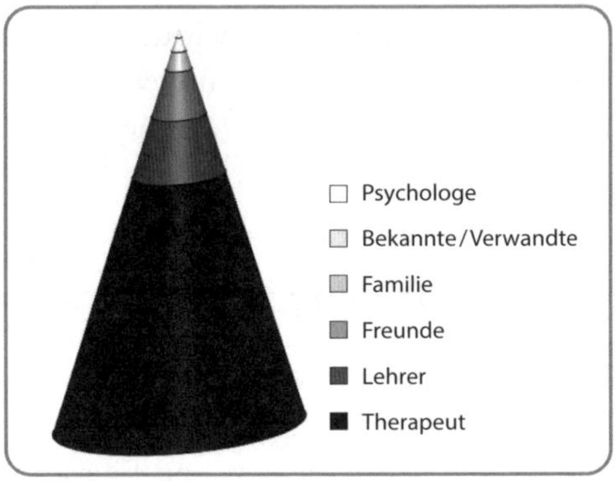

Abbildung 5.1: Nennung der Gruppen, die als positiv empfundene Aussagen gegenüber Kind (links) und Eltern (rechts) gemacht haben

Formulierungen, die unterstützen und bestärken, Optimismus ausdrücken und das Gefühl vermitteln, ernst genommen und verstanden zu werden, wirken sich positiv auf das emotionale Befinden und den Gesprächsverlauf aus. Eltern und Patienten empfinden dadurch Erleichterung, Freude und Hoffnung. Als hilfreich empfunden werden unterstützende („Wir finden eine Lösung!") und bestärkende („Du bist stark, du schaffst das!") Sätze und Aussagen.

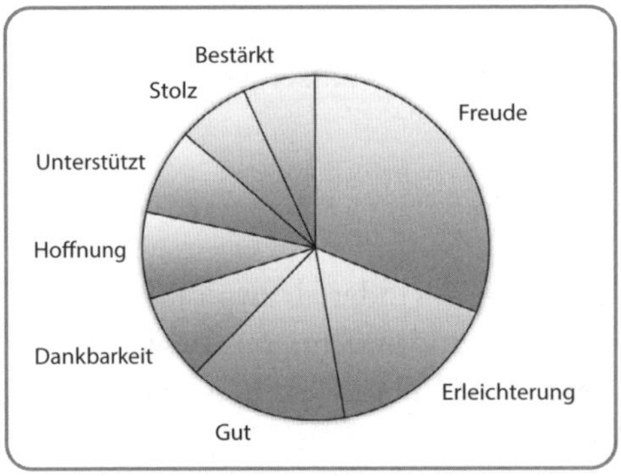

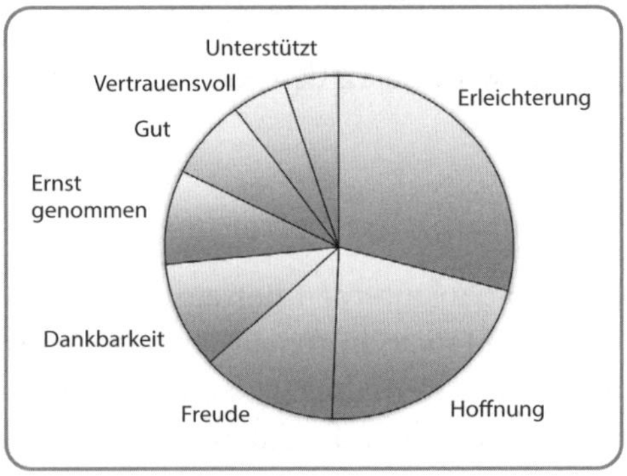

Abbildung 5.2: Positive Gefühle bei den Patienten (links) und bei den Eltern (rechts)

Negative Aussagen

Schnell entsteht jedoch auch der Eindruck von Inkompetenz; Ratschläge werden als nicht hilfreich empfunden, genauso wenig wie Hinweise, die die Erkrankung bagatellisierend oder als rein psychisch darstellen könnten. Bei den negativen Aussagen rücken Mitschüler und Freunde weiter nach vorne.

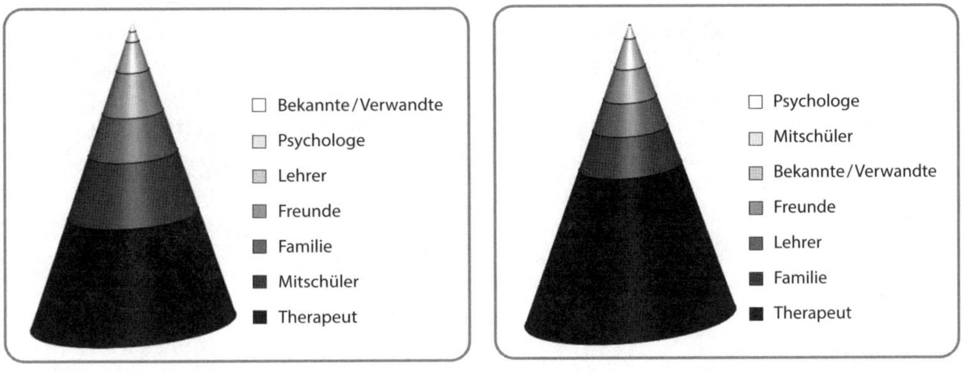

Abbildung 5.3: Nennung der Gruppen, die als negativ empfundene Aussagen gegenüber Kind (links) und Eltern (rechts) gemacht haben

Aussagen können schnell als Mitleid oder Überfürsorge interpretiert werden. Wut, Trauer und Hilflosigkeit treten emotional in den Vordergrund. Die Klassiker der Negativaussagen sind „Da ist nichts" oder „Das ist psychisch". Ratschläge wie „Du solltest aktiv sein und Sport machen!" werden ohne ausführliche Edukation ebenfalls als abwertend empfunden.

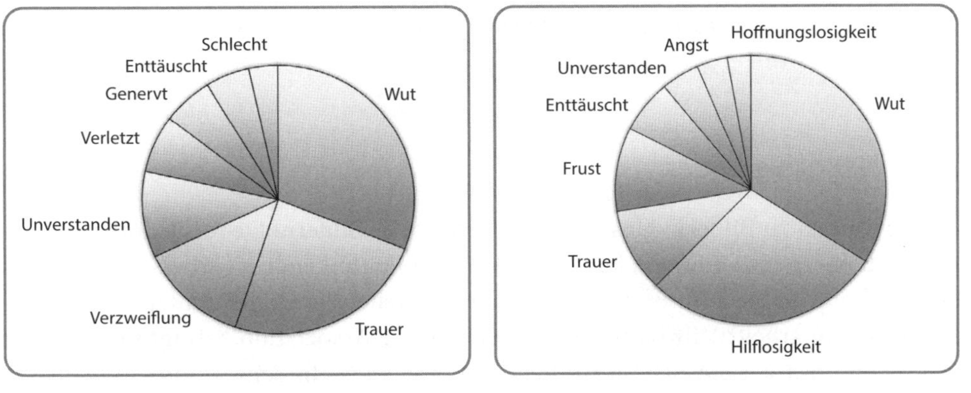

Abbildung 5.4: Negative Gefühle bei den Patienten (links) und bei den Eltern (rechts)

Die häufigsten hilfreichen und nicht hilfreichen Sätze können Sie an dieser Stelle auf sich wirken lassen (Tabelle 5.1):

Patienten		Eltern	
☺	☹	☺	☹
Wir schaffen das. Du schaffst das.	Stell dich nicht so an.	Wir bekommen das hin.	Da ist nichts.
Das wird wieder.	Anderen geht es schlechter.	Ihre Tochter schafft das.	Das ist psychisch / psychosomatisch.
Du bist stark.	Du willst Aufmerksamkeit.	Körperlich ist alles in Ordnung, aber natürlich sind die Schmerzen real.	Wenn das so weitergeht, dann ...
Du kannst das.	Du hast nichts.	Ich glaube ihr, dass ...	Sie muss sich ablenken.
Ich glaube dir, dass ...	Das ist psychisch bedingt.	Ich nehme ernst, dass ...	Durch die Schmerzen erhält sie Aufmerksamkeit.
Ich nehme dich ernst.	Wenn du umsetzen würdest, was man dir sagt, ...	Wir kennen Therapien, die Ihrer Tochter helfen.	Das verwächst sich noch.

Tabelle 5.1: Hilfreiche und nicht hilfreiche Aussagen

5.1.2 *Negative Bilder*

Worte werden zu Bildern. Unser Gehirn arbeitet in Bildern. Der achtsame Umgang mit Metaphern und Floskeln kann die Kommunikation enorm verbessern. Welches Bild verknüpfen Sie zum Beispiel mit einer Baustelle? Dreck, Schmutz, Lärm? Neuanfang, Teamarbeit? Wir haben Patienten zu ihrer Assoziation befragt und die waren selten positiv. Kein Patient wollte selbst eine Baustelle sein. Und dennoch: „Da sind mehrere Baustellen“ ist besonders in der Schmerztherapie eine gern verwendete Redewendung.

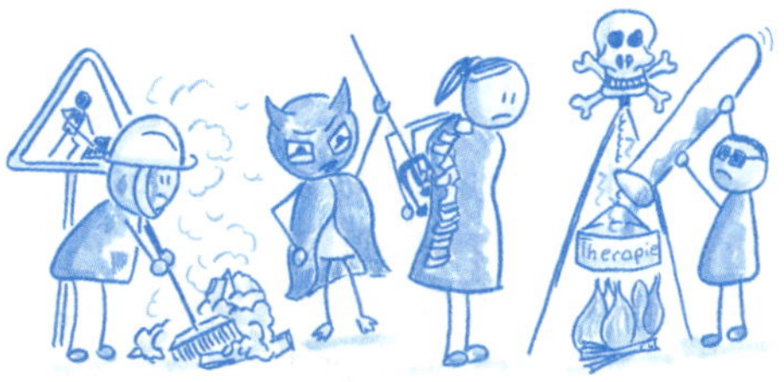

Das Bild einer „Wirbelsäule wie bei einer 80-Jährigen“ erfreut keinen Jugendlichen. Die Aussage „Wir schauen mal, welche Therapien für dich hilfreich sind“ erweckt Erinnerungen an den Chemieunterricht, als wild Chemikalien in das Reagenzglas geschüttet wurden und man gebannt wartete, was passiert.

Der gern zitierte „Teufelskreis“ wird weniger bedrohlich, sobald er in Kreislauf umbenannt wird.

Achten Sie auf die Bilder, die Sie hervorrufen, denn diese haben große Macht.

5.1.3 *Wischiwaschi-Worte*

Wischiwaschi-Worte sind genauso wenig greifbar wie der Begriff an sich. Patienten und Eltern möchten gern konkret erfahren, welche Diagnose besteht, was sie tun sollen und wie es weitergeht. Doch gerade bei einer etwas komplexer zu erklärenden Erkrankung neigt der Vermittler der Botschaft dazu, unkonkret zu werden. Achten Sie einmal darauf oder lassen Sie sich am besten Rückmeldung von einer wohlgesinnten Person geben, wie häufig Sie Worte wie „eigentlich, vielleicht, irgendwann, irgendwie, eventuell, würde, könnte“ nutzen. Gern eingebaut werden auch Pausenfüller wie „äh, ehm, öh“. Vollkommen sinnfrei schleichen sich Worte wie „quasi, gewissermaßen, wie gesagt“ ein. Im hypnotherapeutischen Sprachgebrauch können diese Worte zielgerichtet sinnvoll sein, in einem normalen aufklärenden Gespräch eher nicht.

5.1.4 *Verneinungen*

Unsere Patienten wissen häufig, was sie *nicht* möchten, nämlich Schmerzen. Leider kann unser Gehirn mit Verneinungen wenig anfangen. Der Satz „Ich möchte keine Schmerzen im Knie haben“ lenkt unseren Fokus auf das Knie und auf die Schmerzen. Sicherlich gelingt es dem Gehirn nicht, das Knie in Gedanken freudig zu bewegen oder den Schmerz an anderer Stelle zu platzieren. Deutlich mehr Gewicht in der emotionalen Wahrnehmung hat das Wort „Schmerz“, dahingegen verschwinden „nicht“ und „keine“. Zu gern sprechen wir mit den Patienten darüber, was sie nicht möchten: Schmerzen, Einschränkungen, Beschwerden. Aber überlegen Sie einmal: Würden Sie zu einem Fahrkartenschalter gehen und dort sagen, wo Sie überall *nicht* hinmöchten? Wohl kaum!

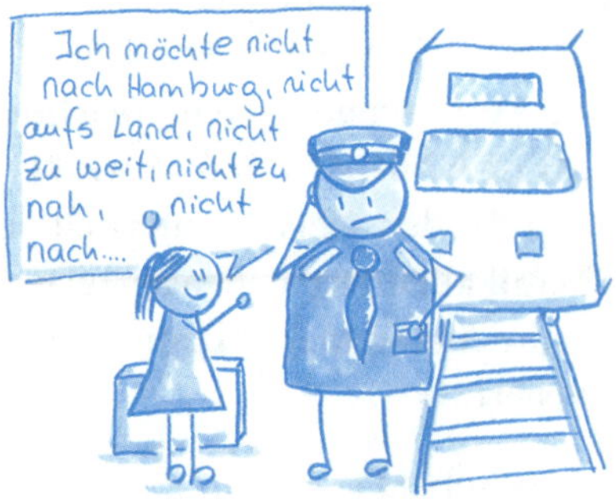
Ich möchte nicht nach Hamburg, nicht aufs Land, nicht zu weit, nicht zu nah, nicht nach....

Befreien Sie sich aus dem Netz der Verneinungen und regen Sie Ihre Patienten dazu an, zu benennen, was sie stattdessen möchten: Beweglichkeit, Freude, jugendgerechten Alltag, Schulbesuch, mit dem Hund spazieren gehen etc. Vermeiden Sie selbst, zu vermitteln, was der Patient alles *nicht* tun sollte, sondern schlagen Sie vor, was getan werden könnte (z.B. „schrittweise steigern" anstelle von „nicht alles auf einmal", oder „aktiv werden" anstelle von „nicht schonen").

5.1.5 Wertende Worte

Hier begeben wir uns auf einen schmalen Pfad zwischen Ernstnehmen – die Empfindungen des Patienten werden angenommen und ihm gespiegelt – und der Darlegung von Lösungen und positiven Perspektiven, die der Patient vielleicht noch nicht kennt. „Schrecklich", „grausam" und „mörderisch" mögen die Empfindungen und Erfahrungen sein, die der Patient mit seinen Schmerzen wahrnimmt. Das ist seine Realität, mit der er akzeptiert werden möchte. Es ist nicht zielführend, ihn gleich davon abbringen zu wollen. Je länger er sich jedoch in der Welt der Grausamkeit aufhält, desto weniger wird es ihm gelingen, Licht am Ende des Pfades zu erblicken.

Wir als Behandler sollten darauf achten, die Welt nicht mit weiteren wertenden Worten zu verdunkeln. Wenn wir selbst das Gefühl haben, das Leben der Betroffenen sei „marternd" oder „quälend", „ein Mysterium" oder eine „never ending story", unterstützen wir weder den Patienten noch tun wir uns und unserem Optimismus etwas Gutes.

Wir begleiten den Patienten eine Weile in seiner Welt, lassen ihn berichten, ohne neue wertende negative Worte hinzuzufügen, und lenken ihn dann behutsam in Richtung Licht.

Verneinung und Wertung sinnvoll kombiniert

Die Königsklasse der Kommunikation haben Sie erreicht, sobald Sie Wertungen, die der Patient äußert, aufgreifen und sich zugleich das Wissen zunutze machen, dass das Gehirn Verneinungen ignoriert. Wenn Ihr Patient also sagt, es sei schwer, können Sie ihn bestätigen, indem Sie sagen, es sei sicherlich *nicht leicht.* Damit kommt unbemerkt Leichtigkeit ins Spiel.

5.1.6 *Schmerz in die Vergangenheit setzen*

Patienten und Eltern neigen dazu, den Schmerz in die Gegenwart und Zukunft zu setzen. „Immer" sind die Schmerzen vorhanden, „nichts wird helfen" oder „Fußball geht gar nicht mehr". Damit suggerieren wir dem aufmerksamen Gehirn, dass sich an dem Zustand nichts ändern wird. Für Veränderung benötigt es jedoch Visionen. Einen kleinen, aber feinen Unterschied in unsere Kommunikation macht es, wenn wir über negative Aspekte des Schmerzes in der Vergangenheitsform sprechen und die positiven Aspekte in die Gegenwart und Zukunft setzen: „Wie stark waren deine Schmerzen bisher?", „Was hat den Schmerz verstärkt, was lindert ihn?".

5.2 Die Einstellung macht den Unterschied

Die eigene Einstellung bezogen auf die Erkrankung und den Patienten mit chronischen Schmerzen lenkt maßgeblich das Miteinander.

Werten wir negativ, werden und wirken wir negativ. Werten wir positiv, werden und wirken wir positiv. Im Folgenden sollen ein paar Aspekte genannt werden, auf die wir selbst achten können, um positiver eingestellt zu sein und auch so wahrgenommen zu werden. Vielleicht können wir sie auch dem Patienten unterstützend an die Hand geben. Die folgenden Abschnitte sind kein umfassender Einblick ins Unbewusste und sollten stets mit einem Augenzwinkern bedacht werden.

5.2.1 *Den Kopf frei machen für Neues*

Haben Sie schon einmal versucht, in die überfüllte Mülltonne noch einen weiteren Müllsack hineinzustopfen oder die überladene Einkaufskiste um drei zusätzliche Artikel zu ergänzen? Wahrscheinlich mussten Sie schnell feststellen, dass es nicht gelingt. Die Mülltonne geht nicht mehr zu und stinkt und aus dem Einkaufskorb fallen nun mehr Artikel heraus, als sie dazu packen wollten.

Mit dem eigenen Kopf macht man es gelegentlich genauso. Es ist so viel (angebliches) Wissen angehäuft, dass er überquillt vor (Vor-)Annahmen, Skepsis und Überzeugungen, dass Neues keine Chance hat. Hier ist es an der Zeit, den Kopf einmal von allem bisherigen Wissen und gefestigten Ansichten zu leeren.

Patienten und Eltern, die zu uns kommen, haben meist schon ein Sammelsurium an Diagnosen, Enttäuschungen, Ängsten, Halbwissen, Ideen, eigenen Theorien, Verzweiflungsmomenten und Skepsis angesammelt. Sie sind auf der Suche nach Ursache und Lösung und vertrauen doch niemandem mehr richtig. Wirkliches Interesse des

Arztes, Expertise auf dem Gebiet und eine wohlwollende Gesprächsführung werden vielleicht nicht als neue Erfahrung aufgenommen, weil kein Platz mehr ist.

Behandler haben nicht selten Vorurteile bezogen auf die jungen Patienten. Sowohl rein somatische Erklärungsmodelle als auch eine Psychologisierung der Erkrankung greifen zu kurz. Die Emotionen, die meist mit der jungen Zielgruppe einherkommen, überfordern den einen oder anderen. Negative Erfahrungen lassen keine neuen Beobachtungen und Interpretationen zu und beeinflussen den Gesprächsverlauf maßgeblich. Alternative Möglichkeiten wie Offenheit der Patienten, Interesse an einem bio-psycho-sozialen Modell oder Wille zur Aktivierung werden vielleicht nicht als neue Verhaltensoption in die bestehenden Annahmen integriert, weil kein Platz mehr ist.

Tabula rasa, Kopf leeren, und es entsteht wieder Raum für neuen Input. Wie wäre es, das Thema einmal ganz neu zu betrachten?

5.2.2 *Glaubenssysteme hinterfragen*

Glaubenssysteme stehen in engem Zusammenhang mit dem gefüllten Kopf, der Neues kaum aufnehmen kann. Sie steuern unsere Wahrnehmung und darauf aufbauend unsere Erklärungsmodelle und Handlungen. Jeder Mensch lässt sich mehr oder weniger bewusst von seinen Glaubenssystemen lenken, jeder lebt in seiner eigenen Welt mit einer eigenen Realität. Glaubenssysteme können nicht bewiesen werden im Gegensatz zu Verhalten, Fähigkeiten, Ereignissen oder Mathematik.

Dieselbe Situation kann von unterschiedlichen Personen vollkommen verschieden wahrgenommen und eingeschätzt werden. Ob der Besuch beim Arzt sinnvoll und gewinnbringend sein wird, hängt nicht zuletzt vom Glaubenssystem des Patienten ab. Schmerzpatienten haben meist schon zahlreiche frustrierende Arztgespräche hinter sich, sodass sie eventuell skeptisch über die Türschwelle treten. Der Arzt hat schon zahlreiche frustrierende Gespräche mit Schmerzpatienten hinter sich, sodass er der Türschwelle skeptisch entgegensieht. Während der überfüllte Kopf aufgrund der Ansammlung an Wahrnehmungen nichts Neues aufnehmen kann, übersieht oder ignoriert das Glaubenssystem Neues, das seiner Überzeugung nicht entspricht. Die Wahrnehmung des Lebens und der individuellen Realität inklusive Erklärungsmodellen wird durch unser Glaubenssystem gelenkt. Aufmerksamkeit, Gedanken, Gefühle, Verhalten, körperliche Reaktionen und Sensibilisierungsprozesse werden durch das eigene Glaubenssystem motiviert und nicht umgekehrt.

Wenn Sie sich eine getönte Brille aufsetzen, sieht die Welt im ersten Moment dunkler gefärbt aus. Mit der Zeit jedoch passt sich die Wahrnehmung an und alles sieht wie immer aus. Es ist Ihnen dann nicht mehr bewusst, dass Sie die Welt durch eine Brille wahrnehmen. Sie bemerken es erst, wenn sie Ihnen einmal von der Nase rutscht. Genauso verhält es sich mit den Glaubenssystemen. Wir registrieren sie erst, wenn unsere Weltsicht „verschoben" wird.

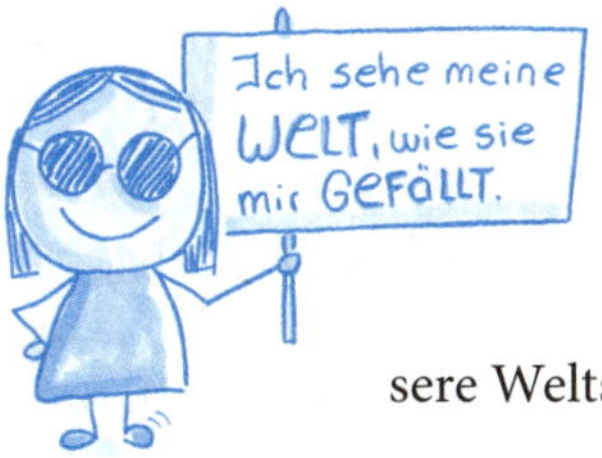

Unsere Glaubenssysteme sind wie eine getönte Brille, durch die wir die Welt in einer bestimmten Färbung sehen.

5.2.3 *Was ich nähre, wächst*

Die Pflanze, die gegossen wird, gedeiht. Das Kaninchen, das Hasenfutter erhält, wächst. Die Angst vor einer unheilbaren Krankheit, die mit weiteren entsprechenden Informationen gefüttert wird, nimmt zu. Die Ratlosigkeit, welche körperliche Ursache dem Schmerz zugrunde liegt, wird mit jeder ergebnislosen Diagnostik größer. Die Abneigung gegenüber Ärzten, die sagen „Da ist nichts", wird mit jedem weiteren Gespräch stärker. Die Botschaft ist einfach: Was wir nähren, wächst.

Nährt unser Patient seine Sorgen oder seine Zuversicht? Grübelt er darüber nach, was er alles nicht mehr kann, oder überlegt er, wozu er in der Lage ist und was er möchte? Zählt er die schmerzhaften Momente oder die schmerzfreien?

Ebenso können wir fragen: Füttern wir als Behandler unsere Skepsis oder unsere Offenheit gegenüber der Persönlichkeit und Compliance unserer Patienten?

Nur mit einer offenen Herangehensweise können wir den Patienten dazu anregen, den Fokus darauf zu lenken, was er gern erreichen möchte, welche Strategien ihm helfen und wer ihn dabei unterstützen kann. Dann werden diese Aspekte in unserer und seiner Wahrnehmung und somit in unserer und seiner Realität in den Vordergrund treten.

Erstellen wir mit ihm einen Film der Zukunft, in dem es ihm besser geht. Wir und der Patient sollten darauf achten, in diesem Film Freude, Zuversicht und Kooperation wachsen zu sehen. Wir haben die Aufgabe, den Patienten anzuleiten, seinen eigenen Weg zu finden. Um dies zu vereinfachen, finden Sie zahlreiche Arbeitsblätter auch als Download – für den direkten Einsatz in der Praxis.

5.3 Schmerzanamnese – umfassend und kindgerecht

Die Anamnese zu Beginn einer Behandlung ist Standard. Bei Schmerzen sollten Beginn, Häufigkeit und Periodik, Qualität, Lokalität und Stärke / Intensität[4] erfragt werden. Von Interesse sind zudem schmerzauslösende, -aufrechterhaltende und -verstärkende Faktoren in Verbindung mit der Frage, was den Schmerz lindert und welche Therapien bisher mit welchem Resultat durchgeführt wurden. Wichtig ist zudem die Erfragung von Begleiterscheinungen und bisherigen Copingstrategien. Beim Einzeichnen der Schmerzen in einen illustrierten Körper können sich Kinder und Jugendliche häufig besser mitteilen als durch eine Benennung, da besonders jüngere Kinder diffuse Antworten geben und der Schmerz nicht nur an einer klar umschriebenen Stelle auftritt. Das schmerzbezogene Verhalten von Kind und Eltern und die mit Schmerzen in Zusammenhang stehenden Emotionen sind für Edukation und Therapie hilfreich zu wissen; zudem ist es sinnvoll, gleich zu Beginn zu eruieren, welches Krankheitsmodell in der Familie vorherrscht und welche Ziele gesetzt werden.

Wer sich nicht die Mühe machen möchte, einen eigenen Anamnesebogen zu erstellen, dem sei der Deutsche Schmerzfragebogen für Kinder und Jugendliche empfohlen, der für verschiedene Altersgruppen und Zeitpunkte und in der Elternversion vorhanden ist.

Für einen eigenen Anamnesebogen können Sie sich an der folgenden Checkliste orientieren, welche Ihnen auch als Download zur Verfügung steht:

- ☐ Vorerfahrungen mit Schmerz (vor den jetzigen Schmerzen)
- ☐ Hilfreiche Strategien bei früheren Schmerzen
- ☐ Beginn der aktuell im Vordergrund stehenden Schmerzen (seit wann)
- ☐ Auslöser / Umstände zu Beginn
- ☐ Lokalisation (Zeichnung)
- ☐ Intensität (0–10 kein Schmerz bis stärkster Schmerz, jüngere Kinder Gesichterskala)
- ☐ Schmerzqualität
    - ○ affektiv (z. B. schrecklich, grausam, quälend)
    - ○ sensorisch (z. B. pochend, drückend, ziehend)

4 Für Kinder ab vier Jahren empfiehlt sich die Gesichterskala nach Hicks (Hicks et al., 2001). Ab acht Jahren kann der Schmerz auf der Numerischen Rating-Skala (NRS) von 0–10 eingeschätzt werden, im deutschen Schmerzfragebogen für Kinder und Jugendliche wird die NRS ab elf Jahren eingesetzt.

- ☐ Häufigkeit und Dauer
- ☐ Verlauf über den Tag / die Woche
- ☐ Bisherige Therapien / Resultate
- ☐ Einflussfaktoren aktuell (was macht sie besser, was schlechter?)
  - ○ Aufmerksamkeit
  - ○ gedanklich
  - ○ emotional
  - ○ sozial
  - ○ Verhalten
  - ○ Körperlich (-e Belastung)
  - ○ Umwelt
- ☐ Veränderungen der Schmerzen seit Beginn (Verbesserung, Verschlechterung?)
- ☐ Was kann aufgrund der Schmerzen nicht mehr (vollständig) ausgeführt werden, was geht noch?
  - ○ familiär
  - ○ sozial
  - ○ schulisch / beruflich
  - ○ Freizeit
  - ○ Hobbys
  - ○ Sport
- ☐ Veränderungen im Schlafverhalten
  - ○ Einschlafstörung
  - ○ Durchschlafstörung
  - ○ vermehrter Schlaf
  - ○ wenig erholsamer Schlaf
- ☐ Begleiterscheinungen
  - ○ Schwindel
  - ○ Übelkeit / Erbrechen
  - ○ Sehstörungen
  - ○ Veränderungen im Appetit (mehr, weniger)
  - ○ Zittern
  - ○ Schwächegefühl

- ☐ Schmerzverhalten
  - O vermeidend
  - O durchhaltend
  - O Gedanken (katastrophisierend, bagatellisierend, ignorierend, ängstlich, resigniert etc.)
  - O Medikamente
  - O vermehrte Arztbesuche
  - O vermehrte Schmerzäußerungen
  - O regressives Verhalten
- ☐ Elternverhalten
  - O katastrophisierend
  - O vermehrte / reduzierte Zuwendung
- ☐ Emotionen
  - O Angst
  - O Wut
  - O Traurigkeit
  - O gestresst / genervt
- ☐ Krankheitsmodell von Eltern / Patient
  - O Bio-psycho-sozial oder auf einen der Bereiche fokussiert?
  - O Selbstwirksamkeitserwartung, etwas am Schmerz ändern zu können
- ☐ Erwartungen an die Therapie

5.3.1 Schmerzlokalisation

Gerade jüngeren Kindern fällt es oft schwer, den Ort der Schmerzen und die Schmerzstärke zu beschreiben. Sowohl bei jüngeren als auch bei älteren Patienten hat sich das Einzeichnen der Schmerzorte in ein Körperbild bewährt (Abbildung 5.5).

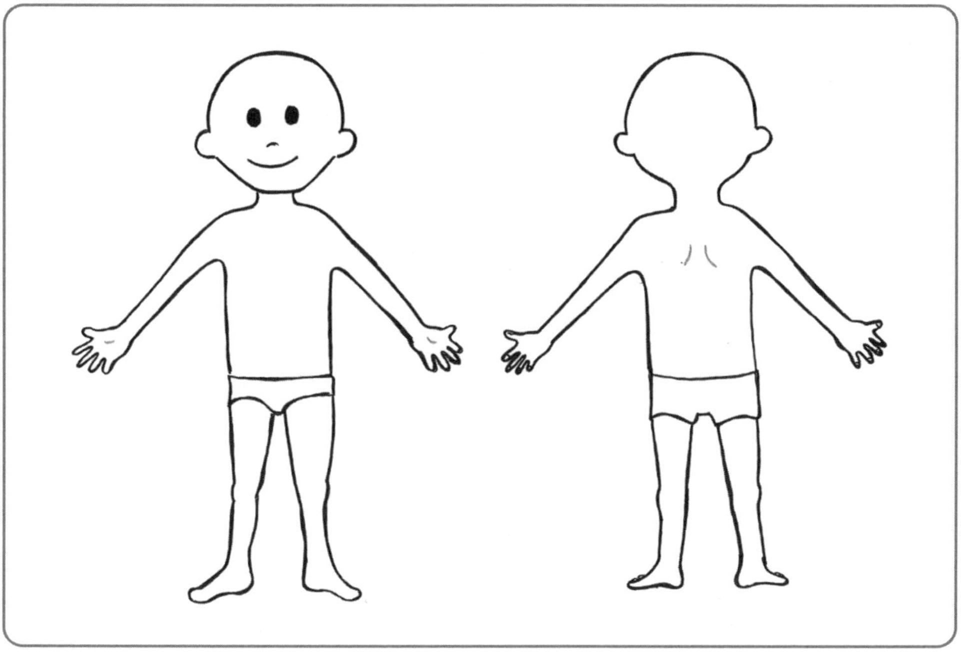

Abbildung 5.5: Vorlage Körperbild; als Handout in männlicher, weiblicher und geschlechtsneutraler Version verfügbar

5.3.2 Vorerfahrungen und hilfreiche Bewältigungsstrategien

Die jungen Patienten haben meist nicht erst Schmerzen, seit sie chronische Schmerzen haben. In der Vergangenheit haben sie wie jeder Mensch Schmerzerfahrungen gemacht, welche wieder vorübergingen. Als Einstieg und zum Auffinden wichtiger Ressourcen ist das Gespräch über vergangene und überwundene Schmerzen hilfreich, da es nicht sofort auf das aktuelle Problem zugreift, sondern auf bereits gelöste (Abbildung 5.6).

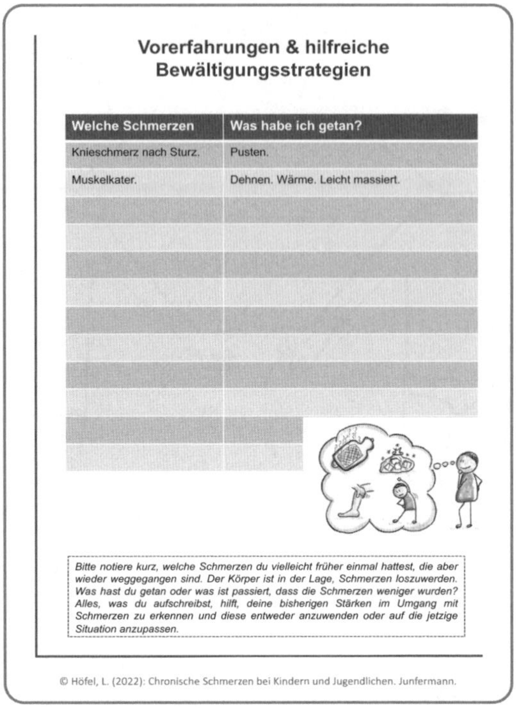

Vorerfahrungen & hilfreiche Bewältigungsstrategien

Welche Schmerzen	Was habe ich getan?
Knieschmerz nach Sturz.	Pusten.
Muskelkater.	Dehnen. Wärme. Leicht massiert.

Bitte notiere kurz, welche Schmerzen du vielleicht früher einmal hattest, die aber wieder weggegangen sind. Der Körper ist in der Lage, Schmerzen loszuwerden. Was hast du getan oder was ist passiert, dass die Schmerzen weniger wurden? Alles, was du aufschreibst, hilft, deine bisherigen Stärken im Umgang mit Schmerzen zu erkennen und diese entweder anzuwenden oder auf die jetzige Situation anzupassen.

Abbildung 5.6: Vorerfahrungen und hilfreiche Bewältigungsstrategien; als Handout verfügbar

5.3.3 *Einflussfaktoren*

Um den jungen Patienten mit Schmerzen aktiv in die Anamnese einzubeziehen und um Einflussfaktoren auf die aktuellen Schmerzen in die positive und negative Richtung zu erarbeiten, ist eine Darstellung mit Hinweisen auf mögliche schmerzbeeinflussende Themenbereiche hilfreich, auf die im Verlauf immer wieder zurückgegriffen werden kann (Abbildung 5.7).

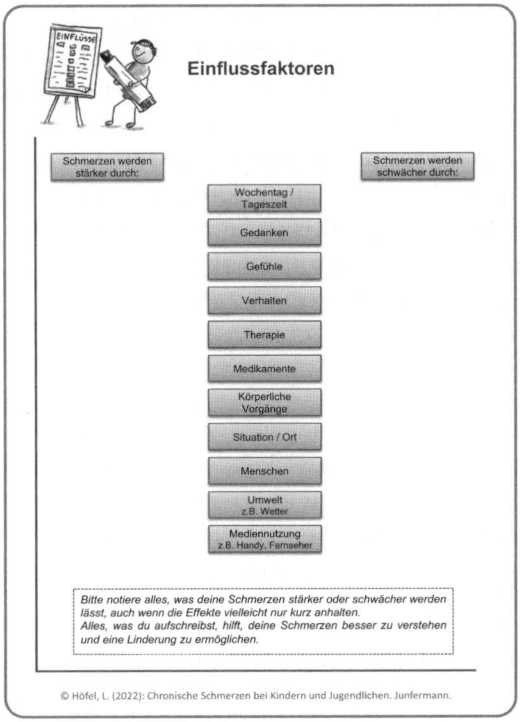

Abbildung 5.7: Einflussfaktoren; als Handout verfügbar

5.4 Edukation: den Grundstein legen für Krankheitsverständnis und -bewältigung

Die meisten Menschen wachsen mit dem Wissen über akute Schmerzen und deren Behandlungsmöglichkeiten auf. Dass Schmerz sich verselbstständigen kann und wahrgenommen wird, ohne dass eine unmittelbare Gefahr für den Körper in Form einer Schädigung vorhanden ist, ist eher unbekannt. Es benötigt daher Zeit und eingängige Didaktik, dem Patienten und seinen Eltern die Grundlagen chronischer Schmerzen zu vermitteln. Ohne dieses Wissen und die Bereitschaft, das bisherige Krankheitsmodell zu hinterfragen, laufen alle therapeutischen Ansätze ins Leere. Patienten fühlen sich weiterhin nicht ernst genommen, suchen fortwährend nach somatischen Ursachen und werden in ihrem Handeln womöglich auch in Zukunft Medikamente und passive Bewältigungsversuche wählen. Es ist für sie schwer nachvollziehbar, dass Passivität vorübergehend Vorteile bringen kann, sich aber mit der Zeit nachteilig

> Dass Schmerz sich verselbstständigen kann, wissen / verstehen viele nicht. Es benötigt Zeit und eingängige Didaktik, die Grundlagen chronischer Schmerzen zu vermitteln.

auf das Wohlbefinden auswirken wird. Sowohl in der ambulanten Therapie als auch in der stationären kommen wir nicht an einer eingängigen Schulung von Kind und Eltern vorbei (eine Informationsbroschüre ist am Zentrum für Schmerztherapie junger Menschen gegen eine Schutzgebühr erhältlich: „Know How: Mit Kopf und Herz gegen den Schmerz". Zentrum für Schmerztherapie junger Menschen, 2020). Alternativ wird auf ein Edukationsvideo „Wissenswertes zum Schmerz" verwiesen (YouTube-Kanal Rheuma Kinderklinik) unter ↗ https://www.youtube.com/watch?v=QpP47JROG2E oder über den folgenden QR-Code:

Am Zentrum für Schmerztherapie junger Menschen haben wir gemeinsam mit den Patienten ein Edukationsmodell entwickelt, welches für sie leicht verständlich ist und in dem sich sowohl Kind als auch Eltern gut wiederfinden. Wir haben als Team die häufigsten Fragen kennengelernt und durften erfahren, welche Antworten missverständlich, irreführend, hilfreich oder anregend sind.

Wir haben uns regelmäßig hinterfragt: Was wollen wir auf jeden Fall vermitteln? Auf was können wir verzichten, um die Informationsflut einzudämmen? Was sind die wichtigsten Fragen und die dazugehörigen einheitlichen Antworten?

Zu Methodik und Didaktik stellten wir uns die Frage, wie wir die Inhalte am besten vermitteln. Welche Anteile haben Zuhören, Mitmachen, Mitgestalten? Welches Material verwenden wir? Wie können wir ein positives Lernerlebnis und vor allem Lernergebnis erzielen?

Und zu guter Letzt: Was passt zu uns als Klinik?

Einbezogen werden → mnemotechnische Mentalfaktoren, die sich zusammensetzen aus …

- Fantasie: Aufgreifen erster, spontaner Bilder. Bezogen auf den Schmerz sind diese meist negativ; dem sollte vorerst nicht widersprochen werden, da sich die jungen Patienten sonst nicht ernst genommen fühlen. Im Verlauf ist es unsere Aufgabe, positivere Bilder anzuregen. Hilfreiche Strategien zu erarbeiten ruft aus Sicht der Patienten etwas leichter spontane positive Bilder hervor als zum Schmerz an sich.
- Visualisierung: Bewusste Vorstellung von Bildern und Bildabfolgen in Form eines Films unter Einbezug aller Sinne. Besonders nützlich, wenn zukünftige Genesungsprozesse und positive Aktivitäten visualisiert werden.
- Logik: Zusammenhänge herleiten können, was durch die Verknüpfung logischer Prozesse (z. B. Nozizeption, akuter Schmerz) mit weniger bekannten Prozessen (Sensibilisierung, chronischer Schmerz) möglich ist.

- Emotionen: Inhalte, die negative Emotionen auslösen, sind schwer zu vergessen. Meist sind schmerzbezogene Inhalte negativ getrübt. Veränderung lässt sich jedoch mit positiven Bildern gut verknüpfen, weshalb es wichtig ist, auch beim Thema Schmerz positiv assoziierte Inhalte hervorzurufen und Humor in die Therapie einzubinden.
- Transformation: Übersetzen und komprimieren komplexer Vorgänge in „Häppchen", die leicht zu merken sind. Mit Bildern ist dies gut zu erzielen, jedoch können auch Reime, Merksätze, Grafiken, Schemata oder Geschichten der begrenzten Aufnahmekapazität des Kurzzeitgedächtnisses helfen, vieles in kurzer Zeit ins Langzeitgedächtnis zu schieben.
- Assoziation: Im Langzeitgedächtnis ist eine Vielzahl von Informationen gespeichert. Am besten ist es, wenn neue Inhalte mit bereits Bekanntem verknüpft werden können, sodass sie sich gegenseitig absichern. Der Bezug zum eigenen Leben kann dadurch hergestellt werden. Das Wissen, dass ein Bizeps nicht ohne Training wachsen kann, ist jedem bekannt und wird nun damit assoziiert, dass eine Veränderung der Schmerzwahrnehmung nur durch Training geschehen kann.

Wer Mnemotechniken perfektionieren möchte, kann sich noch an die Lokalisation wagen, eine Lerntechnik, in der Inhalte gedanklich entlang eines bekannten Weges oder Raums positioniert werden (Loci-Methode). Diese verwenden wir aktuell nicht in unserer Edukation, überlegen jedoch durchaus, einen „Edukationsparcours" in der Klinik zu etablieren.

Methodisch läuft dies konkret darauf hinaus, dass wir Edukation im Einzelsetting und in Gruppen anbieten. Wissen wird modellhaft vermittelt und wir regen die Patienten an, eigene Erfahrungen und Vorschläge einzubringen. Das Material ist „greifbar", indem wir u. a. Skelett- und Körpermodelle, ein eigens entworfenes Brettspiel, Kreativmaterial und Edukationspuzzleteile zur Verfügung stellen. Ohne Filmmaterial geht es heutzutage nicht mehr, weshalb wir ein Edukationsvideo „Wissenswertes zum Schmerz" und „CRPS bei Kindern und Jugendlichen" erstellt haben, weitere werden folgen (YouTube-Kanal Rheuma Kinderklinik). Sketchnotes (einfache Bild-Wort-Kombinationen), wie sie auch in diesem Buch verwendet werden, regen Kinder und Jugendliche dazu an, sich auf unterhaltsame Weise mit dem Thema Schmerz auseinanderzusetzen. Da diese Form der Illustration von den jungen Patienten meist weiterverwendet wird, z. B. im Schulalltag, haben sie noch einen zusätzlichen positiven Effekt.

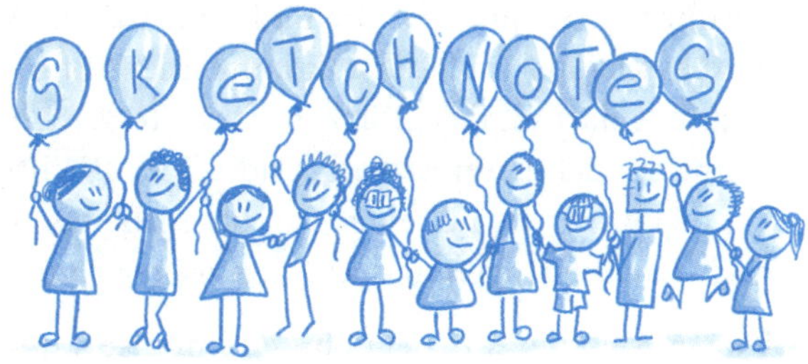

Nach aller Vorrede gehen wir nun zur Praxis. Sowohl akute als auch chronische Schmerzen könnten wir mit all ihren Vorgängen und psychischen Komponenten auf körperlicher und bio-chemischer Ebene erläutern, dies würde jedoch in ausgeprägten Fachjargon ausarten, der sicherlich nicht zum Verständnis beiträgt. Schmerz wird vorwiegend mit körperlichem Schaden in Verbindung gebracht, weshalb der Einstieg über ein somatisches Erklärungsmodell anzuraten ist, welches schon modellhafte Züge haben sollte. Für den chronischen Schmerz gehen wir anschließend zu einer durchweg modellhaften Darstellung über (Garmischer Schmerzverarbeitungsmodell), wiederholen noch einmal die Vorgänge akuter Schmerzen mit Überleitung zu den chronischen und stellen Parallelen und Unterschiede dar.

() In Klammern stehen Ergänzungen und / oder Formulierungen für gut informierte Patienten und Eltern mit Vorkenntnissen oder Kollegen. Üblicherweise sind komplexere Formulierungen nicht nötig und auch nicht zielführend. Albert Einstein soll gesagt haben, „wer etwas nicht einfach erklären kann, hat es nicht verstanden", und darin liegt viel Wahrheit. Manche Patienten und Eltern wollen es jedoch ganz genau wissen. Hier ist es gut, zumindest einige Antworten parat zu haben, da ansonsten das Vertrauen in die Kompetenz verloren geht.

Wir gehen nun teilweise in die Du-Form über, als säße der Patient bei uns. Bitte lassen Sie sich nicht beirren, wenn die Zeitform manchmal wechselt. Positive Dinge werden eher in Gegenwart und Zukunft formuliert, negative in der Vergangenheit (siehe Abschnitt 5.1.6 „Schmerz in die Vergangenheit setzen").

5.4.1 Physiologische Prozesse akuter Schmerzen

Treten wir mit nackten Füßen auf einen herumliegenden Legostein, wird dieser Impuls von Schadensmeldern (Schmerzrezeptoren, Nozizeptoren) als Alarmsignal wahrgenommen und über Nerven erst in Richtung Rückenmark und von da aus Richtung Gehirn geleitet (Berührungsreize über A-Beta-Fasern, schnelle und langsame Schmerzreize über A-Delta-Fasern bzw. C). Es gibt eine Vielzahl an Informationen, die den Weg zum Rückenmark aufsuchen, so auch solche für Wärme, Kälte, Berührung. Schmerz ist ebenfalls eine davon. Auf Rückenmarksebene (Hinterhorn) wird es knapp für all die ankommenden Informationen. Sie konkurrieren an dieser Engstelle darum, das „Rückenmarks-Tor" Richtung Gehirn zu durchschreiten. Gewinnt der Schmerzreiz aufgrund seiner Wichtigkeit, wird er durch eine neuronale Umschaltung wie bei einer Stabübergabe beim Staffellauf von einem Nerv auf den nächsten übertragen und wandert weiter zum Gehirn.

Dieser Weiterleitung der Schmerzimpulse kann (neben anderen einkommenden Informationen, die den Schmerz „abdrängen") durch absteigende, schmerzhemmende

Prozesse entgegengewirkt werden. Wie Türsteher bewachen sie das Tor und stoppen die Weiterleitung. Bei hoher Aufmerksamkeit auf den Schmerz ist das Tor geöffnet, bei Ablenkung bleibt es eher geschlossen. (Diese Prozesse wurden erstmals 1965 als Gate-Control-Theorie beschrieben und haben bis auf einige Modifikationen heute noch Gültigkeiten.) Nur Reize, die durch das geöffnete Tor hindurchkommen, erhalten die Chance, im Gehirn verarbeitet zu werden. Im Fall von Schmerzsignalen selbstverständlich als Schmerz (Abbildung 5.8).

Im Gehirn angekommen, werden die einkommenden Informationen gefiltert und sortiert. Eine Schaltstelle (Thalamus) leitet (sensorisch-diskriminative, motivierend-affektive und kognitiv-bewertende) Informationen an unterschiedliche Bereiche (wie das limbische System, das Frontalhirn oder den somatosensorischen Kortex) weiter, die sogenannte Schmerzmatrix. Die gut vernetzten Bereiche der Schmerzmatrix erkennen, wie stark der Schmerz ist und wo das Schmerzsignal herkommt. Gleichzeitig wird diese Erfahrung mit vorherigen verglichen, Emotionen und Gedanken kommen auf, Schutzreflexe werden ausgelöst und es wird überlegt, wie zu handeln ist. (Es können vegetative Reaktionen wie erhöhte Herzfrequenz und auf spinaler und zerebraler Ebene motorische Schutzreflexe bzw. komplexere Schutzbewegungen ausgelöst werden).

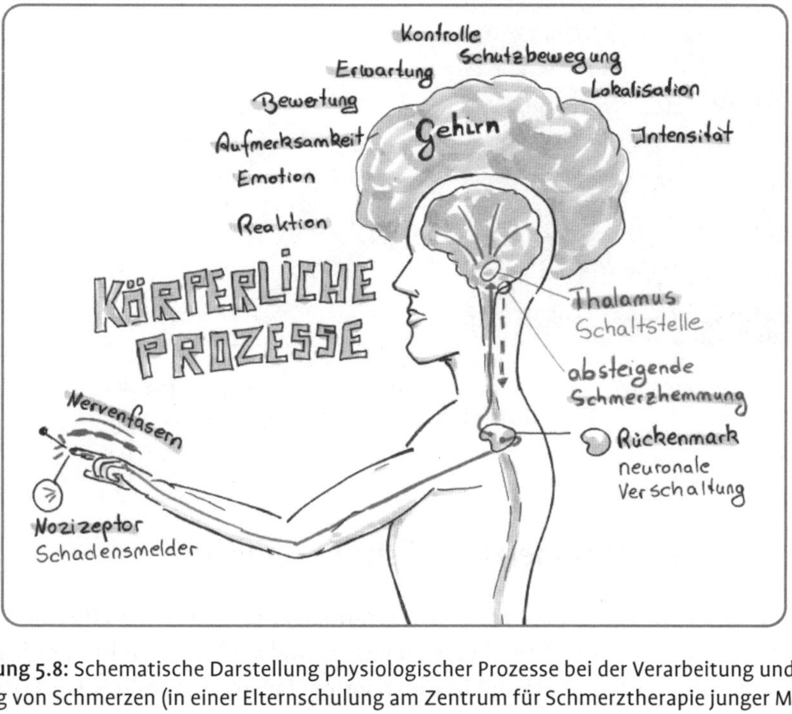

Abbildung 5.8: Schematische Darstellung physiologischer Prozesse bei der Verarbeitung und Wahrnehmung von Schmerzen (in einer Elternschulung am Zentrum für Schmerztherapie junger Menschen erarbeitet); als Handouts in zwei Versionen vorhanden (Therapeutenversion siehe Abbildung 2.1).

Körperkärtchen und Kärtchenkörper

Um Prozesse akuter Schmerzen zu festigen, können an einem Skelett oder einem anderen Körpermodell Kärtchen (Handout Körperkärtchen) angebracht werden, mit denen noch einmal die Prozesse visualisiert und besprochen werden. Sollte kein Skelett zur Hand sein, können die Kärtchen auf ein vorgezeichnetes Bild gelegt (Handout Kärtchenkörper) werden (vgl. Abbildung 5.9). Mit dieser Methode wird hervorragend visualisiert, dass viel im Gehirn stattfindet, ohne dass dies explizit benannt wird.

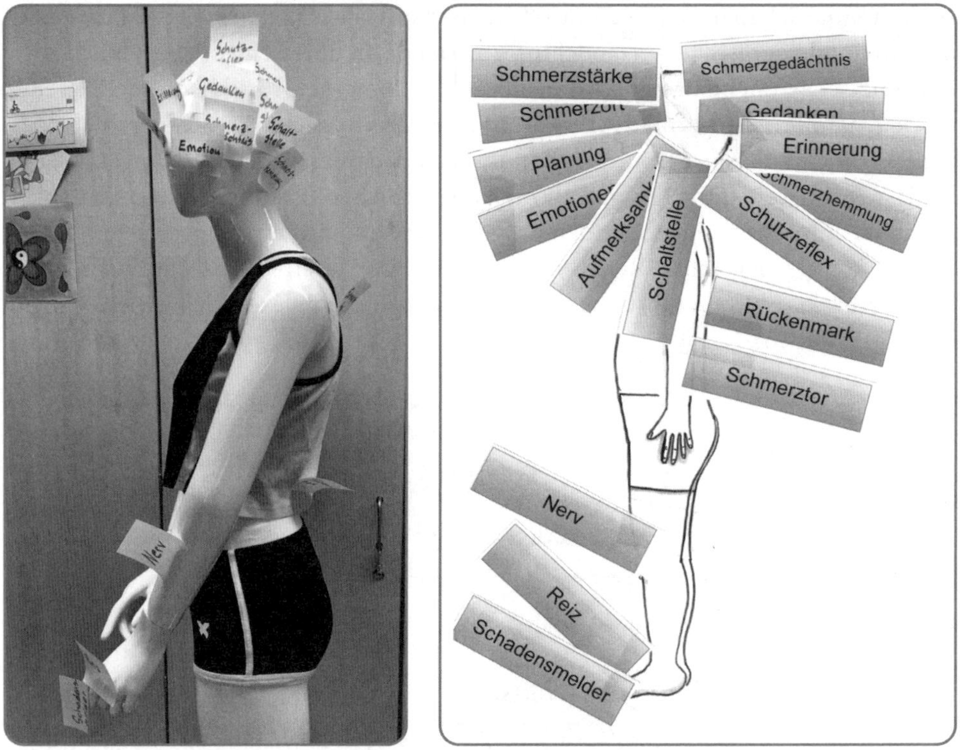

Abbildung 5.9: Anwendung der Körperkärtchen im Rahmen von Edukationsgruppen oder Einzelgesprächen

5.4.2 *Garmischer Schmerzverarbeitungsmodell*

Nachdem die physiologischen Prozesse verstanden sind, gehen wir zum Modell akuter und chronischer Schmerzen über, welches einmal als Handout in der klassischen Form (Abbildung 5.10) und einmal in illustrierter Variante (Abbildung 5.11) zur Verfügung gestellt wird.

Prozesse akuter Schmerzen werden noch einmal in Erinnerung gerufen und wir regen die Patienten an, eigene Beispiele aus ihrem Leben einzubringen und weiterhin schon vorhandene hilfreiche Strategien zu benennen bzw. sich solche zu überlegen. Der Patient muss sich nicht in allen Punkten wiederfinden. Es reicht zu wissen, dass alles zusammenhängt. Und wenn wir an einem Rädchen drehen, verändert sich automatisch der Rest.

Häufig verstehen Patienten und Eltern unter chronischen Schmerzen, dass sie nie wieder gelindert werden. Hier ist es sinnvoll, zu Beginn darauf zu verweisen, dass der Begriff „chronisch" erst einmal nur widerspiegelt, wie lange die Schmerzen schon vorhanden sind, nämlich seit mindestens drei Monaten. Der Begriff sagt aber noch nichts über die Zukunft aus. Diese Auskunft wirkt oft beruhigend und weckt die Hoffnung auf Verbesserung der Symptomatik.

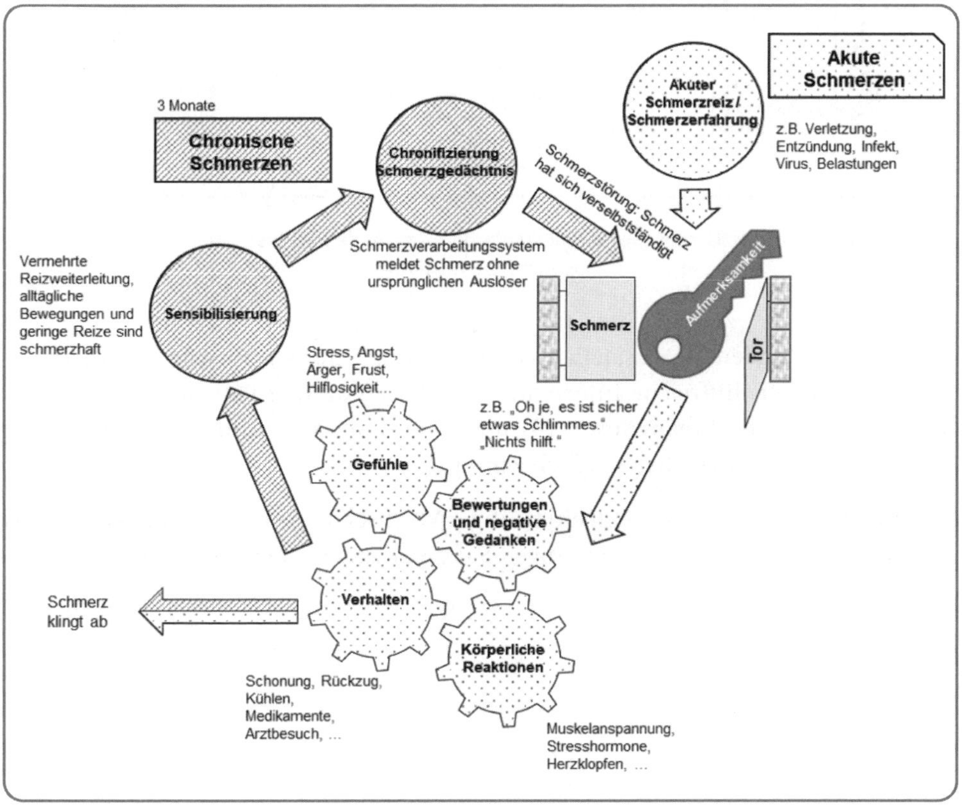

Abbildung 5.10: Garmischer Schmerzverarbeitungsmodell in der klassischen Variante; als Handout verfügbar

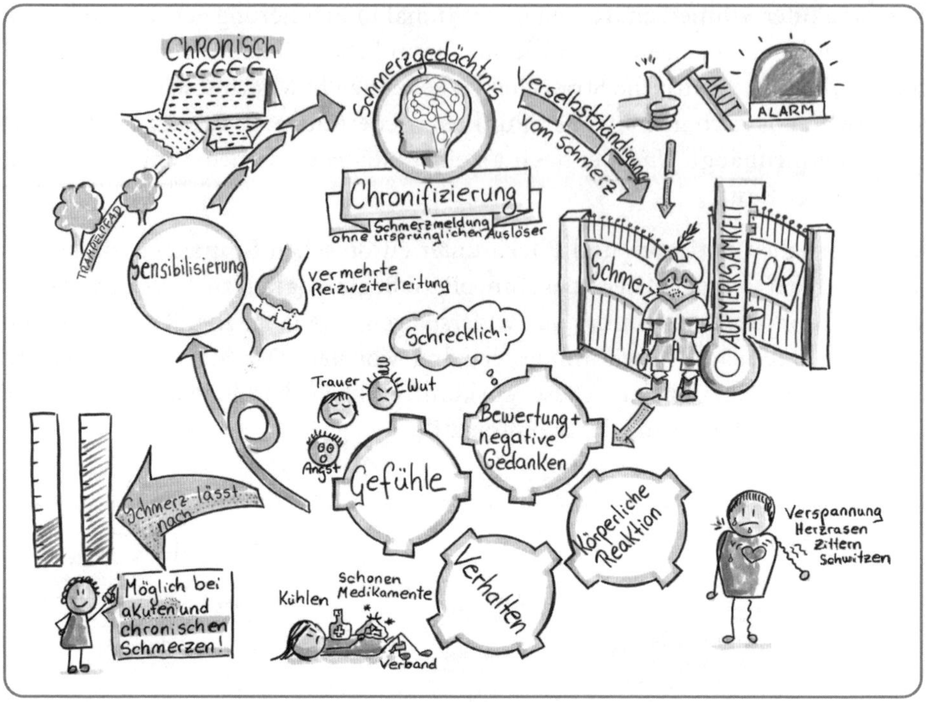

Abbildung 5.11: Garmischer Schmerzverarbeitungsmodell in illustrierter Variante; als Handout verfügbar

Im Folgenden finden Sie zusätzlich zur Darstellung des Garmischer Schmerzverarbeitungsmodells hilfreiche Informationen, Fragen an den Patienten oder Übungen (☐), erklärende Ergänzungen (♦) und Handlungsanweisungen (☝), damit die Umsetzung in die Praxis bestmöglich gelingt.

Beachten Sie bitte, dass nun auch ein häufiger Wechsel in die Du-Anrede erfolgt – als ob das Modell jetzt gerade einem jungen Patienten erläutert werden würde.

Akuter Schmerzreiz / Schmerzerfahrung

Jeder Mensch sammelt in seinem Leben Erfahrungen akuter Schmerzen. Diese können körperlich (Verletzungen, Erkrankungen etc.) oder seelisch (Konflikte, belastende Erlebnisse, Stress in der Schule etc.) sein. Akute Schmerzen sind ein wichtiges Alarm- und Warnsignal für den Organismus. Ohne diese Warnfunktion könnte man nicht feststellen, ob man erkrankt ist, eine Verletzung vorliegt oder eine Überlastung stattgefunden hat. Schmerzen zu empfinden ist somit (über-)lebenswichtig.

- ☐ „Weißt du, was ein akuter Schmerz ist?“
- ☐ „Wofür könnte Schmerz gut sein?“
- ☐ „Welche akuten Schmerzen hast du schon erlebt?“
- ☐ „Es gibt eine Erkrankung, bei der die Menschen kaum Schmerzen empfinden können. Weshalb denkst du, könnte das für die Personen gefährlich sein?“
  → Bemerken Erkrankungen / Verletzungen nicht.

Aufmerksamkeit / Schmerztor

Da Schmerz eine wichtige Warn- und Schutzfunktion hat, ist er wichtig und wird vorrangig wahrgenommen. Mit der sogenannten Gate-Control-Theorie erkannte man 1965, dass wir Schmerzen beeinflussen können. Gate-Control heißt so viel wie Kontrolle eines Tors. Nur wenn das Tor geöffnet ist, wird das Schmerzsignal durchgelassen und zum Gehirn gesendet. Dann erst spürst du die Schmerzen. Es ist also gut, wenn das Tor möglichst geschlossen bleibt. Doch wie schließt du das Tor?

Hier spielt die Aufmerksamkeit eine große Rolle. Ablenkung kann dazu führen, dass Schmerzen weniger bis gar nicht wahrgenommen werden, weil der Schmerzreiz am verschlossenen Tor ausgebremst wird. Eigentlich sollte er dort von einem Boten an den nächsten übergeben werden, ähnlich wie die Stabübergabe beim Staffellauf. Doch wenn das Tor zu ist, weil alle abgelenkt sind, wird daraus nichts.

So, wie wenig Aufmerksamkeit die Schmerzen geringer sein lässt, erhöht die Konzentration darauf die Wahrnehmung von Schmerzen. Schon ein Gespräch über Schmerzen oder das Beobachten von Schmerzen bei anderen kann das Tor öffnen und somit das eigene Schmerzsystem aktivieren.

Es gibt viele Schlüssel für das Tor, wie zum Beispiel Angst, Erziehung oder Umgang mit Schmerzen in der Familie. Der Hauptschlüssel jedoch ist die Aufmerksamkeit, und die kannst du steuern.

☝ Zeichnen eines Schlüssels ans Rückenmark in der Abbildung „Physiologische Prozesse" in Therapeuten- oder Elternversion (Abbildung 2.1 und 5.8).

☐ Patient bitten, sich fünf gelbe Dinge im Raum zu merken, weil er gleich danach befragt wird. Dann darum bitten, schnell fünf rote Dinge zu benennen. Üblicherweise ist das Erstaunen groß, weil kaum etwas Rotes einfällt, aber alles Gelbe im Raum präsent ist. Jetzt kann man sich darüber austauschen, was das für den Schmerz bedeutet, wenn wir uns auf ihn konzentrieren.
→ Er wird bewusster.

☐ „Hast du schon mal einen blauen Fleck gehabt, ohne zu wissen, wo er herkam?"
→ In den letzten zehn Jahren hat dies noch kein Patient verneint.

☐ „Mit was kannst du dich gut ablenken?"
→ Hier kommt manchmal die Antwort, dass nichts vom Schmerz ablenkt. Das ist in Ordnung, denn nun gibt es zahlreiche Möglichkeiten, hilfreiche Strategien zu erlernen.

♦ Regelmäßig nach den Schmerzen zu fragen erhöht die Aufmerksamkeit auf sie. Manchmal fühlen sich die Kinder nicht ernst genommen, wenn ihre Eltern nach der Edukation nicht mehr nach den Schmerzen fragen. Die Kinder müssen in diesen Entscheidungsprozess und die Veränderungen in der Kommunikation einbezogen werden. Sowohl für Eltern als auch für die Kinder ist es wichtig zu wissen, dass die Eltern ihren Kindern etwas Gutes tun, wenn sie nicht regelmäßig nachfragen. Sinnvoller ist es, sich darüber auszutauschen, was nun helfen kann.

♦ Schon das Wort „Schmerz" kann die Schmerzmatrix aktivieren, weshalb dieses möglichst vermieden werden sollte.

♦ Exkurs zu einer Studie dieser Art: Valet, M., Sprenger, T., Boecker, H., Willoch, F., Rummeny, E., Conrad, B., Erhard, E. & Tolle, T. R. (2004): Distraction modulates connectivity of the cingulo-frontal cortex and the midbrain during pain – an fMRI analysis. *Pain* 2004, 109(3): 399–408.
→ Einfluss von Ablenkaufgaben auf die Reduktion der Schmerzwahrnehmung.

Achtsam mit der Ablenkung umgehen

Nicht immer ist es gut, sich vom Schmerz abzulenken. Der Schmerz hat vielleicht keine körperliche Ursache (mehr), aber er hat einen Grund. Diesen zu hinterfragen und im wahrsten Sinne des Wortes hinzuspüren, was er sagen möchte, ist ratsam. Sollte er Ausdruck von inneren Konflikten, Stress oder belastenden Lebensumständen sein, gelingt es nicht, ihn durch Ablenkung dauerhaft zu vertreiben. Das achtsame Beobachten der Botschaft des Schmerzes und die Einleitung hierfür hilfreicher Maßnahmen (z. B. Psychotherapie) unterstützen den Heilungsprozess. Oft verstecken sich die geheimen Botschaften in Gedanken, Bewertungen und Gefühlen, auf die wir nun eingehen.

Negative Gedanken und Bewertungen

Da der Mensch einen Denkapparat im Kopf sitzen hat, ist es vollkommen natürlich, dass er sich über alles Gedanken macht.

Wenn du bisher Schmerzen hattest, waren deine Gedanken womöglich überwiegend negativ. Anfangs erhält der Schmerz meist eine Beschreibung, er ist *drückend, stechend, brennend.* Mit der Zeit kann es passieren, dass eine Bewertung dazukommt, der Schmerz *nervte* oder war *schrecklich und grausam,* was ihn meist noch schlimmer werden ließ. Die Betroffenen fangen an zu überlegen, ob der Schmerz gefährlich ist, ob er jemals wieder weggehen wird oder ob sich das zukünftige Leben nach dem Schmerz zu richten hat. Negative Gedanken und Bewertungen können einen auf Dauer emotional runterziehen. Außerdem lenken die Gedanken wieder die Aufmerksamkeit auf die Schmerzen, was sie verstärken kann. Es hängt alles zusammen.

- ☐ „Was hast du bisher gedacht, wenn du Schmerzen hattest?"
- ☐ „Welche positiven Gedanken kennst du?"
- ☐ „Welche Gedanken könn(t)en dir bei Schmerzen helfen?"

Gefühle

Gefühle im Sinne von Emotionen hängen mit Gedanken zusammen, die wir haben. Wer negativ denkt, hohe Erwartungen an sich selbst hat, die vielleicht momentan nicht erfüllt werden können, oder wer resigniert, fühlt sich wahrscheinlich schlecht. Aufgrund der Beeinträchtigungen und Belastungen durch Schmerzen sind die Gedanken vielleicht begleitet von Emotionen wie Wut, Angst oder Traurigkeit. Das ist ganz normal. Viele können nachvollziehen, dass Schmerzen einen Einfluss auf die Gefühle haben, aber auch andersherum können Gefühle das Schmerzerleben beeinflussen. Letzteres ist für einige Patienten neu.

Schmerzen und Gefühle werden oft getrennt gesehen – hier ist es unsere Aufgabe in der Edukation, eine Brücke zu schlagen und zu verdeutlichen, dass sie sich gegenseitig bedingen und man sowohl in die eine als auch in die andere Richtung Einfluss nehmen kann. Es ist keine Einbahnstraße!

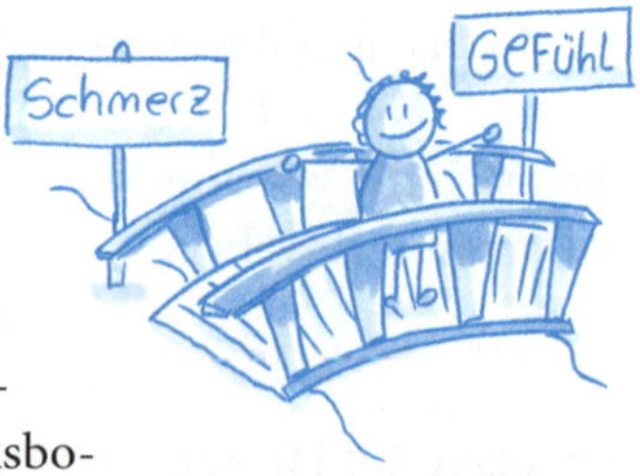

Um Schmerzen zu hemmen (Verweis auf physiologische Prozesse), benötigt der Körper körpereigene Botenstoffe, einige davon aus der Familie der Glückshormone. Wenn du glücklich bist, hast du viele dieser Glücksbotenstoffe im Körper und kannst den Schmerz ausbremsen. Warst du unglücklich, vielleicht durch Streit oder Stress, hattest du weniger Glücksbotenstoffe im Körper. Da diese aber für die Schmerzhemmung benötigt werden und dabei helfen, das Schmerztor zu schließen, kann es passieren, dass der Schmerz nicht ausgebremst wurde und stärker empfunden wurde.

☝ Zeichnen eines positiven Gesichts an die absteigende Schmerzhemmung in der Abbildung „Physiologische Prozesse" in Therapeuten- oder Elternversion (Abbildung 2.1 und 5.8).

☐ „Welche Gefühle hattest du bisher bei Schmerzen?"

☐ „Was machst du gerne? Wobei hast du Spaß?"

♦ Exkurs zu einer Studie über den Einfluss der Emotionen auf die Schmerzwahrnehmung, z. B.: Younger, J., Aron, A., Parke, S., Chatterjee, N. & Mackey, S. (2010): Viewing pictures of a romantic partner reduces experimental pain: involvement of neural reward systems. *PloS one* 2010, 5(10):e13309.
→ Das Foto einer geliebten Person anzuschauen reduziert Schmerzen.

Körperliche Reaktionen

Da Schmerz ein Warnsignal ist, ist es ganz normal, gestresst zu sein. Negative Stimmungen, Gefühle und Schmerzen lösen Stressreaktionen (Abbildung 5.12) im Körper aus (Stresshormone, vegetative Reaktionen wie Schwitzen, Zittern, Herzklopfen). Langfristig kann Stress dem Körper und der Psyche erheblich schaden.

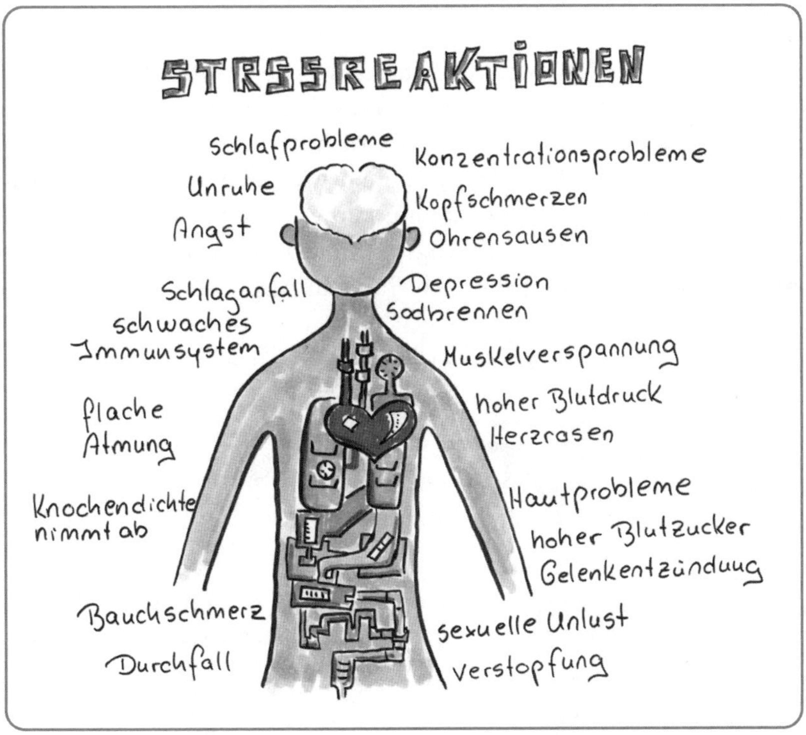

Abbildung 5.12: Stressreaktionen; als Handout verfügbar

Der Mensch verspannt sich als Schutzreflex bei Stress, vielleicht hast du schon einmal an dir bemerkt, dass du bei Stress die Schultern hochziehst oder Arme und Beine verschränkst. Diese Muskelanspannung kann mit der Zeit zur Verspannung und weiteren Schmerzen führen.

Stress und Schmerz haben sich also gegenseitig verstärkt. Schon- und Fehlhaltungen können ergänzend dazu geführt haben, dass der Körper aus dem Gleichgewicht geraten ist und sich verspannt hat. Zusätzlich zum ersten Schmerz kamen also vielleicht noch Verspannungs- und Fehlhaltungsschmerzen hinzu. Zum Glück kann man etwas gegen Stress, Verspannung und Fehlhaltung tun, sodass es dir wieder besser geht.

- ☐ „Hast du einige dieser Reaktionen schon einmal an dir bemerkt?"
  → Fast alle Patienten bejahen Schulter-Nacken-Verspannungen.
- ☐ „Was kannst du tun, um dich zu beruhigen?"
- ☐ „Was kannst du tun, um Verspannung zu lösen?"

Verhalten

Schmerzen beeinflussen das Verhalten. Eine natürliche Reaktion auf Schmerz besteht darin, die schmerzhafte Stelle zu entlasten und sich zu schonen, damit beispielsweise eine Verletzung verheilen kann. Was kurzfristig hilfreich sein kann, führt auf Dauer zu einer Schwächung des Muskelapparats und wie beim Stress zu Fehlhaltungen, was wiederum Schmerzen auslösen kann und die Angst vor weiterer Bewegung erhöht. Dann ist es möglich, dass sich Angst, Schmerz und Verhaltensänderungen im Kreis drehen (Abbildung 5.13; siehe auch Handout Angst-Vermeidungs-Modell):

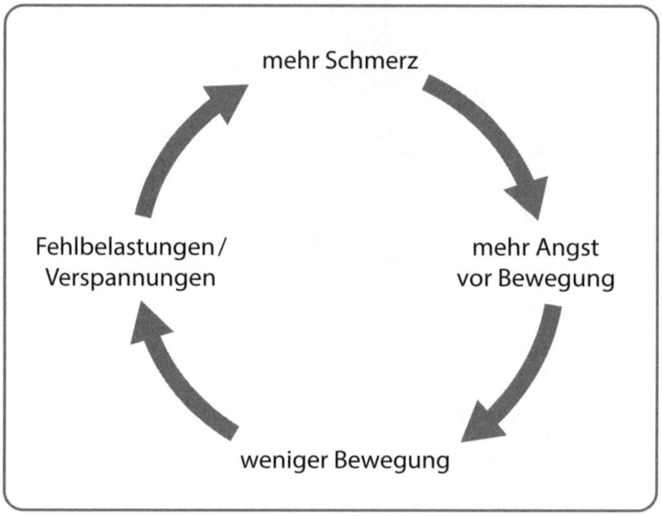

Abbildung 5.13: Schmerz, Angst und Verhalten bedingen sich

Manche versuchen aber auch, die Schmerzen zu ignorieren und einfach weiterzumachen, als wäre nichts, wodurch es zu einer Überlastung kommen kann. Sowohl ausgeprägtes Schonverhalten als auch exzessives Durchhalten können Schmerzen langfristig festigen. Sobald du ein Muster bei dir erkannt hast, das in die eine oder anderen Richtung weist, kannst du dieses verändern und dich wohler fühlen.

Weitere ungünstige Verhaltensweisen können darin bestehen, dass man weniger mit Freunden unternimmt, sich nicht mehr konzentrieren kann, sich öfter von den Eltern trösten lässt oder schlecht schläft. Erkennst du irgendetwas wieder, was dein bisheriges Verhalten bei Schmerzen beschreibt? Falls ja, ist das gut, denn sobald du es erkennst, kannst du es ändern.

- ☐ „Was hast du bisher getan, wenn du Schmerzen hattest?"
- ☐ „Welches Verhalten hilft dir, damit es dir besser geht?"
- ☐ „Welches Verhalten könnte helfen, damit es jemandem, dem es geht wie dir, besser geht?"
  → Bei Patienten, die für sich selbst überhaupt keine Möglichkeiten sehen, ist dieser Ansatz oft zielführender.

Schmerz klingt ab

Wichtig ist es, an dieser Stelle zu vermitteln, dass der Schmerz nach den üblichen Maßnahmen wie kühlen, ruhigstellen, mal kurz ärgern und darüber nachdenken meist nachlässt. Dies ist wichtig zu erwähnen, da wir auch später beim chronischen Schmerz aufzeigen, dass es einen Weg hinaus gibt.

Positives Beispiel

Manchmal sind die Patienten emotional und kognitiv regelrecht überfordert angesichts der Vorstellung, was alles bei Schmerzen passiert. Hier ist es wichtig, die Prozesse als normal zu relativieren und ein positives Beispiel zu bringen: Gefragt wird nach dem Lieblingsessen, als Klassiker werden meist Eis, Pizza, Schokolade genannt. Dann gehen wir den Kreislauf kurz mit dem Lieblingsessen durch:

„Stell dir vor, du hast ein akutes Pizzaverlangen, wo geht die Aufmerksamkeit hin?"
– Pizzeria

„Welche Gedanken hast du?" – Welche Pizza nehme ich? Ich möchte Pilze drauf.

„Welche Gefühle hast du?" – Ich freue mich.

„Welche körperlichen Reaktionen treten auf?" – Wasser läuft im Mund zusammen.

„Wie verhältst du dich?" – Ich esse.

„Das akute Pizzaverlangen lässt nach."

Sensibilisierung

Bei chronischen Schmerzen kommen über einen längeren Zeitraum zahlreiche Schmerzerfahrungen zusammen, wodurch mehr Erinnerungen abgespeichert werden und dadurch leichter abrufbar sind. Das eigene Schmerzverarbeitungssystem ist hochgradig trainiert und reagiert sehr sensibel. Gleiche Reize werden aufgrund von Gewöhnungs- und Lerneffekten schneller verarbeitet und intensiver empfunden. Die Schmerzschwelle sinkt, was bedeutet, dass Schmerz zeitiger und bei geringerer Stärke empfunden wird. Das Tor öffnet sehr schnell oder schließt gar nicht mehr richtig. Der Schmerz hat sich seinen Weg gebahnt, sodass man dies auch Bahnung nennt.

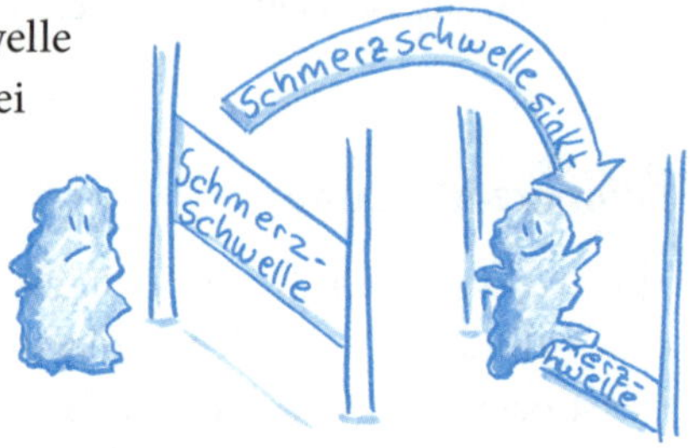

Alltagsbelastungen, die früher gut möglich waren, lösen bei einer Sensibilisierung Schmerzen aus, Berührungen können schmerzhaft sein. Der Körper hat gelernt, Schmerzen zu empfinden, und tut das vielleicht automatisch, auch wenn er nicht müsste.[5]

- ☐ „Wenn man Klavierspielen lernt, ist es gut, dass der Organismus die Abläufe immer besser kann. Zum Beispiel werden die Regionen im Gehirn, die für die Fingerbewegungen zuständig sind, sensibler und können schneller und zielgerichteter reagieren. Das Gehör wird wachsamer für Klavierklänge. Der Mensch lernt. Spielst du ein Instrument? Wie lange hat es ungefähr gedauert, bis du es besser konntest?“

  → Meist wird ein Zeitraum von drei bis sechs Monaten genannt, was sich gut auf die Chronifizierung der Schmerzen übertragen lässt. Dies zeigt, dass sich im Laufe der Zeit Strukturen und Prozesse verändern.

- ☐ Alternative, falls das Kind oder der Jugendliche kein Musikinstrument spielt: „Als du schreiben gelernt hast, ging das auch nicht von einem Tag auf den anderen. Du hast dich anfangs wahrscheinlich noch sehr konzentrieren müssen. Die Finger mussten lernen, den Stift richtig zu halten. Die Hand hat gelernt, die Buchstaben zu schreiben. Die Regionen im Gehirn, die für die Fingerbewegungen zuständig sind, konnten dann immer besser die Bewegungen lenken. Deine Augen haben die Buchstaben schneller erkannt. Auf einmal konntest du dir gar nicht mehr vorstellen, nicht schreiben oder lesen zu können. Inzwischen geht

---

5 Wir vermitteln den Patienten, dass jeder Schmerz ab einer Zeitdauer von drei Monaten als chronischer Schmerz bezeichnet wird. Auf die Unterschiede zwischen somatisch bedingten chronischen Schmerzen und chronischen Schmerzen im Sinne einer Schmerzstörung (siehe Abschnitt 2.2.3 „Unterteilung nach Dauer“) gehen wir nur kurz ein, da dies meist zu Verwirrung und zu weiteren diagnostischen Bemühungen führt, um doch noch die unentdeckte somatische Ursache zu finden.

das ganz automatisch. Der Mensch lernt. Was denkst du, wie lange es ungefähr gedauert hat, bis du ein bisschen was lesen oder schreiben konntest?"
→ Deutlich jüngere Kinder, die noch nicht schreiben oder lesen können, kommen eher selten in die Therapie. Falls doch, benötigen vor allem die Eltern eine ausführliche Edukation, und mit dem Kind wird spielerisch gearbeitet.

- ☐ „Weißt du noch alles, was du jemals in der Schule gelernt hast?"
→ Wird immer lachend verneint. Der Organismus ist also nicht nur in der Lage, zu lernen, sondern auch zu *ver*lernen. Diese Fähigkeit wollen wir uns bei der Therapie chronischer Schmerzen zunutze machen.

Trampelpfad

Die Erläuterung körperlicher Prozesse bei der Sensibilisierung ist nun etwas komplex, da es um Rezeptoren, Rezeptordichte und Ähnliches geht. Deshalb hilft die Metapher des Trampelpfades.

- ☐ „Stell dir vor, man (= im übertragenen Sinn ein Schmerzreiz) geht einmal durch einen Urwald – sieht man das dem Urwald danach an?"
→ Nein.
- ☐ „Was geschieht, wenn man öfter denselben Weg geht (wiederholte Schmerzreize) oder einmal mit einem LKW durchrauscht (besonders starker Schmerz)?"
→ Man sieht es dem Urwald an.

Und wenn das wieder und wieder geschieht, entsteht mit der Zeit ein sichtbarer Trampelpfad (Bahnung).

Der Weg wird immer breiter und es wird immer einfacher, ihn entlangzugehen oder schneller zu laufen. Vielleicht geht man ihn auch einmal, obwohl es nicht nötig wäre (Verselbstständigung des Schmerzes).

- ☐ „Kennst du eine Situation, in der du mal einen gewohnten Weg eingeschlagen hast, ohne dass du ihn hättest gehen müssen?"
→ Wird meist mit Ja beantwortet. Wenn nicht, eigenes Beispiel bringen.
- ☐ „Was müsste geschehen, damit der Urwald wieder seine ursprüngliche Form annimmt (neutral funktionierendes Schmerzsystem)?"
→ Die Patienten antworten zu 80 Prozent, man müsse einen anderen Weg einschlagen. Ca. 20 Prozent würden eine neue Saat aussäen. Beide Antworten kann man gut nutzen, um Neues zu etablieren.

Neues tun, um Neues zu erleben

Einen alternativen Weg einzuschlagen bedeutet, ausgetretene Pfade nicht mehr zu betreten und Neues zu tun. Dies ist der Moment, zu vermitteln, dass der Patient keine anderen Ergebnisse erwarten kann, wenn er immer dasselbe tut. Wenn die Patienten heimgehen und genauso weitermachen wie bisher, ist die Wahrscheinlichkeit, dass sich etwas ändert, eher gering. Es ist wichtig, dass hier deutlich wird, dass es im Verhalten vor allem des Patienten und womöglich der Eltern liegt, das Resultat zu verändern.

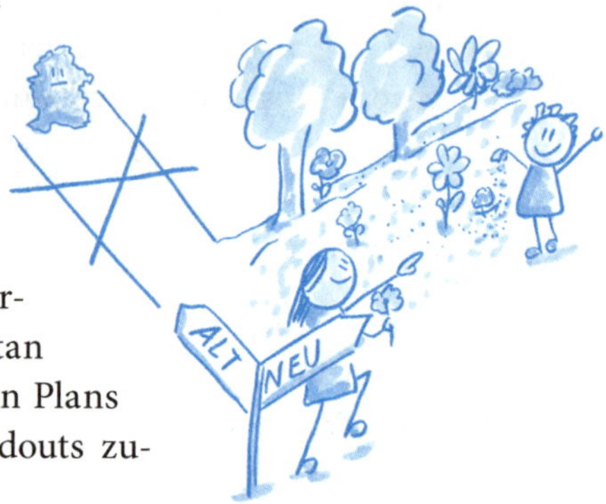

Die neue Saat wird als Metapher für neue und hilfreiche Strategien verwendet.

- ♦ An dieser Stelle kann vorausschauend versichert werden, dass die Schritte, die getan werden müssen, in Form eines individuellen Plans (Wohlfühlplan) oder eines einzelnen Handouts zusammengestellt werden können.

Chronifizierung / Schmerzgedächtnis

Jeder Mensch verfügt über ein Schmerzgedächtnis, in dem alle Schmerzerfahrungen gespeichert werden. Es schützt davor, gefährliche oder schmerzhafte Aktionen zu wiederholen, und hilft, aus Erfahrungen zu lernen. Bei intensiven, häufigen oder länger anhaltenden Schmerzerfahrungen ist das Gedächtnis gut gefüllt und es kommt zu Veränderungen (wie beim Trampelpfad erläutert), da Schmerzerleben und Schmerzerinnerungen Spuren hinterlassen, die die Empfindlichkeit erhöhen. Das Gedächtnis hat sich die Schmerzen „gemerkt“ bzw. abgespeichert. Womöglich empfindet es sie aufgrund der Häufigkeit als „normal“.

Es kann in der Folge zur Empfindung von Schmerzen kommen, obwohl der Auslöser nicht (mehr / ausreichend) vorhanden ist, wir sprechen hier von einer Chronifizierung.

Wie beim Trampelpfad, der vielleicht auch einmal aus Gewohnheit gegangen wird, ohne dass es sein müsste, ist nun die Schmerzmatrix aktiv, obwohl keine Verletzung vorhanden ist. Sie hat sich verselbstständigt. Sobald die Schmerzmatrix aktiv ist, ist der Schmerz spürbar und real.

Der Schmerz hat an dieser Stelle seine körperliche Warnfunktion verloren. Die gute Nachricht ist, dass „nichts kaputtgehen kann“ (was die Patienten meist gern hören).

♦ Bei Patienten, deren Schmerzen wandern, kann ergänzt werden, dass die Schmerzmatrix zwar aktiv ist, aber keinen genauen Input mehr über den Ort des Geschehens erhält. Das kann dazu führen, dass die Schmerzen wandern und an unterschiedlichen Stellen auftreten.

Kurz gefasst ist sowohl bei akuten Schmerzen (z. B. durch eine Verletzung) als auch bei länger anhaltenden chronischen Schmerzen (möglich ohne Verletzung) die Schmerzmatrix aktiv und somit ist der Schmerz real:

Sowohl bei akuten Schmerzen als auch bei chronischen Schmerzen ist die Schmerzmatrix aktiv. Der Schmerz ist real.

- Beim akuten Schmerz wird ein Signal von der beschädigten Stelle zum Gehirn gesendet und die Schmerzmatrix wird aktiviert. Es kommt zum Schmerz!
- Beim chronischen Schmerz, vor allem bei dem im Sinne einer Schmerzstörung, ist die Schmerzmatrix auch ohne dieses Signal aktiv. Es kommt zum Schmerz!

Ganz vereinfacht gesagt ist bei einer Chronifizierung die Schmerzmatrix sehr sensibel und „überaktiv". Man kann aber sowohl bei akuten als auch bei chronischen Schmerzen etwas dagegen tun!

Schmerz klingt ab

Wie bei akuten Schmerzen gibt es auch beim chronischen Schmerz die Möglichkeit, ihn zu reduzieren und wieder an einem jugendgerechten Alltag teilhaben zu können.

Ergänzung für den Behandler

Viele der Strategien, die bei akuten Schmerzen helfen, können auch den chronischen Schmerz lindern (z. B. Wärme, Retterspitz®wickel, Igelballmassage, Dehnübungen). Die endgültige Lösung sind diese Maßnahmen jedoch nicht. Beim chronischen Schmerz spielen zunehmend psycho-soziale Faktoren eine Rolle, weshalb diese therapeutisch in den Vordergrund rücken müssen. Eine Vermeidung von Bewegung aus Angst vor Schmerz verstärkt diese. Ein Rückzug in die eigenen vier Wände resultiert in Einsamkeit und Traurigkeit, was der Schmerzverstärkung zugutekommt.

Viele Patienten wünschen, dass erst die Schmerzen nachlassen, am besten mithilfe eines Medikaments, bevor sie sich wieder bewegen. Die Wartezeit kann hier sehr lange werden, ohne dass sich jemals etwas tut. Bei chronischen Schmerzen ist die umgekehrte Herangehensweise vorzuziehen. Erst muss der Körper in Bewegung gebracht werden, damit er sich selbst wieder zu vertrauen lernt. Schonen und passive

Bewältigungsmechanismen sind kontraproduktiv, da es auf Dauer zu schmerzhaften Fehl- und Schonhaltungen und Ausgleichsbewegungen kommen kann, die dem Körper zusätzlich schaden und weitere Schmerzreize provozieren. Um Verspannungen zu lösen und Säuren abzutransportieren, benötig der Organismus Bewegung. Medikamente helfen häufig nicht mehr, da sie am Ort der Verletzung ansetzen und nicht am Chronifizierungsgeschehen. Bei aller Intensivierung der körperlichen Betätigung ist noch zu beachten, dass eine Balance zwischen Aktivierung und bewusster Entspannung vonnöten ist. „Durchhalter", die regelmäßig über ihre emotionale und körperliche Belastungsgrenze hinausschießen, benötigen einen anderen Behandlungsplan als solche, die sich passiv zurückziehen.

Kurzum: Die EINE Lösung für alle Schmerzpatienten gibt es nicht. Je nachdem, wo der Betroffene sich im Schmerzverarbeitungsmodell wiederfindet, müssen unterschiedliche Strategien erarbeitet werden. Es ist meist nicht nötig, das komplette Leben umzukrempeln; diese Vorstellung löst sofort Widerstand aus. Es gibt für jede Persönlichkeit, jede Schmerzgeschichte und jedes Ziel individuelle Strategien, die, geschickt zusammengesetzt und vom Patienten mitgetragen, eine optimistische Zukunft ermöglichen.

5.4.3 *Ein Wort zur Schmerzfreiheit*

Viele Betroffen haben ein einziges Ziel vor Augen: Schmerzfreiheit.

Dies in der Therapie chronischer Schmerzen zu versprechen wäre ein Fehler. Prinzipiell ist es natürlich möglich, dass sich chronische Schmerzen komplett zurückziehen, bei Kindern und Jugendlichen ist die Prognose noch etwas besser als bei Erwachsenen. Es geht jedoch in erster Linie um einen verbesserten Umgang mit Schmerzen, um einen Ausgleich von Dysbalance, eine Reduktion von Ängsten, die Teilhabe am jugendgerechten Alltag mit sportlichen und sozialen Aktivitäten, Schulbesuch und Familienunternehmungen sowie die Vermeidung von (teilweise invasiven) Diagnostikverfahren und Operationen, Steigerung der Selbstwirksamkeit und die Entlastung des Familiensystems. Sind diese Aspekte bestmöglich berücksichtigt, kann der Schmerz verschwinden, muss er aber nicht. Spontane Wunderheilungen sind ebenso möglich wie zähe Verläufe. 80 Prozent der Patienten befinden sich dazwischen. Die Schmerzen sind weniger bis teilweise nicht mehr spürbar, Kinder und Jugendliche lassen sich in ihrer Alltagsgestaltung nicht mehr einschränken und gehen selbstbewusst mit ihrer Erkrankung um.

Als Behandler möchten wir gern das Beste für unsere Patienten. In der Therapie chronischer Schmerzen ist es des Öfteren schwer auszuhalten, die Verantwortung in die Hände der Patienten und Familien zu legen und selbst wenig beitragen zu können außer einem offenen Ohr, Edukation und die Anleitung zu hilfreichen Strategien. Der chronische Schmerz ist nicht an Biomarkern, Blutwerten oder Röntgenbildern ablesbar, sondern ist ein hochgradig subjektives Konstrukt.

Was wir tun können, ist, den Patienten in seiner Welt abzuholen, seinen Horizont zu erweitern, Türen zu öffnen und ihm neue Wege aufzuzeigen, die er selbst gehen wird, sobald wir ihn gut begleiten.

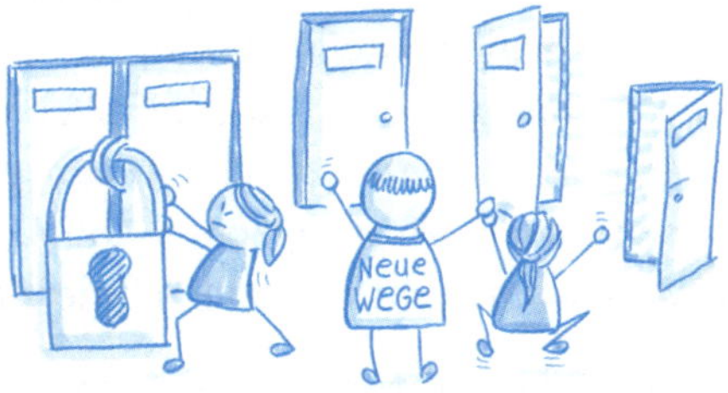

5.4.4 *Alternative Erklärungsmodelle*

Für Betroffene und Angehörige ist es nicht immer leicht, den Erklärungen zu folgen. Sie sind trotz Vereinfachung teilweise abstrakt, zu detailliert, mit Fremdwörtern gespickt und wirken wie eine Biologie- oder Chemiestunde. Einige alternative und hilfreiche Metaphern ganz fern vom Schmerz sollen deshalb mit auf den Weg gegeben werden.

Neuroplastizität des Gehirns oder „Ist mit meinem Gehirn alles in Ordnung?"

Bei der Beschreibung von Schmerzen und deren Chronifizierungsprozessen kommen wir nicht daran vorbei, Kindern und Eltern ein Verständnis vom Gehirn und von seinen Funktionen zu vermitteln. Ein Aspekt, der in diesem Zusammenhang wichtig ist, ist die Fähigkeit des Gehirns zur Neuroplastizität. Mit jedem Impuls, jedem Gedanken und jeder Erfahrung kann es sich verändern. Während Sie diese Zeilen lesen, werden Millionen von Impulsen durch Ihr Gehirn gefeuert und es ist danach nicht mehr dasselbe wie vor einer Minute. Wenn Sie nun auf die Geräusche um sich herum hören, in eine andere Richtung schauen oder sich auf den Geruch konzentrieren, werden weitere Netzwerke angeregt. Das, was zu den bisherigen Erfahrungen passt, wird leichter einsortiert als Dinge, die neu sind, da bereits vorhandene Netzwerke eine schnelle Verarbeitung garantieren. Sie könnten jetzt hintereinander konzentriert den kleinen Finger bewegen, den Daumen, den Ringfinger, den Zeigefinger und den Mittelfinger. Und das noch einmal und noch einmal. Mit der Zeit geht es schneller. Ihre „Fingernetzwerke" haben gelernt, haben sich verbündet und machen dies nun sehr zügig.

Wenn Netzwerke schon bei einer einfachen und an sich unbedeutenden Aufgabe des Fingerbewegens gut zusammenarbeiten, wie schnell geht dies dann erst bei Schmerzen, die potenziell gefährlich sein könnten? Wenn immer wieder Schmerzen empfunden werden, setzt auch hier die Neuroplastizität ein. Die Schmerzmatrix wird stabiler. Schon der Gedanke an Schmerzen aktiviert Bereiche davon. Das Gehirn kann bei stabilen Netzwerken in seiner Interpretation von Schmerzen sogar so weit gehen, Schmerzen dann zu empfinden, wenn es dies an sich nicht müsste. Es ist darauf trainiert, Schmerz zu empfinden, und beginnt damit, alles als solchen wahrzunehmen. Eine Berührung, ein Windhauch, eine Bewegung, seelischer Schmerz. Alles, was auch nur entfernt mit Schmerz assoziiert ist, wird entsprechend verarbeitet.

Testen Sie die automatische Nutzung vorhandener Netzwerke und die Neuroplastizität Ihres Gehirns anhand Abbildung 5.14:

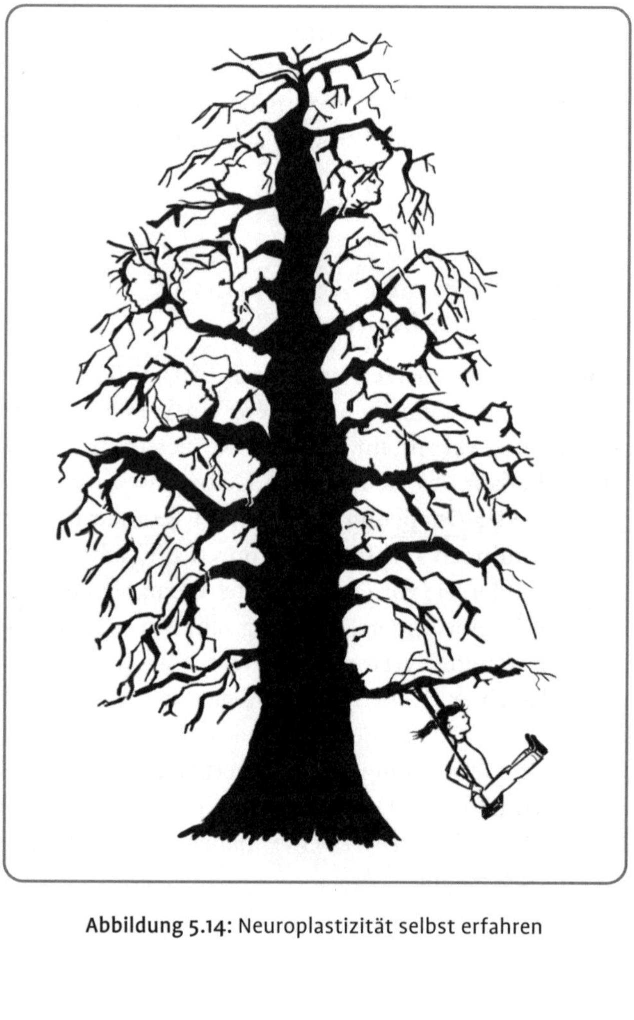

Abbildung 5.14: Neuroplastizität selbst erfahren

Ihre Netzwerke kennen Bäume; kennen ein Kind auf der Schaukel; kennen ein Gesicht auf einem Körper. Das alles erblicken Sie im ersten Moment, intuitiv. Doch was, wenn da noch mehr wäre? Wenn Gesichter im Baum sind? Sobald Sie Ihre Wahrnehmung auf diese neue Möglichkeit lenken, sehen Sie Gesichter im Baum. Und wenn Sie sich länger darauf konzentrieren, sehen Sie womöglich welche, wo gar keine sind. Ihr Gehirn ist neu verdrahtet.

Ein Gehirn und seine Netzwerke, das längere Zeit Schmerzen generiert hat, benötigt neue Impulse, um von dieser Gewohnheit abzulassen. Es benötigt Alternativen, attraktive Sichtweisen, hilfreiche Strategien und die Option, sich anderen Themen zu widmen. Die Neuroplastizität des Gehirns hat es ermöglicht, dass sich Schmerzen festsetzen und automatisch ablaufen. Die Neuroplastizität des Gehirns ermöglicht jedoch auch die Umkehr dieses Prozesses und die Abkehr vom Schmerz.

Verwaltungsgebäude für Schmerzen oder „Das ist mir alles zu kompliziert"

In Abschnitt 2.2.3 wurden die Unterschiede zwischen akuten und chronisch somatisch bedingten Schmerzen und chronischen Schmerzen im Sinne einer Schmerzstörung erläutert. Die Metapher des Verwaltungsgebäudes kann hier vereinfachend die Prozesse darstellen.

Man stelle sich ein Verwaltungsgebäude für Schmerzen mit professionellen und qualifizierten Mitarbeitern vor (vgl. Tabelle 5.2). Hier werden einkommende Reize üblicherweise analysiert und kategorisiert. Es wird überlegt, wie zu reagieren ist. Vielleicht ist der Reiz so unbedeutend, dass man ihn ignorieren kann. Es lohnt nicht, sich darüber auszutauschen, es wird somit gar nicht weiter darauf eingegangen. Wenn das Signal stark genug ist, muss womöglich eine Behandlung oder Entzündungshemmung initiiert werden. Jeder Mitarbeiter kennt hierfür seine Rolle und alles läuft harmonisch.

Halten die Schmerzen jedoch auffallend lange oder heftig an, wird geschlussfolgert, dass der Schmerz aufgrund seiner Häufigkeit und Intensität wichtig zu sein scheint. Das Verwaltungsgebäude passt sich der vermeintlich neuen Situation an und stellt mehr schmerzgenerierende Mitarbeiter zugunsten der schmerzreduzierenden ein.

Bei chronischen somatisch bedingten Schmerzen hat das Personal viel zu tun, weiß jedoch, was es tut, da die körperliche Verursachung der Schmerzen z. B. in Form einer dauerhaften Entzündung oder Knorpelschädigung ersichtlich ist. Manchmal machen die Mitarbeiter ein paar Fehler wegen Überarbeitung, aber im Großen und Ganzen können sie ihre Aufgaben gut zuordnen.

Bei chronischen Schmerzen im Sinne einer Schmerzstörung rennt das Personal wild herum und täglich wird umgebaut. Therapien, die bei akuten oder durch eine an-

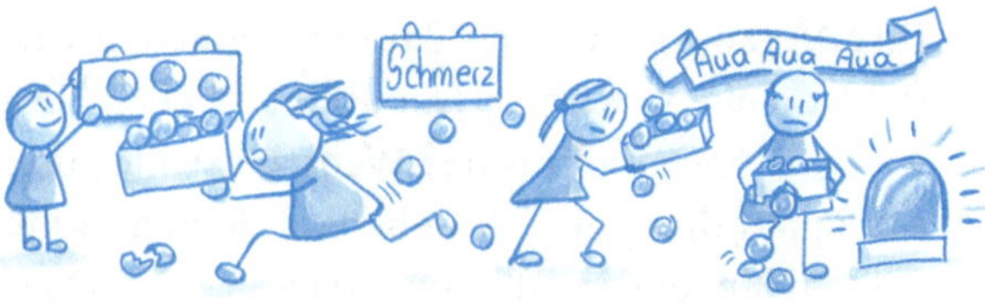

haltende körperliche Ursache bedingten chronischen Schmerzen wirksam sind, zeigen keinen Effekt, auch wenn sie immer wieder durch das Personal angeregt werden. Strategien wie Schonen oder Medikamente helfen einfach nicht mehr, was zu Unmut führt. Mit der Zeit lässt die Arbeitskraft des übrig gebliebenen Personals zur Schmerzregulierung und -reduktion nach und wird zunehmend ersetzt durch fleißige Arbeiter, die den Schmerz voranbringen. An jede Wand des Verwaltungsgebäudes hängen sie Bilder und Worte, welche Schmerzen repräsentieren, damit es niemand vergisst. Der Schmerz ist omnipräsent. Das Personal ist sehr aktiv, niemand ist mehr da, der die ursprüngliche Aufgabe der Schmerzregulierung und die Abwägung eines Alarmsignals kompetent vertritt. Die verbliebenen Mitarbeiter machen ihre Arbeit aus ihrer Sicht gut, denn ihre Kernkompetenz ist das Generieren von Schmerzen. Weshalb, weiß keiner mehr.

	Akute Schmerzen	**Chronische Schmerzen**	
		Somatisch bedingt	**Nicht somatisch bedingt im Sinn einer Schmerzstörung**
Verwaltungsgebäude für Schmerzen	Mitarbeiter wissen, was sie zu tun haben, und halten sich an vorgegebene Strukturen zur Warnung vor Gefahr und zur Beseitigung des Problems. Das Management kann sich zufrieden zurücklehnen.	Mitarbeiter wissen prinzipiell, was sie tun. Sie sind manchmal etwas erschöpft und verwirrt, aber im Großen und Ganzen halten sie sich an die vorgegebenen Strukturen und können zur Beseitigung des Problems beitragen. Das Management sollte einen Blick auf die weitere Entwicklung haben.	Mitarbeiter tun aufgrund ständiger Überstunden relativ plan- und ziellos, was sie möchten. Sie bauen das Gebäude um und hängen überall Erinnerungsfotos an den Schmerz auf, damit er immer präsent ist. Der Schmerz hat nicht mehr die Funktion der Warnung vor Gefahr, sondern er wird generiert, weil es „schon immer so war“ und dies so bleiben sollte. Bekannte Strategien zur Beseitigung des Problems wirken in diesem Gebäude nicht mehr, es benötigt ein neues Management.

Tabelle 5.2: Übersicht über das „Verwaltungsgebäude für Schmerzen“

Schilddrüsenüberfunktion oder „Wie sage ich es kurz?"

Chronische Schmerzen zu erklären kann sehr mühsam und langwierig sein. Patienten fürchten diese Momente des Erläuterns. Bei der Erarbeitung hilfreicher Erklärungsmodelle und -sätze werden am häufigsten Formulierungen wie „Überfunktion der Schmerzmatrix", „überaktive Schmerzregionen", „Überreaktion des Schmerzsystems" gefunden. Das ist eine passende Kurzversion, die jedoch abstrakt bleibt, sodass Laien sich in der Regel nicht viel darunter vorstellen können.

Hier hilft es, das Beispiel Schilddrüsenüberfunktion heranzuziehen. Die genauen Prozesse kann außer dem Endokrinologen auch niemand wirklich erläutern. Dennoch hinterfragt kein Laie die Aussage der Schilddrüsenüberfunktion und akzeptiert damit einhergehende Symptome.

Mit diesem Vergleich gehen die Patienten selbstsicherer in die Welt mit der Erklärung, dass sie eine „Schmerzmatrixüberfunktion" haben.

Sonnenbrand oder „Warum ich, und können die Schmerzen wiederkommen?"

Gern wird gefragt, warum das Kind zu chronischen Schmerzen neigt und ob die Schmerzen immer wiederkommen können (nachdem sie einmal verschwunden sind). Als Antwort kann der Vergleich gezogen werden, dass es Menschen gibt, die zu Sonnenbrand neigen, und andere nicht. Weshalb es den einen trifft und den anderen nicht, liegt nicht in unserer Hand. Was sonnenbrandgefährdete Menschen lernen, ist, dass ihnen Schatten, Sonnencreme und ein Sonnenhut guttun. Sie werden sich vielleicht mehrmals verbrennen, weil sie nicht daran denken oder es nicht wahrhaben möchten. Mit der Zeit jedoch erkennen sie die Vorteile der Sonnencreme.

Genauso ist es mit chronischen Schmerzen. Sie können wiederkommen. Aber die Betroffenen lernen immer besser, Warnzeichen zu erkennen, auslösende Situationen anzupassen und hilfreiche Strategien anzuwenden.

Bizeps oder „Es hilft nicht, warum soll ich es machen?"

Patienten neigen dazu, eine Strategie nach einmaligem Ausprobieren ohne sofortigen Effekt abzulehnen. Hier verweisen wir gern darauf, dass ein Muskel nur dann wachsen kann, wenn er regelmäßig trainiert wird und ausreichende Erholungszeiten erhält.

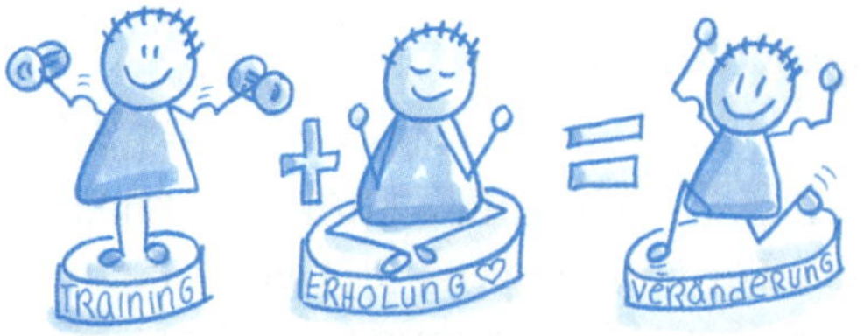

Die Veränderung der Schmerzwahrnehmung bedarf der regelmäßigen Durchführung von Übungen, des kontinuierlichen Arbeitens an der Verhaltensadaption, der dauerhaften Anpassung des Tagesablaufs und der fortschreitenden Bearbeitung psychologischer Belastungen und negativer Emotionen. Dabei sollte der Tag nicht ausschließlich gefüllt sein mit schmerztherapeutischen Übungen oder Aufträgen, sondern auch ausreichend Erholung, bewusste Entspannung und Auszeit beinhalten, die für sich gesehen schon wieder hilfreiche Strategien darstellen.

5.4.5 Ergänzungen der Edukation für Eltern

Eltern erhalten dieselbe Edukation wie ihre Kinder, damit sie auf demselben Wissensstand inklusive der gleichen Bilder, Metaphern und Beispielen sind.

Zwei Themen rücken wir im Austausch mit den Eltern verstärkt in den Fokus: Gespräche über den Schmerz und schmerzunabhängige Zuwendung.

Gesprächsthema Schmerz

Wie im Edukationsabschnitt „Aufmerksamkeit" (Seite 134) erläutert, verstärken Fragen nach den Schmerzen und der Austausch über die Schmerzen und einhergehende Einschränkungen den Fokus auf das Schmerzgeschehen. Natürlich möchte man als Elternteil wissen, wie es dem Kind geht und ob man helfen kann. Bei akuten Erkrankungen, einem starken Infekt oder einer Verletzung ist das Nachfragen hilfreich und richtig. Bei chronischen Schmerzen nicht mehr. Eine allgemeingültige Regel, wie häufig gefragt werden darf, gibt es nicht. Wir empfehlen, gemeinsam mit dem Kind zu besprechen, dass reduziertes Nachfragen dem Genesungsprozess zuträglich ist. Das Kind sollte verstehen, dass es weiterhin ernst genommen wird und dass gerade deshalb der Schmerz weniger im Fokus stehen darf. Sobald Eltern und Kind verstanden haben, dass der Schmerz nicht mehr die Funktion eines Warnsignals hat und am ehesten Ruhe gibt, wenn er nicht beachtet wird, fällt es der Familie leichter, das Thema beiseitezuschieben und sich freudigen Themen zu widmen.

Schmerzunabhängige Zuwendung

So, wie Gesprächsthemen rund um den Schmerz die Chronifizierung begünstigen, so tut dies auch schmerzabhängige Zuwendung. Es ist ein natürlicher Impuls, seinem Kind bei Schmerzen etwas Gutes tun zu wollen. Eine Umarmung, längere Gespräche, ein Eis oder die Reduktion ungeliebter Tätigkeiten wie Müll wegbringen. Grundsätzlich ist gegen Zuwendung natürlich nichts einzuwenden, sie sollte nur nicht dauerhaft aufgrund der Schmerzen zustande kommen. Es ist dem Gehirn schlichtweg egal, ob es Schmerzen produziert oder ein fröhliches Lied trällert, um ans Ziel zu kommen. Es ist somit kein bewusster Prozess, der einsetzt, sobald das junge Gehirn entdeckt, dass es durch Schmerzproduktion Aufmerksamkeit und Interaktionszeit in der Familie erhält. Diese unbewussten schmerzverstärkenden Prozesse gilt es zu erkennen und zu ändern. Eltern nehmen meist schnell wahr, in welchen Situationen sie sich haben hinreißen lassen, wegen der Schmerzen des Kindes alles andere zu vernachlässigen. Die Planung schmerzunabhängiger Zuwendung, also solche, die nicht durch den Schmerz angeregt wird, ist von dieser Erkenntnis aus üblicherweise gut umsetzbar.

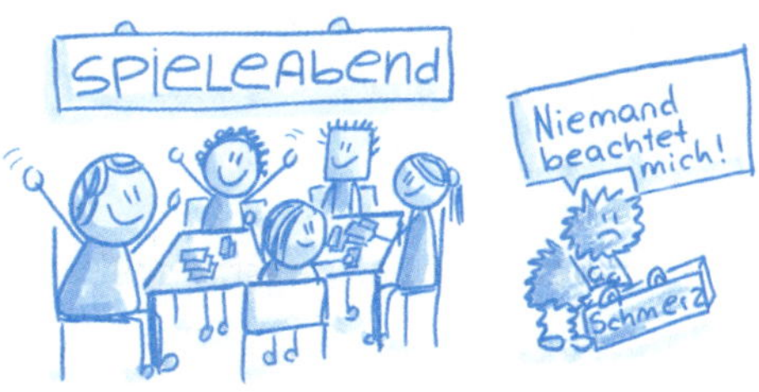

5.4.6 Checkliste Edukation

Hier noch einmal als Checkliste die wichtigsten Punkte der Edukation, welche gern erweitert oder angepasst werden kann. Sie steht Ihnen auch als Handout zum Download zur Verfügung.

Physiologische Prozesse

- ☐ Akuter Schmerz = wichtiges Alarmsignal
- ☐ Nozizeptor / Schadensmelder
- ☐ Leitung über Nervenbahn
- ☐ Gate-Control-Theorie / Schmerztor / Stabübergabe beim Staffellauf
- ☐ Thalamus / Schaltstelle / Filter (Übung Dinge wahrnehmen)
- ☐ Absteigende Schmerzhemmung / Stoppschild
- ☐ Schmerzmatrix / Schmerzknotenpunkte
  - ○ Aufmerksamkeit
  - ○ Emotionen
  - ○ Alarmreaktion
  - ○ Schmerzerwartung
  - ○ Schmerzbewertung
  - ○ Schutzbewegungen
  - ○ Lokalisation
  - ○ Intensität

Schmerzverarbeitungsmodell

- ☐ Akuter Schmerz = wichtiges Alarmsignal
- ☐ Chronischer Schmerz = Dauer mind. 3 Monate
- ☐ Aufmerksamkeit
  - ○ Blauer-Fleck-Theorie
  - ○ Gelbe Dinge sammeln, dann andere Farbe benennen
  - ○ Verweis auf Gate-Control-Theorie
- ☐ Gedanken
- ☐ Gefühle
  - ○ Verweis auf absteigende Schmerzhemmung
- ☐ Körperliche Reaktionen
  - ○ Verspannung
  - ○ Stressreaktionen
- ☐ Verhalten
- ☐ Schmerz klingt ab
- ☐ Positives Beispiel
  - ○ Lieblingsessen
- ☐ Sensibilisierung
  - ○ Trampelpfad / Bahnung
  - ○ Neues tun, um Neues zu erleben
- ☐ Chronifizierung
  - ○ Schmerzgedächtnis gut gefüllt, leicht abrufbar

- ☐ Verselbstständigung
  - ○ Keine Schädigung mehr nötig, um Schmerzempfinden auszulösen
  - ○ Schmerz real, da Schmerzmatrix aktiv
- ☐ Zusammenfassend und wiederholend
  - ○ Akuter Schmerz Warnsignal, chronischer Schmerz verselbstständigt
  - ○ Beide Formen von Schmerzen (akut und chronisch) sind real
- ☐ Auch bei chronischen Schmerzen möglich: Schmerz klingt ab
- ☐ Therapeutische Ansätze teilweise überlappend und zugleich unterschiedlich
  - ○ Wichtig:
    - Balance aus Aktivierung und Erholung
  - ○ Nicht hilfreich:
    - Schonen
    - Medikamente
    - Rückzug / Vermeidung

Ziel der Therapie

- ☐ Nicht primär die Reduktion der Schmerzen
- ☐ Bewegungsängste reduzieren
- ☐ Freudige Tätigkeiten (wieder-)erlernen
- ☐ „Es kann nichts kaputtgehen“
- ☐ Dysbalancen ausgleichen
- ☐ Schulbesuch
- ☐ Selbstwirksamkeit erhöhen
- ☐ Reduktion Medikamenteneinnahme
- ☐ Reduktion von körperlichen Diagnostikverfahren
- ☐ Verhindern von Operationen

Tipps für Eltern im Umgang

- ☐ Vermeidung des Wortes „Schmerz“ und Reduktion von Gesprächen darüber
- ☐ Etablierung schmerzunabhängiger Interaktionszeit und Zuwendung

6. Handouts für Patienten

Patient und Eltern nehmen in der Edukation viel mit und wir möchten gern, dass dieses Wissen nachhaltig bestehen bleibt. Auf Nachfrage, an welche Inhalte man sich besonders / als Erstes erinnere, wird aufgezählt, dass Schmerzen ab einem Zeitraum von drei Monaten als chronisch bezeichnet werden, dass Medikamente nicht mehr unbedingt wirken und dass man etwas gegen chronische Schmerzen tun kann. Das ist ein guter Start, dennoch möchten wir, dass weitere Einzelheiten bewusst bleiben.

Erarbeitete Strategien für den Umgang mit dem Schmerz werden besser memoriert und durchgeführt, sobald sie schriftlich festgehalten werden. Um dies den Patienten zu erleichtern, werden Ihnen nun bewährte edukative und therapeutische Handouts zur Verfügung gestellt.

Die folgenden Abschnitte umfassen jeweils eine kurze Einführung für den Behandler, dann folgen die Handouts mit einfachen Erklärungen. Nicht alle Arbeitsblätter sind für jede Berufsgruppe gedacht, aber es ist hilfreich, sich einen Überblick über Herangehensweisen der Kollegen zu verschaffen. Das eine oder andere Handout erweitert womöglich Ihr persönliches Fachspektrum und Sie können es mit in Ihr Repertoire aufnehmen. Sicherlich können Handouts das persönliche Gespräch nicht ersetzen, auch wenn das Material didaktisch so aufbereitet wurde, dass es direkt an den Patienten ausgehändigt werden kann. Optimal wäre es, wenn Sie Edukation und die vorgestellten Strategien mit Ihrem Patienten gemeinsam durchgehen und ihn persönlich anleiten. Übungen zur Ablenkung mögen noch selbsterklärend sein, alles Weitere jedoch ist zu abstrakt für Kinder und Jugendliche.

Erst das Gespräch, dann das Handout zur Festigung.

Wohlfühlplan

Es ist für die Nachhaltigkeit wichtig, dass wir den Patienten dazu anregen, seine individuellen Strategien, die das gesamte bio-psycho-soziale Spektrum beinhalten sollten, schriftlich festzuhalten. Wir sollten ihn von Beginn an, schon im Rahmen der Edukation, dazu auffordern, diesbezüglich über den Therapieverlauf mitzudenken und individuell zu planen. Dadurch wird sichergestellt, dass alle Gesprächspartner dasselbe verstanden haben, und es unterstützt die Umsetzung. Bisher ging es im Edukationsmodell um Einflussfaktoren auf die Schmerzen (Aufmerksamkeit, Gedanken und Bewertungen, Gefühle, Verhalten, körperliche Reaktionen, Sensibilisierung). Wenn es darum geht, den Patienten anzuregen, etwas zu tun, damit er sich wohlfühlt, benötigt es die positive Zukunftsformulierung. Deshalb haben sich Worte wie Ablenkung, hilfreiche Gedanken, gute Gefühle, Verhalten und Übungen und Entspannung bewährt. Desensibilisierende Maßnahmen sind in Verhalten und Übungen inbegriffen. In Form eines Wohlfühlplans können die empfehlenswerten Strategien notiert werden. Im Folgenden finden Sie eine von vier Varianten des Wohlfühlplans (Abb. 6.1), welche als Download zur Verfügung stehen. Der Plan kann selbstverständlich auch individuell strukturiert oder nach eigenen Vorlieben umgestaltet werden.

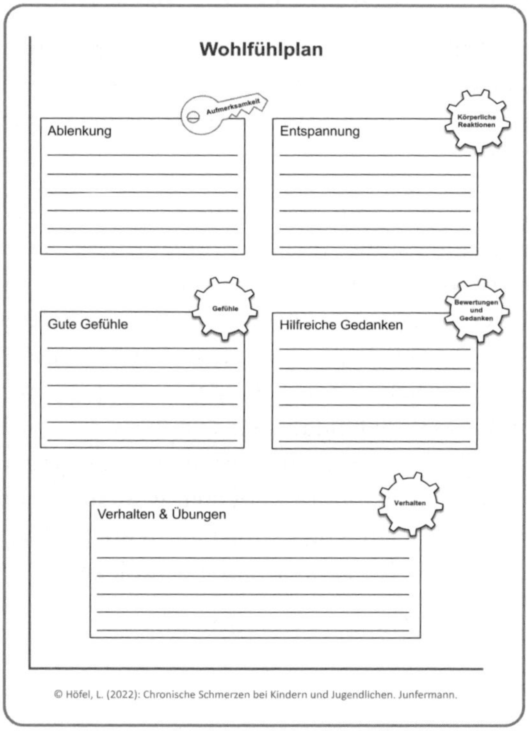

Abbildung 6.1: Vorlage Wohlfühlplan; als Handout auch mit Sketchnotes, Stickernotes oder in Baumstruktur vorhanden

6.1 Bio-psycho-soziales Modell

Zur Festigung des bio-psycho-sozialen Modells regen wir dazu an, aufkommende Gedanken und Erfahrungen, die mit Schmerzen in Zusammenhang stehen, in körperliche, psychische und soziale Kategorien einzusortieren. Für „körperlich“ könnte natürlich auch der Begriff „biologisch“ verwendet werden. Die Patienten können den Begriff „körperlich“ jedoch meist besser auf sich und ihre Situation beziehen, ohne gleich an den Biologieunterricht zu denken.

Deine Erfahrungen

Mit dem Handout „Deine Erfahrungen“ (Abbildung 6.2) fragen wir den Patienten nach seinen Assoziationen. Er notiert alles, was ihm zum Thema Schmerzen einfällt, oder lässt es je nach Alter von uns aufschreiben oder grafisch festhalten. Danach werden die Begriffe farblich nach körperlichen, psychologischen und sozialen Schwerpunkten markiert (Abbildung 6.3).

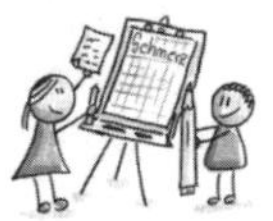

Deine Erfahrungen

Was fällt dir spontan zum Thema „Schmerz“ ein?
Notiere einfach alles, was dir in den Sinn kommt: Vielleicht Gedanken, die du hattest. Was hast du dann getan? Was hast du nicht getan? Wie hast du dich gefühlt? Wie haben andere reagiert? Alles, was dir einfällt, ist richtig.
Danach kannst du einmal überlegen, was eher körperlich und was eher psychologisch ist. Einige Themen sind wahrscheinlich auch sozial, betreffen also das Miteinander mit anderen Menschen.

Abbildung 6.2: „Deine Erfahrungen“; als Handout verfügbar

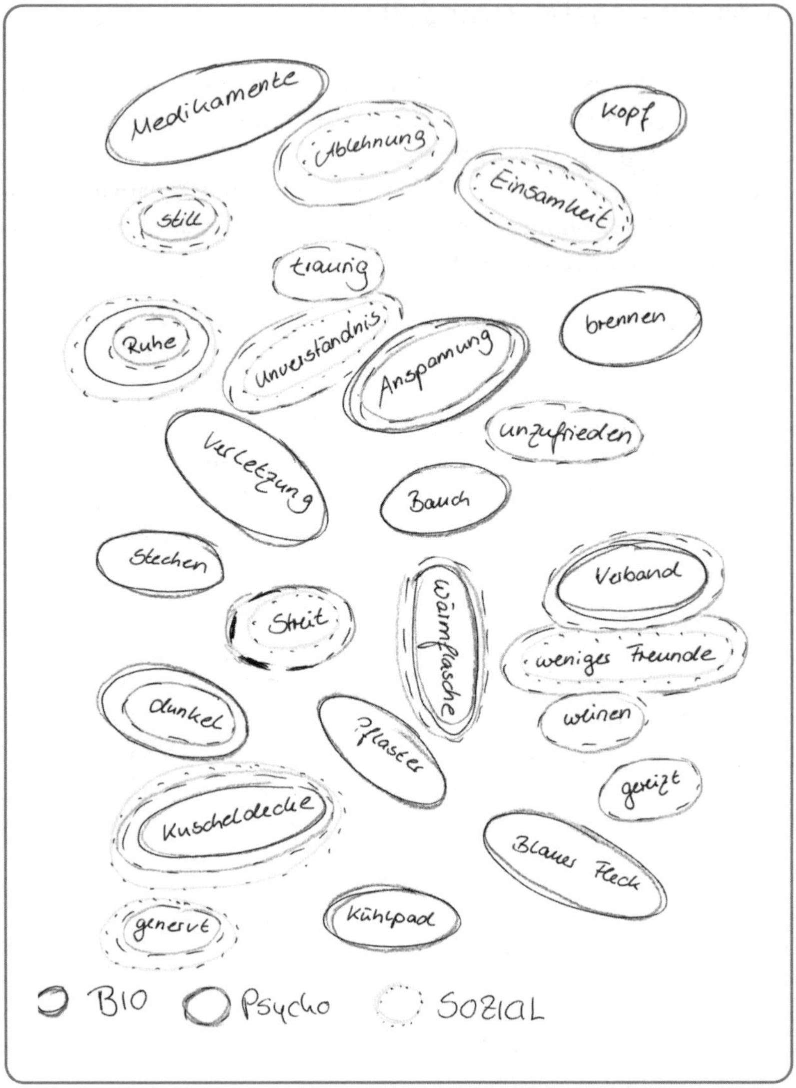

Abbildung 6.3: Freies Assoziieren von Worten, die aus Sicht des Patienten mit Schmerzen in Zusammenhang stehen. Im Anschluss kann gemeinsam erarbeitet werden, wie die Begriffe bio-psycho-sozial einsortiert werden. Meist kommt heraus, dass alle Bereiche hineinspielen und dass sie nicht immer voneinander zu trennen sind, sondern ineinander übergehen.

Bio-psycho-soziale Kärtchen

Alternativ können Sie bio-psycho-soziale Kärtchen ausdrucken, die gemeinsam im Gespräch den einzelnen Überkategorien zugeordnet werden (Abbildung 6.4).

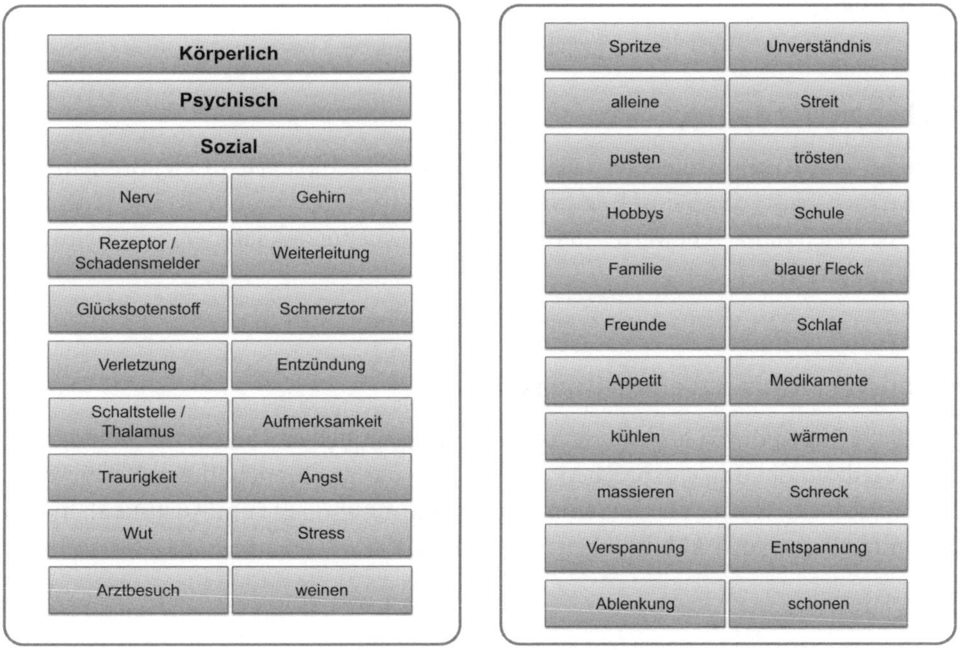

Abbildung 6.4: Kärtchen zum Ausdrucken

6.2 Edukation

Die Schwerpunkte des Schmerzverarbeitungsmodells können auf vielfältige Art und Weise erfragt werden, ohne dass die jungen Patienten sich geprüft fühlen.

Lückentext

Ein Lückentext gibt schon viele Informationen über das Thema Schmerz vor, sodass beim Einsetzen der fehlenden Worte die zusätzlichen Informationen mit verarbeitet und eingeprägt werden. Sie finden online einen entsprechenden Lückentext zum Download.

Kreuzworträtsel

Ein Kreuzworträtsel regt dazu an, sich in das Thema hineinzudenken, ohne dabei den Spaß aus dem Blick zu verlieren. Ein geeignetes Rätsel zur Vorlage finden Sie online. Gesucht werden zum Beispiel Begriffe wie „akute Schmerzen“ oder „Schmerzgedächtnis“.

Fallbeispiel

Anhand eines Fallbeispiels lernen die Patienten, Fachkriterien einzuordnen. Auf dem Arbeitsblatt, das Sie online finden, wird Katharina vorgestellt. Die Aussagen über sie sollen danach bewertet werden, welche Aspekte des Schmerzverarbeitungsmodells zutreffen.

Garmischer Schmerzverarbeitungsmodell

Sie können auch direkt am Schmerzverarbeitungsmodell erarbeiten, wo sich der Patient wiederfindet. Ein entsprechendes Handout, das das Modell illustriert und Platz für individuelle Notizen lässt (Schmerzverarbeitungsmodell zum Ausfüllen), finden Sie online (siehe auch Abbildungen 5.10 und 5.11).

Angst-Vermeidungs-Modell

Patienten, die sich Bewegung nicht mehr zutrauen aus Furcht, mehr Schmerzen zu bekommen, profitieren in der Edukation vom Fear-Avoidance-Modell (Angst-Vermeidungs-Modell, vgl. Abbildung 6.5), in welches man die Komponenten des Schmerzverarbeitungsmodells gut einarbeiten kann. Katastrophisierende Gedanken können zu Angst vor Schmerzen und vor Bewegung führen. Als Folge bewegt man sich weniger, was Verspannungen, Fehlhaltungen und Muskelabbau zur Folge haben kann. Dies erhöht die Wahrscheinlichkeit für eine neue Schmerzerfahrung. Um aus diesem Kreislauf auszubrechen, sind positive und Mut machende Gedanken und Überzeugungen wichtig, die gemeinsam erarbeitet werden können.

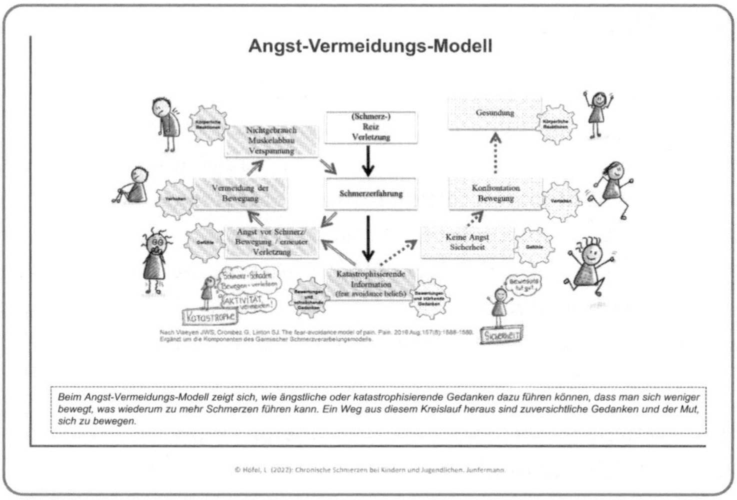

Abbildung 6.5: Vorlage Angst-Vermeidungs-Modell

Ziele der Schmerztherapie

Patienten wünschen sich oft Schmerzfreiheit. Das ist gut nachvollziehbar, jedoch darf dies in der Therapie chronischer Schmerzen nicht das einzige und erste Ziel sein. Oft wurde noch überhaupt nicht über alternative Ziele nachgedacht und die Eröffnung weiterer Perspektiven kann erleichternd sein und Zuversicht fördern (Abbildung 6.6).

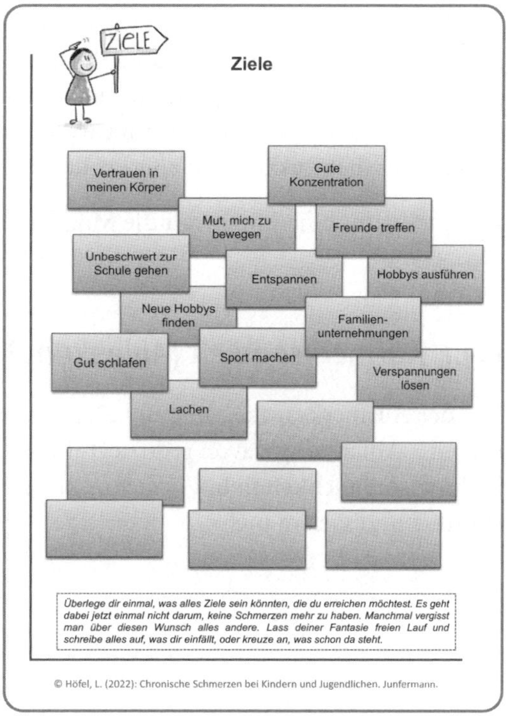

Abbildung 6.6: Vorlage Ziele

6.3 Hilfreiche Strategien

Hilfreiche Strategien im Umgang mit chronischen Schmerzen gibt es zahlreiche. Sobald Sie in Anamnese und Edukation herausgefunden haben, welche Komponente vorrangig zur Aufrechterhaltung der Schmerzen beiträgt, können Sie sowohl im ambulanten als auch im stationären Setting hilfreiche Strategien an die Hand geben. Bei einem Patienten ist es sinnvoll, das Gedankenkarussell auszubremsen, der nächste kann von der Planung positiver Aktivitäten profitieren. Meist bewirkt eine Strategie als Kettenreaktion auf mehreren Ebenen Veränderungen, die Zuordnung zu den einzelnen Komponenten soll nur zur Orientierung dienen und spiegelt die Einordnung durch die Patienten wider.

Junge Schmerzpatienten und ihre Eltern tendieren aufgrund ihrer Verzweiflung, bisher nichts Hilfreiches gefunden zu haben, dazu, viele Hilfsmittel, Strategien und Ideen mitnehmen zu wollen und im Verlauf eher die passiven Maßnahmen zu bevorzugen.

Die folgenden Handouts sollen dem Behandler die Möglichkeit geben, individuell und bedarfsgerecht auszuwählen, nicht dem Patienten. Bitte wägen Sie gut ab und wählen Sie je nach Ursache, schmerzaufrechterhaltenden Faktoren und Zielstellung jene Strategien und dazugehörigen Handouts aus, die zum Patienten passen. Es ist nicht hilfreich, ein ganzes Daumenkino an Arbeits- und Informationsblättern mitzugeben, die zu guter Letzt dann doch nicht umgesetzt werden und aufgrund fehlender Erfolge als sinnlos bewertet werden. Beim schmerzgeplagten Patienten hilft weniger oft mehr und das Wenige sollte regelmäßig durchgeführt werden.

Lassen Sie uns einen Blick auf die Möglichkeiten werfen.

6.3.1 Aufmerksamkeit (Ablenkung)

Mit der Aufmerksamkeit beginnt alles. Aufmerksamkeit auf den Schmerz verstärkt diesen – Ablenkung davon reduziert ihn. Glücklicherweise gibt es eine Fülle an Ablenkungsmöglichkeiten in Form von Rätseln, Spielen, Matheaufgaben, kreativer Gestaltung und vielem mehr.

Zentangle

Zentangles (vgl. Abbildung 6.7) werden von den jungen Patienten gut angenommen. Sie sind einfach, man kann prinzipiell nichts falsch machen und am Ende halten sie nach einem entspannt-konzentrierten Zeichnen ein schönes Resultat in den Händen. Sie finden online mehrere verschiedene Vorlagen auf zwei Handouts.

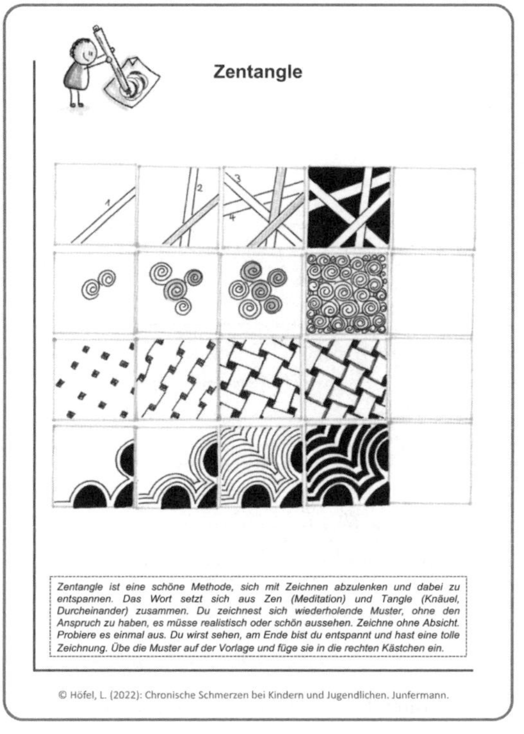

Abbildung 6.7: Beispiel Zentangle

Sketchnotes

Mit Sketchnotes als einfache Wort-Bild-Kombination ist es möglich, mit wenigen Grundformen aussagekräftige und einfache Illustrationen zu erstellen. Es geht nicht darum, die Zeichnungen perfekt zu gestalten, weshalb einem gewissen Perfektionismus einfach vorgebeugt werden kann. Ob die Köpfe zu groß sind, die Füße zu klein oder die Schrift wackelig, macht keinen Unterschied. Im Gegenteil, je „unperfekter" das Resultat ist, desto perfekter ist es meist in seiner Aussagekraft. Punkt, Strich, Kreis, Dreieck, Viereck – ein wenig Schatten, und schon ist es fertig!

In der Anwendung und/oder in Workshops hat sich gezeigt, dass man nach durchschnittlich 15 Minuten schon die Scheu verloren hat und zu den ersten überraschend zufriedenstellenden und unterhaltsamen Ergebnissen kommt. Online finden Sie einige Vorlagen zum Nachzeichnen (Abbildung 6.8).

Sketchnotes

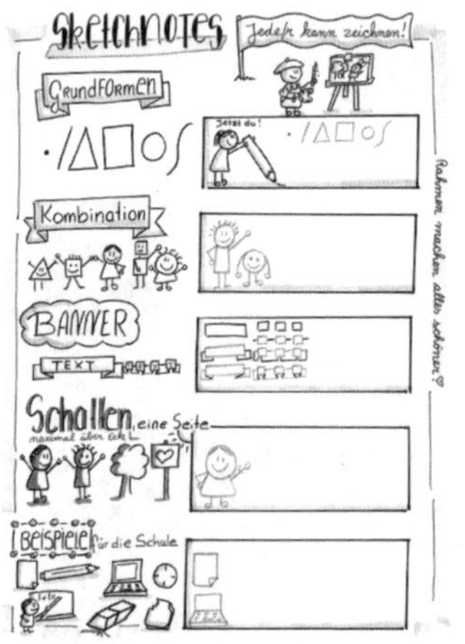

Sketchnotes (Wort-Bild-Kombinationen) setzen sich aus einfachen geometrischen Figuren zusammen. Mit etwas Übung wirst du sehen, dass es ganz leicht ist und du schnell zu schönen Ergebnissen kommst. Mit einem Schatten oder dem einen oder anderen Banner sieht es sofort professionell aus. Du kannst Sketchnotes häufig einsetzen: zur Darstellung von Lerninhalten, auf Postkarten, zum Notieren deiner Tagesaktivitäten und zu vielem mehr. Dazu benötigt man weder Talent noch Vorkenntnisse, denn Vierecke, Kreise, Striche und Punkte kann jede/r.

Abbildung 6.8: Vorlage Sketchnotes

Origami

Origami, die Kunst des Faltens, lässt zahlreiche Möglichkeiten der Kreativität zu und lenkt gut ab. Eine Faltanleitung zum Austeilen finden Sie online.

Handlettering

Handlettering ist die neue Form des Schönschreibens, die aktuell boomt. Jugendliche wie Erwachsene erfreuen sich an der einfachen Methode der Schönschrift, die sowohl im privaten als auch im schulischen und beruflichen Umfeld für ansprechende Mitschriften, fantasievolle Karten und Ablenkung sorgt (Abbildung 6.9).

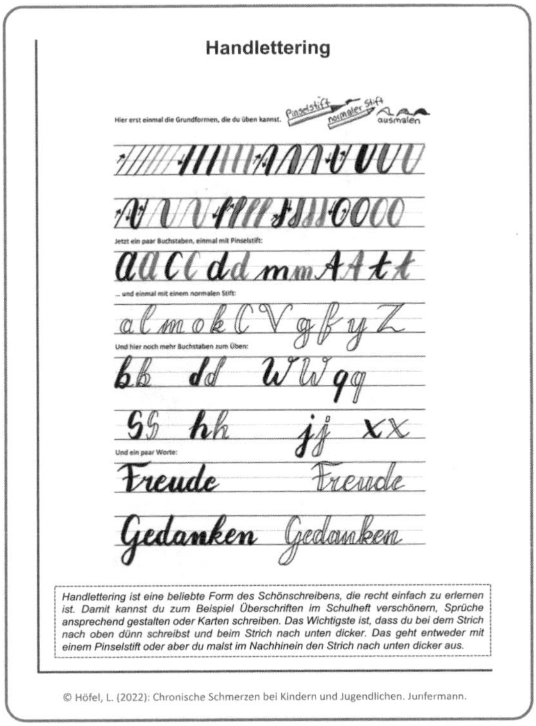
Handlettering
Hier erst einmal die Grundformen, die du üben kannst.
Pinselstift
normaler Stift
ausmalen
Jetzt ein paar Buchstaben, einmal mit Pinselstift:
... und einmal mit einem normalen Stift:
Und hier noch mehr Buchstaben zum Üben:
Und ein paar Worte:
Freude Freude
Gedanken Gedanken
Handlettering ist eine beliebte Form des Schönschreibens, die recht einfach zu erlernen ist. Damit kannst du zum Beispiel Überschriften im Schulheft verschönern, Sprüche ansprechend gestalten oder Karten schreiben. Das Wichtigste ist, dass du bei dem Strich nach oben dünn schreibst und beim Strich nach unten dicker. Das geht entweder mit einem Pinselstift oder aber du malst im Nachhinein den Strich nach unten dicker aus.
© Höfel, L. (2022): Chronische Schmerzen bei Kindern und Jugendlichen. Junfermann.

Abbildung 6.9: Vorlage Handlettering

Mandala

Über Mandalas muss nicht viel gesagt werden. Sie lenken gut ab und die sich wiederholenden Muster lassen einen innerlich zur Ruhe kommen.

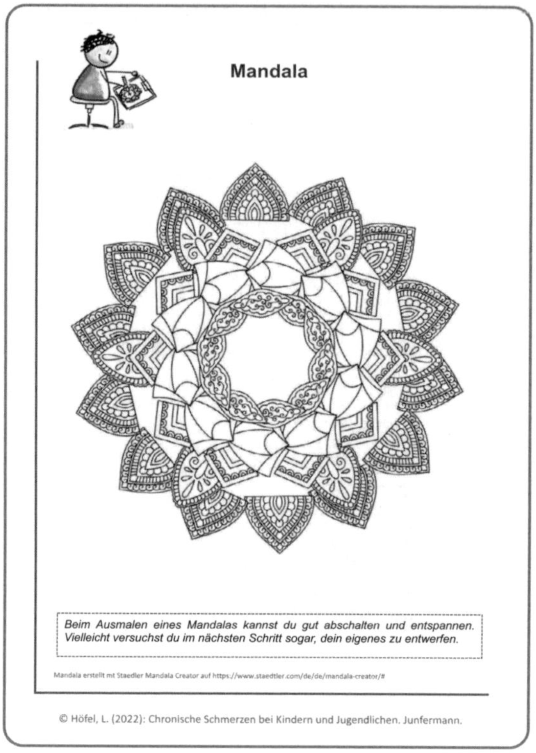
Mandala
Beim Ausmalen eines Mandalas kannst du gut abschalten und entspannen. Vielleicht versuchst du im nächsten Schritt sogar, dein eigenes zu entwerfen.
Mandala erstellt mt Staedler Mandala Creator auf https://www.staedtler.com/de/de/mandala-creator/#
© Höfel, L. (2022): Chronische Schmerzen bei Kindern und Jugendlichen. Junfermann.

Abbildung 6.10: Vorlage Mandala

Ablenk-ABC

In der Schmerztherapie kommen wir am Ablenk-ABC nicht vorbei. Es ist einfach zu erklären und durchaus wirkungsvoll. Von A bis Z werden Tiere oder andere Dinge benannt. Wenn das zu einfach ist, geht es von Z nach A. Hauptsache, die Gedanken sind gut von dem Schmerz weg und hin zu der Ablenkaufgabe gelenkt.

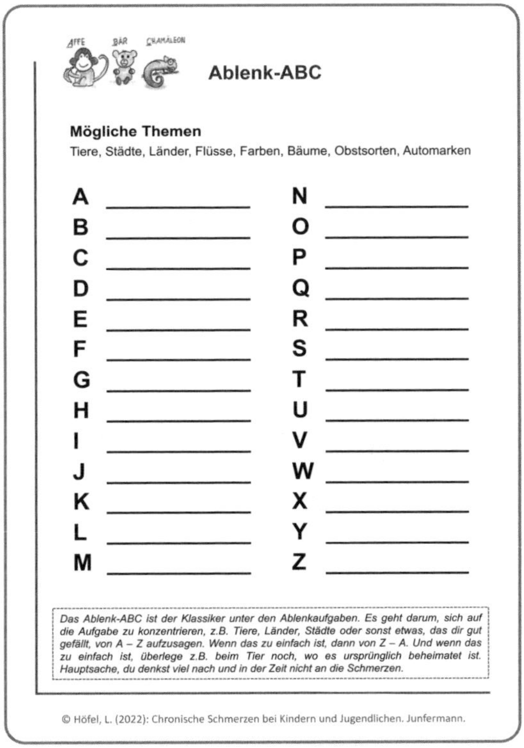
AFFE BÄR CHAMÄLEON

Ablenk-ABC

Mögliche Themen
Tiere, Städte, Länder, Flüsse, Farben, Bäume, Obstsorten, Automarken

A	______	**N**	______
B	______	**O**	______
C	______	**P**	______
D	______	**Q**	______
E	______	**R**	______
F	______	**S**	______
G	______	**T**	______
H	______	**U**	______
I	______	**V**	______
J	______	**W**	______
K	______	**X**	______
L	______	**Y**	______
M	______	**Z**	______

Das Ablenk-ABC ist der Klassiker unter den Ablenkaufgaben. Es geht darum, sich auf die Aufgabe zu konzentrieren, z.B. Tiere, Länder, Städte oder sonst etwas, das dir gut gefällt, von A – Z aufzusagen. Wenn das zu einfach ist, dann von Z – A. Und wenn das zu einfach ist, überlege z.B. beim Tier noch, wo es ursprünglich beheimatet ist. Hauptsache, du denkst viel nach und in der Zeit nicht an die Schmerzen.

Abbildung 6.11: Vorlage Ablenk-ABC

Begriffe erweitern

Begriffe zu erweitern erfordert schon etwas abstrakteres Denkvermögen. Um auf Ober- und Unterbegriffe, Beispiele, Gegenteile und gleichbedeutende Worte zu kommen, muss man sich gut konzentrieren, sodass der Schmerz keine Beachtung mehr erhält (Abbildung 6.12).

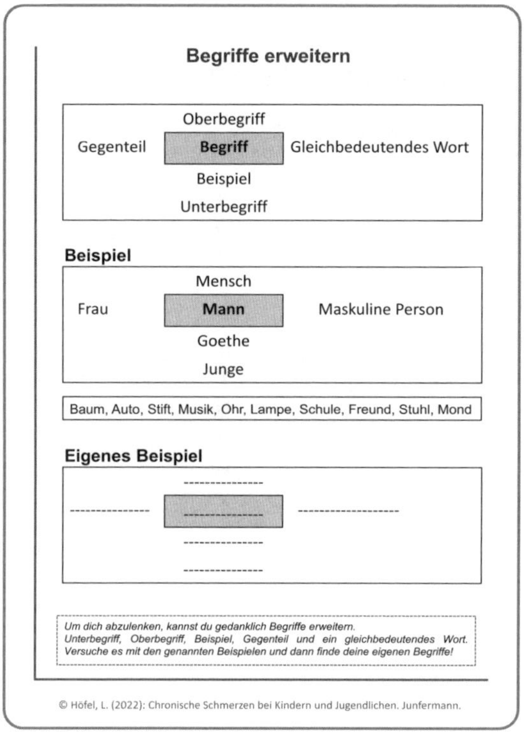

Abbildung 6.12: Vorlage Begriffe erweitern

Wörterkette

Bei der Wörterkette beginnt das nächste Wort immer mit dem letzten Buchstaben des Wortes davor (Abbildung 6.13).

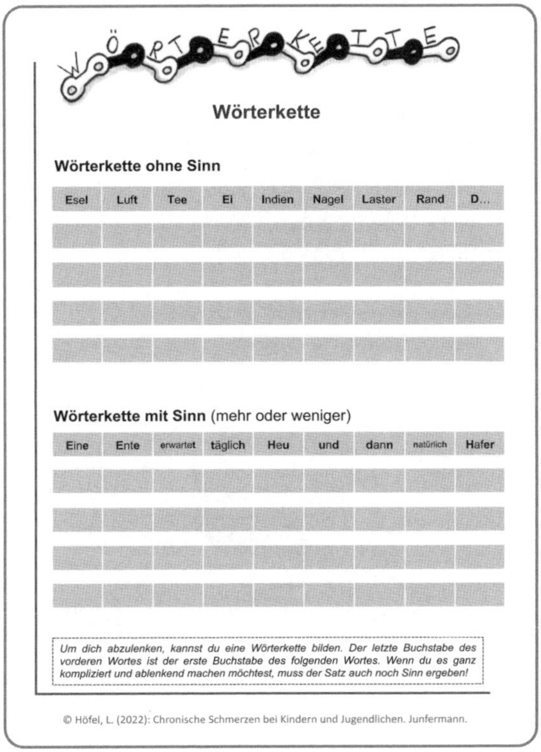

WÖRTERKETTE

Wörterkette

Wörterkette ohne Sinn

Esel	Luft	Tee	Ei	Indien	Nagel	Laster	Rand	D...

Wörterkette mit Sinn (mehr oder weniger)

Eine	Ente	erwartet	täglich	Heu	und	dann	natürlich	Hafer

Um dich abzulenken, kannst du eine Wörterkette bilden. Der letzte Buchstabe des vorderen Wortes ist der erste Buchstabe des folgenden Wortes. Wenn du es ganz kompliziert und ablenkend machen möchtest, muss der Satz auch noch Sinn ergeben!

Abbildung 6.13: Handout Wörterkette

Sätze aus Wörtern

Aus den einzelnen Buchstaben eines Wortes lassen sich Sätze bilden (Abbildung 6.14).

Sätze aus Wörtern

Sätze aus Wörtern ohne Sinn

Baum	Birne	Ameise	Unsinn	Maske		
Lachen	L...	A...	C...	H...	E...	N...
Sonntag	S...	O...	N...	N...	T...	A...	G...
Witz	W...	I...	T...	Z...		

Sätze aus Wörtern mit Sinn (mehr oder weniger)

Baum	Beate	arbeitet	und	malt.		
Freude	F...	R...	E...	U...	D...	E...
Wasser	W...	A...	S...	S...	E...	R...
Schlaf	S...	C ...	H...	L...	A...	F...

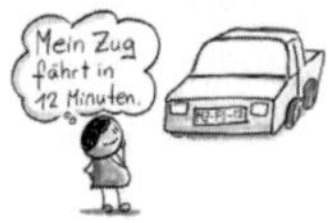

Um dich abzulenken, kannst du aus einem Wort einen Satz bilden. Dabei sind die Buchstaben des Ursprungswortes die Anfangsbuchstaben der Wörter im Satz. Kompliziert wird es, wenn der Satz dann auch noch Sinn ergeben soll. Du kannst anstelle von Wörtern auch die Buchstaben auf Nummernschildern nehmen.

Abbildung 6.14: Handout Sätze aus Wörtern

10 Dinge, die ...

Das Überlegen von Wörtern zu bestimmten Adjektiven wirkt auf den ersten Gedanken einfach, ist jedoch herausfordernder, als gedacht (Abbildung 6.15). Es können Adjektive vorgegeben oder selbst ausgedacht werden.

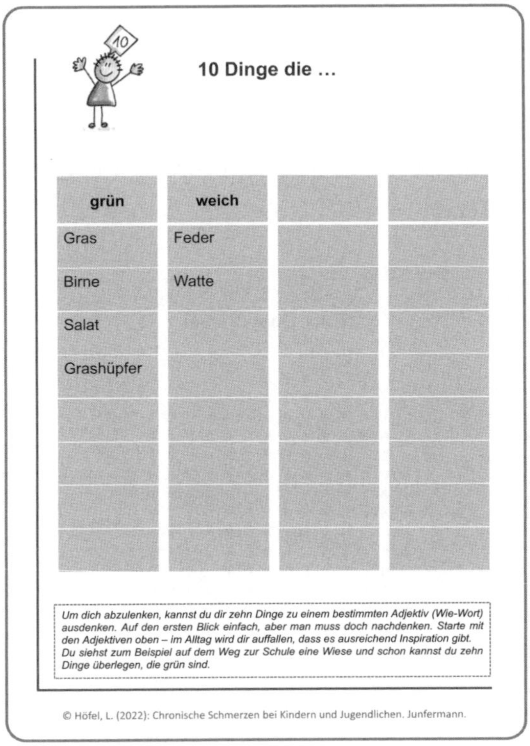

10 Dinge die ...

grün	weich		
Gras	Feder		
Birne	Watte		
Salat			
Grashüpfer			

Um dich abzulenken, kannst du dir zehn Dinge zu einem bestimmten Adjektiv (Wie-Wort) ausdenken. Auf den ersten Blick einfach, aber man muss doch nachdenken. Starte mit den Adjektiven oben – im Alltag wird dir auffallen, dass es ausreichend Inspiration gibt. Du siehst zum Beispiel auf dem Weg zur Schule eine Wiese und schon kannst du zehn Dinge überlegen, die grün sind.

Abbildung 6.15: Vorlage „10 Dinge, die ..."

Sudoku

Jugendliche beschäftigen sich sehr gern mit Sudoku. Ziel ist, in jedem 9er-Quadrat und in jeder horizontalen und vertikalen Reihe die Zahlen 1–9 jeweils nur einmal vorkommen zu lassen. Die Schwierigkeitsstufen gehen von sehr leicht bis fast unlösbar. Ein Arbeitsblatt mit unterschiedlich schweren Sudokus finden Sie online.

Rätsel zu hilfreichen Strategien

Rätsel sind immer gut für die Ablenkung – und wenn sie noch dabei helfen, sich auf sinnvolle Strategien im Umgang mit Schmerzen zu fokussieren, umso besser. Online finden Sie ein Arbeitsblatt mit einem entsprechenden Kreuzworträtsel. Gesucht werden zum Beispiel die Bezeichnung für eine schrittweise Belastung oder ein Mittel, um abends besser einschlafen zu können.

Buchstabenrätsel

Ein Buchstabenrätsel mit positiven Wörtern fördert die Ablenkung und die gute Stimmung (Abbildung 6.16).

Buchstabenrätsel

S L B T Z
A K T I V I T Ä T
W F W M P I A J ß Q Q
G ß T S M E A F R E U D E
E V A P F F P S Y C H E J
P D ß N A S R A R V M Y R E S
J A S Z ß P E X H O B D A R O
L N A E ß I U L R P L C U L N
Y K M N ß E N K Ö R P E R V N
N E A ß W L D G E F Ü H L E E
N L E U E E F A M I L I E
I E C K N B E W E G U N G
N G E S U N D H E I T
V E R H A L T E N
M L C I T

1. Bewegung
2. Malen
3. Gefühle
4. Sonne
5. Freunde
6. Körper
7. Tanzen
8. Gedanken
9. Gesundheit
10. Aktivität
11. Spaß
12. Freude
13. Familie
14. Spielen
15. Verhalten
16. Psyche

Ablenkung hilft, um weniger an Schmerzen zu denken, wodurch sie nachlassen können. Suche bitte die angegebenen Worte im Buchstabensalat und setze vielleicht gleich einige davon um, wie z.B. Bewegung.

Buchstabenrätsel erstellt aufhttps://www.raetsel-fuer-kinder.de/buchstabensalat

Abbildung 6.16: Vorlage Buchstabenrätsel

5-4-3-2-1

Diese Methode hat einen hohen Stellenwert in der Traumatherapie, sollte man womöglich in negativen Erlebnissen und Flashbacks gefangen sein. Auch in der Schmerztherapie hat sie sich bewährt, um vom Schmerzempfinden und von negativen Gedankenschleifen abzulenken und hin zur Wahrnehmung des aktuellen Moments zu kommen, indem die Aufmerksamkeit auf drei Sinne (sehen, hören, spüren) gelenkt wird. Ein Arbeitsblatt zur schriftlichen Ausführung dieser Übung finden Sie online.

Fünf Dinge mit der Farbe …

Wenn unser Patient wegen Schmerzen gestresst oder besorgt ist und tausend Gedanken im Kopf hat, ist es entspannend, sich mit einfachen Übungen ins Hier und Jetzt zurückzurufen. Dabei kann es helfen, fünf Dinge zu benennen, die blau sind, fünf, die grün sind, usw. Nach ein paar Farben wiederholt sich die Reihenfolge, wodurch die Suche immer diffiziler wird. Dadurch wird der Fokus wieder auf den aktuellen Moment gelegt und von negativen Gedanken und Gefühlen abgelenkt. Ein entsprechendes Arbeitsblatt finden Sie online.

Farbrätsel

Der sogenannte Stroop-Effekt (oder auch Farb-Wort-Interferenz) kann nur dann auftreten, wenn die Übung farbig dargestellt wird, weshalb an dieser Stelle auf die ausdruckbaren Handouts verwiesen wird. Die Aufgabe der Patienten besteht darin, die Farbe, in der Worte geschrieben sind, zu benennen, aber nicht die Worte selbst zu lesen. Diese bezeichnen nämlich ihrerseits eine Farbe, aber nicht die, in der sie geschrieben sind. Das Nennen der Druckfarbe des Wortes, ohne das Wort an sich zu beachten, erfordert hohe Konzentration (Abbildung 6.17).

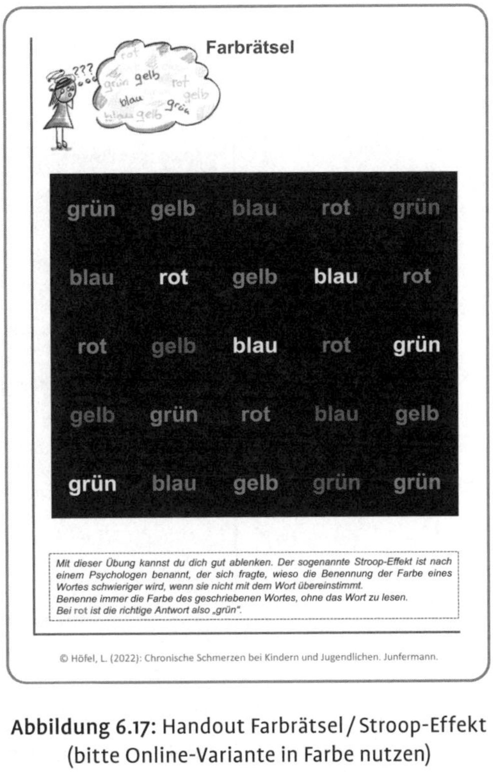

Abbildung 6.17: Handout Farbrätsel / Stroop-Effekt (bitte Online-Variante in Farbe nutzen)

6.3.2 Hilfreiche Gedanken

Es sind nicht die Dinge, die uns Angst machen, sondern unsere Gedanken darüber. Gedanken sind an sich hilfreich: Sie helfen uns zu planen, uns an schöne Dinge zu erinnern oder Lösungen zu erarbeiten. Sie sind jedoch nicht immer konstruktiv. Sie können überhandnehmen, sich immer wieder um dasselbe Thema drehen oder sehr negativ sein. Meist geht es dann emotional entsprechend bergab. Sobald die Gedanken uns nicht mehr helfen oder uns nicht guttun, können wir sie bewusst ändern. Es sind schließlich *unsere* Gedanken!

Gedankenstopp

Es gibt viele Möglichkeiten, sich seinen eigenen Gedanken weniger ausgeliefert zu fühlen. Sie entstehen in unserem Kopf und können von uns gesteuert werden. Methoden des Gedankenstopps sind leicht zu verstehen und sofort umsetzbar. Das Handout führt einige simple Strategien auf:

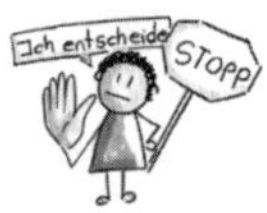

Gedankenstopp

So kannst du den Gedankenstopp noch unterstützen:
Stelle dir wirklich ein Stoppschild vor, dass du vor den Gedanken hältst.
Drehe dich um.
Sage laut das Wort „Stopp“.
Atme einmal tief ein und atme den Gedanken dann kräftig aus.
Halte die Hand mit der Handfläche nach vorne vor dich.
Schüttele den Kopf.
Halte dir einen Duft unter die Nase – das verwirrt den Gedanken.
Denke bewusst an das Gegenteil des Gedankens.
Stelle dir vor, wie du den Gedanken in ein Kiste packst und wegschickst.
Stelle dir den Gedanken auf einer Tafel vor und wische ihn weg.

Gedanken lassen sich tatsächlich stoppen!
Jede/r ist Boss über die eigenen Gedanken. Du wirst sehen, es geht tatsächlich, nervigen Gedanken ein Stoppschild vorzuhalten oder etwas zu tun, was sie verstummen lässt. Am besten ist es, wenn du dann bewusst an etwas anderes denkst. So kannst du deine Gedanken trainieren.

Abbildung 6.18: Gedankenstopp – so geht’s

Stimmenregulierung

Wenn die Gedanken im Kopf ihr Unwesen treiben, kann es hilfreich sein, die Tonalität unserer inneren Stimme zu verändern. Sobald sie sich anders anhört oder „in den Müll geworfen wird", haben unsere negativen Gedanken weniger Einfluss auf uns. Dazu können die Patienten sich z. B. vorstellen, wie eine Comicfigur mit quietschiger Stimme den Gedanken ausspricht oder wie sie einen Pausenknopf drücken und die Stimme somit zum Verstummen bringen. Das Handout führt einige Beispiele zum Verändern der inneren Stimme auf (Abbildung 6.19):

Stimmenregulierung

So kannst du die Stimmenregulierung noch unterstützen:
Wechsele die Stimme von männlich nach weiblich und umgekehrt.
Stecke die Stimme in eine Mülltonne und schließe den Deckel.
Lass eine Comicfigur den Gedanken sprechen.
Ändere die Geschwindigkeit, bis du eigentlich nichts mehr verstehst.
Drehe die Stimme immer leiser. Führe dazu am besten die Handbewegung aus, die du machst, um z.B. am Handy den Ton leiser zu stellen.
Von wo kommt die Stimme? Oben, unten, rechts, links, vorne, hinten? Ändere einfach einmal die Richtung.
Drücke auf Pause.

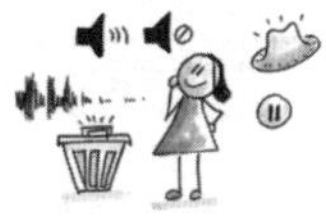

Mit dieser Übung gelingt es dir, die Tonalität deiner Gedanken zu regulieren. Hast du schon mal daran gedacht, sie leiser zu stellen, schneller oder langsamer zu drehen oder in eine Mickey-Mouse-Stimme umzuändern? Du merkst, dass der Einfluss der inneren Stimme auf dich nachlässt, sobald du sie veränderst.
Spiele einfach mal mit der Stimme deiner Gedanken herum, es ist einfacher, als du denkst.

Abbildung 6.19: Stimmenregulierung – so klappt es

Gedankenorchester

Die Gedanken kommen manchmal unkontrolliert und gehen durcheinander, was sich – horcht man einmal in sich hinein – anhören kann wie das Stimmen von Instrumenten eines Orchesters. Doch genau wie die Musiker in einem Orchester sich mit ihren Instrumenten aufeinander abstimmen, ist es möglich, einzelne Gedanken ein wenig in den Hintergrund zu schieben oder andere nach vorne zu holen, damit sich alles wieder harmonisch anhört und anfühlt. Das Arbeitsblatt (Abbildung 6.20) hilft dabei, Gedanken zu sortieren und ihnen die passende Position im Orchester zuzuordnen.

Gedankenorchester

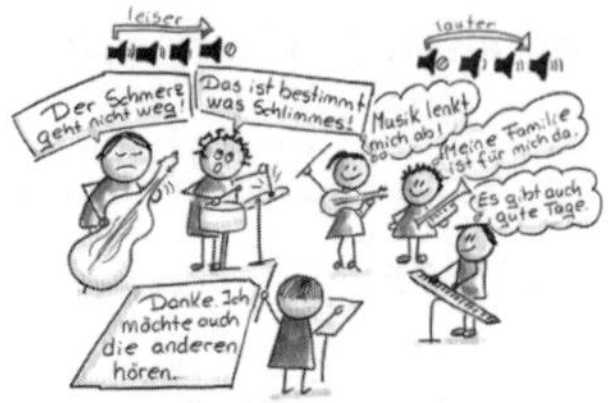
leiser
lauter
Der Schmerz geht nicht weg!
Das ist bestimmt was Schlimmes!
Musik lenkt mich ab!
Meine Familie ist für mich da.
Es gibt auch gute Tage.
Danke. Ich möchte auch die anderen hören.

Welche Stimmen drängten sich bisher in den Vordergrund und welche holst du im Orchester mehr nach vorne?

Bisher:	Ab jetzt mehr:

Meist hat man viele Gedanken im Kopf, wahrlich ein ganzes Orchester an Stimmen. Oft sind die negativen Meinungen am lautesten, die positiven finden wenig Gehör. Es ist an der Zeit, dass du sie dirigierst. Stelle dir jede Stimme als einen lustigen Musiker vor, der unbedingt sprechen und spielen möchte. Sei freundlich, aber bestimmt, und bitte alle an ihren Platz.
Nur mit deiner Lenkung und Führung wird es ein schönes Musikstück und gedankliches Miteinander, das ihr produziert.

Abbildung 6.20: Gedankenorchester

Achtsamkeit

Achtsamkeit in der Schmerztherapie wird von Jugendlichen, die bereits vieles vergeblich versucht haben, gut angenommen. Sie spüren, dass sie in ständiger Sorge sind, die Gedanken kreisen und deshalb Stress entsteht, und probieren Strategien zum Ankommen im jetzigen Moment meist gern aus. Es geht weniger darum, die Schmerzen zu reduzieren oder sich auf bestimmte Übungen zu konzentrieren, sondern den Schmerz wie alle anderen Erfahrungen und Empfindungen wertfrei wahrzunehmen. Auf dem Handout „Achtsamkeit", das Sie online finden, wird das Prinzip Achtsamkeit näher erläutert und zum Üben animiert.

6.3.3 *Gute Gefühle*

Da Schmerzen und negative Gefühle gern Hand in Hand gehen und sich gegenseitig stützen und nähren, ist es wichtig, positive Gefühle zu fördern, auch wenn das Schmerzerleben womöglich noch nicht gänzlich zurückgegangen ist. Vielen jugendlichen Schmerzpatienten ist nicht bewusst, dass sie ihre Gefühle beeinflussen können. Mit den folgenden Handouts sollen ein Bewusstsein dafür geschaffen und gezielte Übungen vorgestellt werden.

Positive Aktivitätenliste

Wenn der Alltag von Schmerzen bestimmt ist, ist es nicht immer leicht, Positives wahrzunehmen oder Pläne umzusetzen. Es müssen nicht die großen Dinge sein, die zum Wohlbefinden beitragen. Regelmäßige kurze positive Momente, bewusst geplant und wahrgenommen, können das emotionale Befinden stabilisieren und verbessern. Mit der Liste positiver Aktivitäten (Handout) erhalten die Patienten erste Anregungen und finden schnell eigene Ideen für die ganz persönlichen Glücksmomente am Tag.

Positive Aktivitätenliste

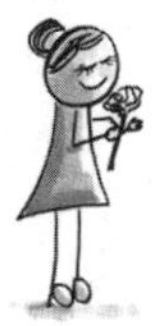

Tanzen	Stadt-Land-Fluss
Basteln	Text von Lieblingslied schreiben
Singen	Kneten
Bullet-Journal	Schminken
Tagebuch	Duschen
Rätsel	Geschichte schreiben
Knobelspiele	Zeitschrift lesen
Zauberwürfel	Malen
Fidget-Würfel	Zimmer umräumen
Stressball	Musik machen
Buch lesen	Entspannungsübung
Durch die Stadt wandern	Fingernägel lackieren
In die Natur gehen	Neue Frisur ausprobieren
Baden	Spieleabend
Musik hören	Magnetspiel
Blume zeichnen	Karaoke
Fotografieren	Sandfiguren bauen
Mit Freundin telefonieren	Comic lesen
Stricken/Häkeln	__________
Tee trinken	__________
Backen	__________
Kochen	__________

Häufig sind es die kleinen Dinge, die einem den Alltag verschönern können, nur fehlen uns die Ideen. Unternehme jeden Tag zwei von den Dingen, die auf diesem Blatt stehen, und du wirst sehen, dass es dir besser geht. Ergänze noch, was dir zusätzlich einfällt.

Abbildung 6.21: Positive Aktivitätenliste

Bohnenübung

Für jeden guten Moment am Tag wechselt eine getrocknete Bohne von der einen in die andere Hosentasche. Am Abend kann man sie noch einmal herausholen und überlegen, welche Situationen jede Bohne repräsentiert. Zum einen schärft diese Übung tagsüber den Blick für das Positive, zum anderen unterstützt sie abends die bewusste Erinnerung an schöne Momente. Auf dem entsprechenden Arbeitsblatt können diese schriftlich festgehalten werden.

Gefühle zeichnen

Der Umgang mit den eigenen Gefühlen ist oft verwirrend und es fällt nicht leicht, sich auszudrücken. Bei einer schwer greifbaren Erkrankung wie chronischen Schmerzen können Gefühle wie Angst, Wut oder Traurigkeit auftreten. Die Arbeitsblätter „Meine Gefühle", „Umgang mit Angst", „Umgang mit Wut", „Umgang mit Traurigkeit" sowie „Neurografik" (Abbildung 6.22) regen zum kreativen Umgang mit Gefühlen an und helfen dabei, Gefühle zu visualisieren und somit greifbarer zu machen:

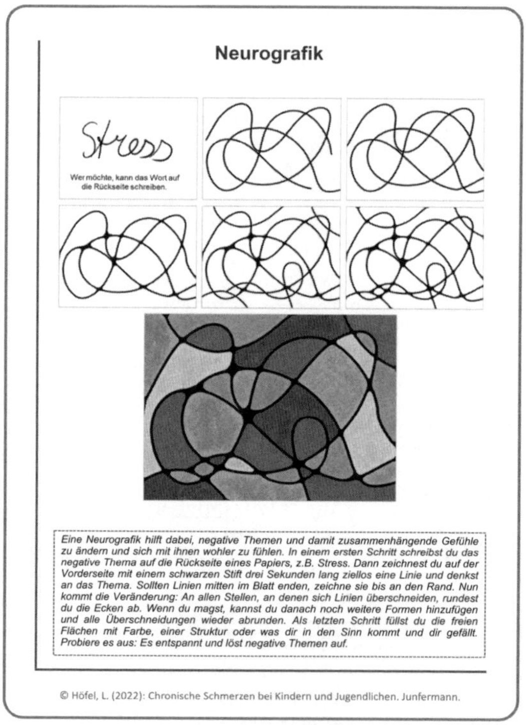

Abbildung 6.22: Neurografik: Stress wegmalen

Stressreaktion und -regulation

Sowohl Schmerzen als auch andere belastende Umstände können Stress auslösen. Nicht immer sind die Ursachen außerhalb der Person zu finden, sondern entstehen durch eigene Gedanken und Reaktionen. Äußere und innere Stressauslöser zu erarbeiten, die eigene Reaktion zu analysieren und Alternativen zu überlegen unterstützt dabei, gelassen zu bleiben. Das Arbeitsblatt zu Stressreaktion und -regulation gibt eine Struktur vor, nach der zwischen äußeren und inneren Stressoren unterschieden und das eigene Verhalten analysiert werden kann (Abbildung 6.23).

Stressreaktion und -regulation

Äußere Stressauslöser	Reaktion	Was kann ich tun?
Prüfung	Herzrasen	Rechtzeitig vorbereiten, ruhig atmen

Innere Stressauslöser		
Wut auf Freundin	Anspannung, Weinen	Mit ihr reden
Angst vor anderen	Zittern, Herzrasen	Büroklammer in Hosentasche als „Blitzableiter"

Schmerzen hängen häufig mit Stress zusammen. Wie auch beim Schmerz gibt es akuten Stress, z.B. wenn man durch ein lautes Geräusch erschrickt, oder chronischen Stress, der länger andauert. Ausgelöst wird Stress durch äußere und innere Faktoren. Überlege einmal, was bei dir bisher Stress ausgelöst hat und woran du Stress bemerkt hast bzw. was deine Reaktionen waren. Danach fällt dir bestimmt auch ein, was du alternativ tun könntest.

Abbildung 6.23: Arbeitsblatt Stressreaktion und -regulation

6.3.4 *Verhalten & Übungen*

Nach Ablenkung und gedanklicher sowie emotionaler Beschäftigung mit dem Schmerz und mit dem Ziel, Wohlbefinden zu fördern, ist es an der Zeit, auch das Verhalten zu hinterfragen, hilfreiche Übungen in den Tag einzuplanen und auf die ausgewogene Balance von Aktivierung und Erholung zu achten.

Da jugendliche Patienten mit dem Begriff Desensibilisierung als Kur der Sensibilisierungsprozesse wenig anfangen können, werden diese Übungen auf dem Wohlfühlplan (Seite 128) für zu Hause unter „Verhalten und Übungen" notiert.

Wochenstrukturplan

Oft wird der Tag vom Schmerz bestimmt. Um dies zu ändern und positive Abläufe in den Alltag zu integrieren, hat sich ein Wochenstrukturplan (Abbildung 6.24) bewährt. Hier sollen bewusst Aktivitäten geplant (und entsprechend umgesetzt) werden, die Freude machen und den Patienten auf andere Gedanken bringen.

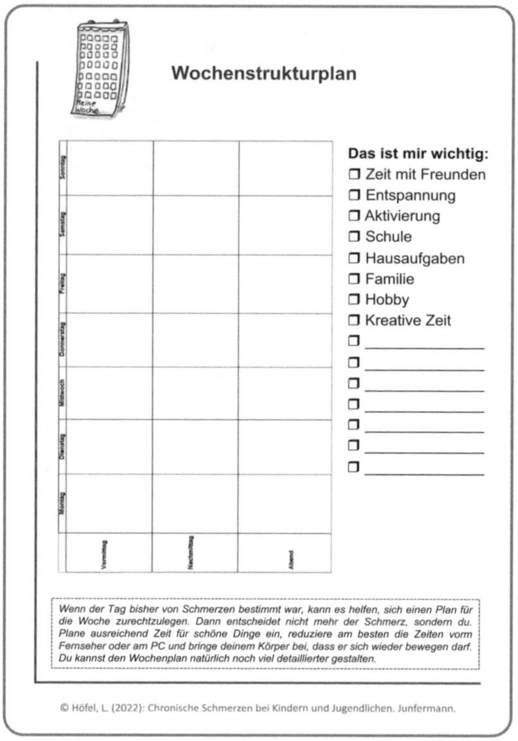
Wochenstrukturplan

	Vormittag	Nachmittag	Abend
Sonntag			
Samstag			
Freitag			
Donnerstag			
Mittwoch			
Dienstag			
Montag			

Das ist mir wichtig:
- ❒ Zeit mit Freunden
- ❒ Entspannung
- ❒ Aktivierung
- ❒ Schule
- ❒ Hausaufgaben
- ❒ Familie
- ❒ Hobby
- ❒ Kreative Zeit
- ❒ ____________
- ❒ ____________
- ❒ ____________
- ❒ ____________
- ❒ ____________
- ❒ ____________
- ❒ ____________

Wenn der Tag bisher von Schmerzen bestimmt war, kann es helfen, sich einen Plan für die Woche zurechtzulegen. Dann entscheidet nicht mehr der Schmerz, sondern du. Plane ausreichend Zeit für schöne Dinge ein, reduziere am besten die Zeiten vorm Fernseher oder am PC und bringe deinem Körper bei, dass er sich wieder bewegen darf. Du kannst den Wochenplan natürlich noch viel detaillierter gestalten.

Abbildung 6.24: Vorlage Wochenstrukturplan

Stufenweise Steigerung hin zum Ziel

Mit Blick auf das große Ziel vergessen jugendliche Schmerzpatienten manchmal, dass jeder Schritt in die Richtung schon ein großer Erfolg ist. Diese Erfolge bewusst wahrzunehmen hilft dabei, dranzubleiben und nicht aufzugeben. Andernfalls drohen Motivationsverlust und Entmutigung. Eine Planung der Zwischenschritte mit entsprechender Würdigung beugt Überforderung vor und stärkt emotional und körperlich.

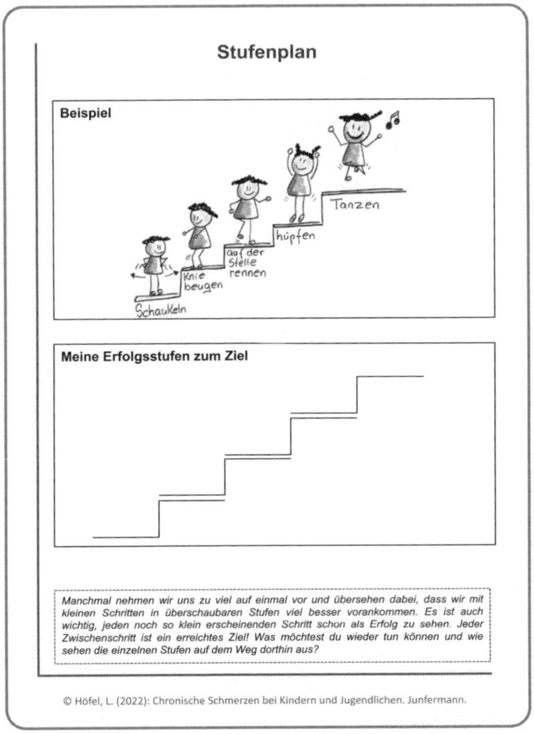

Abbildung 6.25: Vorlage Stufenplan

SchmerzFREItagebuch

Anstelle eines Schmerztagebuches, in dem minutiös jeder schmerzhaften Minute Aufmerksamkeit geschenkt wird (mit der hohen Wahrscheinlichkeit, die Minuten dadurch zu vermehren), macht es deutlich mehr Freude, ein SchmerzFREItagebuch zu führen und alle guten Momente des Tages zu notieren. Dadurch wird der Fokus von den Schmerzen weg und auf die schönen Dinge im Leben gerichtet. Heutzutage führen viele Jugendliche ein Bullet-Journal, in dem detailliert notiert, kreativ gestaltet und verziert wird, was geschehen ist und was geplant wird. Eine Kurzversion davon stellt das SchmerzFREItagebuch dar.

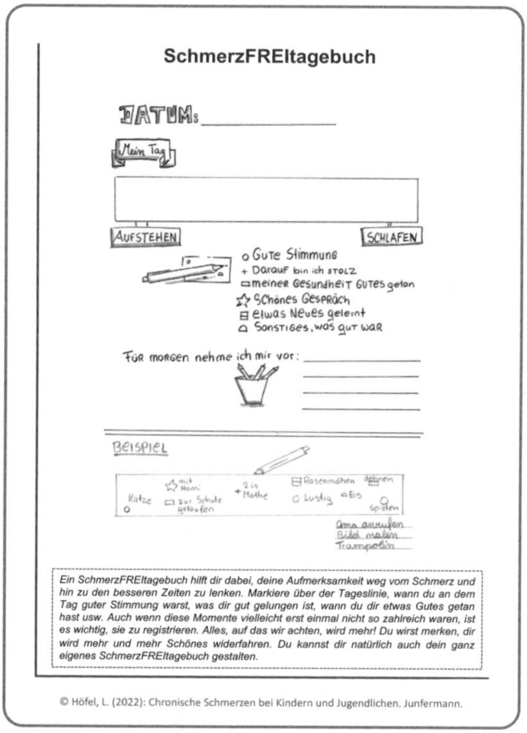

Abbildung 6.26: SchmerzFREItagebuch

Akupressur

In der Traditionellen Chinesischen Medizin werden Akupunktur und Akupressur bei zahlreichen Beschwerden eingesetzt. Einige Akupressurpunkte mit schmerzreduzierender Wirkung werden auf dem Handout (Abbildung 6.27) dargestellt und von den Jugendlichen gern umgesetzt.

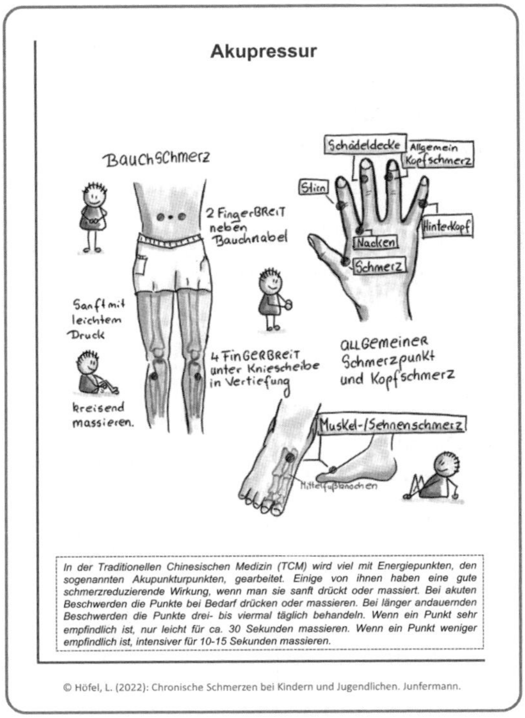

Akupressur

In der Traditionellen Chinesischen Medizin (TCM) wird viel mit Energiepunkten, den sogenannten Akupunkturpunkten, gearbeitet. Einige von ihnen haben eine gute schmerzreduzierende Wirkung, wenn man sie sanft drückt oder massiert. Bei akuten Beschwerden die Punkte bei Bedarf drücken oder massieren. Bei länger andauernden Beschwerden die Punkte drei- bis viermal täglich behandeln. Wenn ein Punkt sehr empfindlich ist, nur leicht für ca. 30 Sekunden massieren. Wenn ein Punkt weniger empfindlich ist, intensiver für 10-15 Sekunden massieren.

Abbildung 6.27: Anleitung Akupressur

Flexibel, stabil und entspannt

Je nach Beschwerden, Muskeltonus und Stabilität sind unterschiedliche körperliche Übungen sinnvoll. Eine Auswahl an häufig eingesetzten Anleitungen finden Sie auf den Handouts, die Ihnen online zur Verfügung stehen:

- Flexible Wirbelsäule
- Entspannung des Schultergürtels
- Beckenstabilisation
- Dehnung des Schulter-Nacken-Bereichs
- Dehnung der hinteren Muskelkette

Faszientraining

Faszien sind Teil des Binde- und Stützgewebes und umschließen Muskelfasern und Muskeln. Sie befinden sich an Knochen und Gelenken und dienen der Befestigung unserer Organe. Sie rücken vermehrt in den Fokus der Schmerztherapie, da „starre" Faszien zu Verspannungen, Fehlhaltungen und Schmerzen führen können und vice versa. Ziel des Faszientrainings ist die Wiederherstellung der Elastizität und Gleitfähigkeit. Der Prozess ist nicht immer schmerzfrei, sodass Kosten und Nutzen genau abgewogen werden sollten. Jeder Schmerzreiz kann eine weitere Chronifizierung begünstigen. Verklebte und unflexible Faszien hingegen verstärken wiederum die Schmerzwahrnehmung. Meist können die jungen Schmerzpatienten gut zwischen einem chronischen Schmerz und dem Schmerz durch Faszientraining unterscheiden und nehmen die positiven Veränderungen wahr.

Auf zwei Handouts, die Ihnen online zur Verfügung stehen, finden Sie Anleitungen für das Faszientraining für Beine und Oberkörper.

Ergonomisches Sitzen

Einen Großteil des Tages sitzen wir, und das nicht immer in einer gesunden Art und Weise. Die richtige Einstellung von Stuhl, Tisch und Monitor kann schon eine Verbesserung bewirken. Über lange Zeit in ein und derselben Position zu verharren ist jedoch auch nicht günstig, da auch die gesündeste Sitzhaltung auf Dauer schmerzhaft wird. Eine regelmäßige Änderung der Sitzposition sollte eingeplant werden. Das Handout zeigt, wie es geht (Abbildung 6.28):

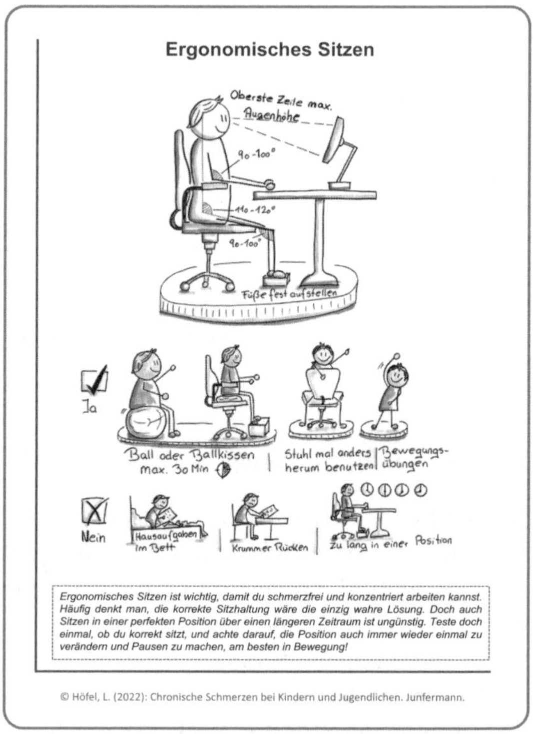

Abbildung 6.28: Ergonomisches Sitzen

Mittelweg: Über- / Unteraktivität

Wie in allen Bereichen des Lebens sind auch bei der körperlichen Aktivität ein Zuviel und ein Zuwenig ungünstig. Bei chronischen Schmerzen führt beides zu einer Zunahme der Schmerzintensität, Dauer und meist auch Lokalisation. Es gilt, sich bewusst an die Grenze der gesundheitsförderlichen Aktivierung heranzutasten und diese schrittweise auszuweiten. Ein Arbeitsblatt hilft dabei, die Bereiche zu definieren, in denen sich der Patient über- oder unterfordert, um im nächsten Schritt sinnvolle Gegenmaßnahmen zu bestimmen.

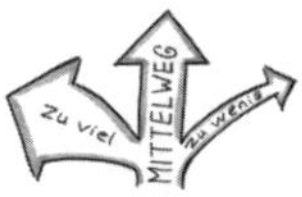

Mittelweg

Beispiel

Bereich	Unter- oder Überforderung	Was kann ich ändern?	Wer kann mich unterstützen?
Schule	Lerne zu spät, gerate in Stress.	Zeitiger lernen.	Lehrerin zu Lernstrategien befragen.
Sport	Gehe nicht mehr zum Fußball.	Einmal / Woche trainieren.	Mit dem Trainer sprechen.

Meine Überlegungen

Bereich	Unter- oder Überforderung	Was kann ich ändern?	Wer kann mich unterstützen?

Im Leben ist weder die Unter- noch die Überforderung gut. Wenn wir uns unterfordern, können wir mit der Zeit immer weniger. Wenn wir uns überfordern, geschieht dasselbe. Es gilt, den richtigen Mittelweg zu finden. Gibt es Bereiche, in denen du dich unter- oder überforderst? Was könntest du tun, um eine gute Balance zwischen zu viel und zu wenig zu finden?

Abbildung 6.29: Vorlage zur Ermittlung des individuellen Mittelwegs

Schlafhygienetipps

Guter Schlaf ist die Basis für einen gesunden Körper. Schmerzen können schlechten Schlaf bedingen, doch auch schlechter Schlaf erhöht die Schmerzwahrnehmung. Aus diesem Grund ist es wichtig, auf einen ausgewogenen Tag-Nacht-Rhythmus zu achten und die Voraussetzungen für einen erholsamen und ausreichenden Schlaf zu schaffen. Die wichtigsten Tipps für einen guten Schlaf, wie beispielsweise „Bett nur zum Schlafen benutzen" oder eine Empfehlung zur optimalen Raumtemperatur, sind auf dem Handout zusammengetragen.

6.3.5 Körperliche Reaktionen (Entspannung)

Entspannung sowohl körperlicher als auch seelischer Natur ist für das Wohlbefinden wichtig. Bei chronischen Schmerzen trifft dies noch mehr zu, da sich Schmerz, Stressreaktionen und Verspannungen gegenseitig bedingen. Es gibt unterschiedliche Herangehensweisen, um eine bewusste Entspannung herbeizuführen.

Biofeedback

Beim Biofeedback können die Zusammenhänge zwischen Gedanken, Gefühlen und körperlichen Reaktionen direkt beobachtet und trainiert werden. Es gibt zahlreiche Möglichkeiten, Muskeltonus, Herzratenvariabilität, Schweißproduktion, Hauttemperatur und Weiteres zu analysieren. Die von den jugendlichen Patienten am liebsten angenommenen (und bezahlbaren) Methoden werden hier kurz dargestellt.

Biodots® können auf die Hand aufgeklebt werden und zeigen farblich die Hauttemperatur an – leichter verfügbar und ähnlich funktionierend sind preiswerte Stimmungsringe. Es gibt zahlreiche gute Apps zur Atmung und Entspannung, die genutzt werden können. Von der Firma Mindfield gibt es eSense®-Produkte, mit denen man Hauttemperatur oder Hautleitwiderstand mit einer App nachverfolgen kann, eine dazu passende Glühbirne ändert die Farbe.

Ein entsprechendes Handout, welches die Möglichkeiten noch einmal zusammenfasst, finden Sie online.

Atemübungen

Der Atem ist die Grundlage für Leben und Wohlbefinden. Bei Schmerzen neigen wir dazu, kurzatmig und oberflächlich zu atmen, was das Schmerzsystem wiederum in Alarmbereitschaft versetzt. Sowohl eine tiefe Atmung nicht nur in den Bauch, sondern auch in Rücken und Seiten, als auch die Vorstellung, mit dem Atem Energie aufzunehmen, hat sich als hilfreich in der Behandlung von chronischen Schmerzen bei Kindern und Jugendlichen erwiesen. Für beide Aspekte finden Sie online eine entsprechende Anleitung (Abbildung 6.30).

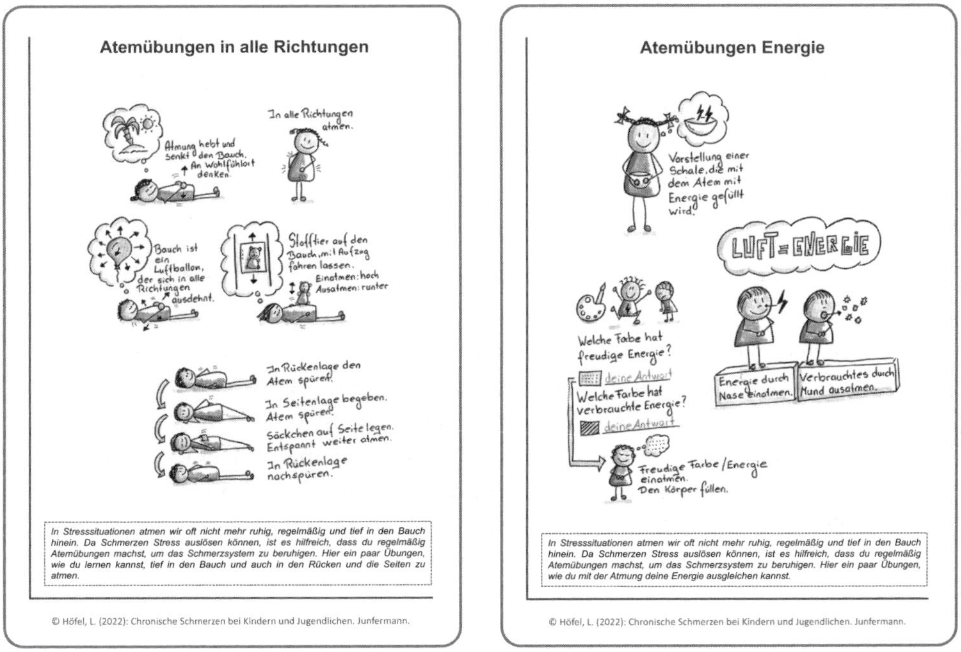

Abbildung 6.30: Vorlagen für Atemübungen

Autogenes Training

Eine bewährte Entspannungsmethode ist das Autogene Training. In der Arbeit mit jugendlichen Patienten mit chronischen Schmerzen wird die Vorstellung von Ruhe, Schwere und Wärme positiv bewertet. Patienten, die eher von Kälte profitieren, können die Wärmeimagination etwas abschwächen und sich „eine angenehme Temperatur" vorstellen. Das Handout, das Ihnen zum Download zur Verfügung steht, umfasst eine entsprechende Anleitung. Es gibt weitere gute Anleitungen in Buch-,

Video- und Audioformat. Oft wird das Autogene Training auch beispielsweise an Volkshochschulen oder im Rahmen von Kursen der Krankenkasse angeboten.

Progressive Muskelentspannung

Eine weitere bewährte Entspannungsmethode ist die progressive Muskelentspannung nach Jacobson (auch progressive Muskelrelaxation, PMR). Manchen Menschen fällt es leichter, in die Entspannung zu kommen, wenn sie zuerst bewusst anspannen und dann ebenso bewusst die Anspannung lösen und die Entspannung wahrnehmen. Eine Anleitung dazu finden Sie online auf dem Handout. Es gibt zudem zahlreiche gute Anleitungen in Buch-, Video- und Audioformat. Oft wird die Progressive Muskelentspannung auch beispielsweise an Volkshochschulen oder im Rahmen von Kursen der Krankenkasse angeboten.

Bodyscan

Der Bodyscan ist eine an sich absichtslose Beobachtung einzelner Körperpartien, ohne die dortigen Empfindungen zu bewerten oder verändern zu wollen. Die jungen Patienten schenken dadurch den meist vernachlässigten nicht schmerzhaften Bereichen dieselbe Aufmerksamkeit – weder mehr, noch weniger – wie den schmerzhaften Bereichen. Weder die nicht schmerzhaften noch die schmerzhaften werden bewertet. Alles ist so, wie es in dem Moment ist, in Ordnung, was meist zu einer Erleichterung und innerer Ruhe führt. Eine Anleitung finden Sie online auf dem Handout. Zudem gibt es auch hier gute Anleitungen in Buch-, Video- oder Audioformat.

Qigong

Qigong (Arbeit mit der Energie) ist eine meditative Bewegungstherapie aus der Traditionellen Chinesischen Medizin mit vielfältigen Anwendungsmöglichkeiten. Im Rahmen der Schmerztherapie dient sie den jugendlichen Patienten, um sich wieder an sanfte und schonende Bewegungen heranzuwagen und dabei bewusst zu atmen und sich zu entspannen. Meist spüren sie eine Veränderung ihres Energielevels, je nach Ausgangslage. Müde Jugendliche fühlen sich wacher, angespannte hingegen ruhiger. An vielen Volkshochschulen, über Krankenkassen oder in Sportvereinen wird Qigong angeboten. Die Handouts als Download geben Anleitungen für stilles Qigong, entspannendes Qigong und immunstärkendes Qigong. Zudem steht Ihnen unter ↗ https://www.youtube.com/user/junfermann/videos ein Video als Übungsmaterial zur Verfügung.

Desensibilisierende (pflegetherapeutische) Maßnahmen

Vor allem im pflegetherapeutischen Bereich auf Station werden die folgenden desensibilisierenden Maßnahmen durchgeführt, welche selbstverständlich auch zu Hause angewendet werden können. Sie dienen dem Wohlbefinden und sollten je nach Beschwerden und Zielsetzung individuell eingesetzt werden.

Wärme- und Kälteanwendung

Eine Wärmeanwendung (z. B. mit einem Kirschkernkissen oder einer Wärmeflasche) kann verspannte Muskulatur lockern, Morgensteifheit lindern, Schmerzen aufgrund von nicht entzündlichen Prozessen reduzieren und die Durchblutung fördern.

Die Kälteanwendung ist hilfreich bei Überwärmung und Schwellungen.

Zwei Handouts helfen den Patienten, sich die jeweiligen Anwendungen zunutze zu machen.

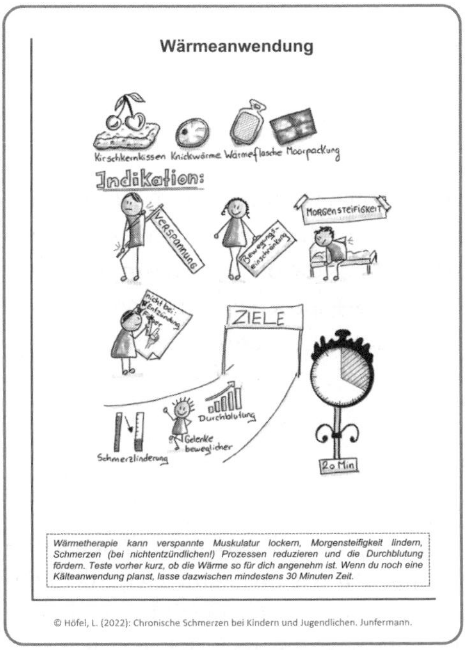

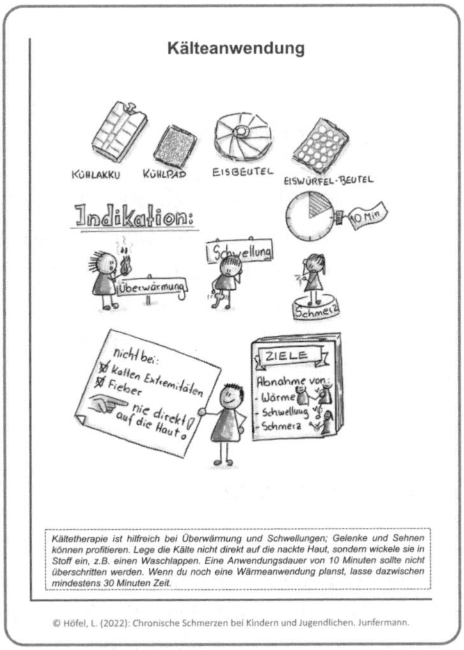

Abbildung 6.31: Wärme- und Kälteanwendungen kindgerecht erklärt

Igelballanwendung

Mit einer Igelballanwendung können Verspannungen gelöst und die Durchblutung angeregt werden.

Sowohl für die Anwendung des Igelballs als auch für die folgenden Retterspitz®- und Wechselbadanwendungen stehen Ihnen online Handouts zur Verfügung.

Retterspitz®

Retterspitz®wickel helfen bei geschwollenen oder überwärmten Gelenken, Sehnenschmerzen, Zerrungen und blauen Flecken.

Wechselbad

Mit Wechselbädern können Schmerzen gelindert, die Beweglichkeit verbessert, Durchblutung und Stoffwechsel gefördert und insgesamt ein besseres Körpergefühl erlangt werden.

6.3.6 Schatzkammer

Die Strategien der Schatzkammer lassen sich sicherlich auch einzelnen Komponenten des Garmischer Schmerzverarbeitungsmodells zuordnen, wechseln aber je nach Interpretation der Patienten die Zugehörigkeit mehr als die bisher genannten Strategien. Aus diesem Grund werden sie den Schätzen zugesprochen, um möglichst viel Freiraum in der Anwendung und der Zuordnung auf dem Wohlfühlplan zu ermöglichen.

Positive Abfärbung

Im Alltag gibt es immer wieder Situationen, die uns wie selbstverständlich als entspannt oder schön vorkommen, und vielleicht machen wir uns keine Gedanken darüber. Mit jedem positiven Erlebnis jedoch werden auch die Umgebungssituation, Farben, Gerüche und Geräusche abgespeichert. Dies kann man sich zunutze machen, indem man Dinge, die mit einer positiven Situation assoziiert sind (z. B. das Lieblings-T-Shirt beim Eisessen), in eher unangenehmen Situationen einsetzt. Dadurch färbt das positive Gefühl auf die negative Situation ab und das Wohlbefinden steigt.

Positive Abfärbung

Beispiel

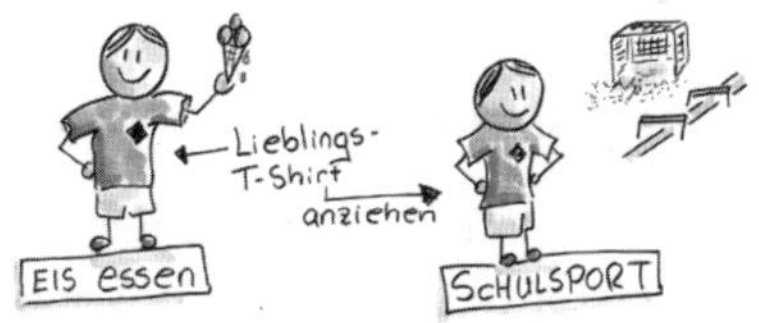

Situation, in der ich mich wohlgefühlt habe.
Was verbinde ich damit, sodass ich es einfach auf eine unangenehme Situation übertragen kann? Alles ist hilfreich, egal ob Kleidung, Geräusche, Farben, Gerüche, Körperhaltung etc.

Wenn uns Dinge Freude bereiten, wird der Moment in unserem Gedächtnis mit allen Sinnen abgespeichert. Womöglich überwiegen bestimmte Farben, Geräusche oder du trägst gerade dein Lieblingskleidungsstück. Das kannst du dir zunutze machen, indem du in herausfordernden Momenten an die schöne Farbe denkst oder das Kleidungsstück anziehst. Die negative Situation wird sofort leichter, da das Positive abfärbt. Du wirst spüren, dass es ganz einfach ist.

Abbildung 6.32: Positive Abfärbung

Stärkenaktivierung

Sicherlich gab es im Leben des Patienten schon herausfordernde Situationen, die gut gemeistert wurden. Um Herausforderungen zu bestehen, nutzen wir zahlreiche Stärken und Ressourcen, die wir uns bewusst machen können. Sobald wir den Fokus auf unsere Stärken legen, können diese in den Vordergrund treten und bei negativen Gedanken und in schmerzhaften Situationen Sicherheit geben. Das Handout zum Download hilft dabei, Stärken und Ressourcen herauszuarbeiten.

SchmerzFREI-Imagination

Die Vorstellung der eigenen Schmerzen ist unter anderem mit einer Lokalisation, Größe, Temperatur und Farbe verknüpft. Sobald wir erkannt haben, wie wir den Schmerz beschreiben würden, können wir diese Beschreibung auch bewusst ändern. Eine Veränderung der Vorstellung wird auch den Schmerz verändern. Manchmal können die Jugendlichen mit der Formulierung „Welche Farbe hat dein Schmerz?“

nichts anfangen, dann hilft die Konjunktivformulierung „Welche Farbe hätte dein Schmerz, wenn er eine Farbe hätte?“. Das Handout im Downloadbereich hilft dabei, die alte Vorstellung vom Schmerz in eine neue und angenehmere zu transformieren.

SchmerzFREI-Imaginationsgeschichte

Ein Beispiel für die Kombination von Elementen der Progressiven Muskelentspannung als Einleitung mit Übergang zu imaginativen Veränderungsmöglichkeiten des Schmerzes stellt die SchmerzFREI-Imaginationsgeschichte dar, die Sie auch online als Handout oder – in leicht variierter Form – als Audiodatei finden. Der Patient kann sie selbst durchlesen oder anhören. Sie finden Handout und Audio in der Mediathek zu diesem Titel unter: ↗ https://www.junfermann.de/titel/chronische-schmerzen-bei-kindern-und-jugendlichen/1538

Die Geschichte von …

Geschichten und Metaphern sprechen Kinder und Jugendliche an und animieren sie dazu, zu reflektieren, welche Bedeutung sie für das eigene Leben und den Umgang mit Schmerzen haben könnte. Zwei der beliebtesten Geschichten sind „Der kaputte Krug“ (eine Geschichte über das Erkennen der eigenen Stärke und Schönheit) und „Der Kampf der zwei Wölfe“ (eine Geschichte zur Verdeutlichung von Selbstwirksamkeit), welche Sie online als Handouts finden.

Zitate

Aufgrund der Tatsache, dass junge Menschen mit chronischen Schmerzen schon früh die Erfahrung gemacht haben, dass das Leben kein Zuckerschlecken ist, sind ihre Gedankengänge oft schon sehr reif und tiefgründig. Die Auseinandersetzung mit der Bedeutung von Zitaten und die Reflexion, was diese ihnen sagen könnten, führen zu aufschlussreichen Gesprächen. Die beliebtesten Zitate finden Sie online auf dem Handout gelistet, wie beispielsweise „Es ist ein langsamer Prozess. Aber Aufhören wird ihn nicht beschleunigen“. Dort ist auch Platz, ein eigenes Lieblingszitat einzutragen.

Akzeptanz

Junge Menschen mit chronischen Schmerzen möchten meist erst einmal nichts von Akzeptanz hören, da sie damit ein Aufgeben und Sich-dem-Schicksal-Ergeben verbinden. Sobald sie jedoch nachvollziehen können, dass es eher darum geht, den (meist frustrierenden) Kampf aufzugeben und erst einmal die Situation so zu nehmen, wie sie ist, führt dies zu Erleichterung und innerer Ruhe. Sie kommen dazu, sich zu fragen, welche Funktion der Schmerz womöglich haben könnte. Indem man sich innerlich weniger stark gegen die Schmerzen wehrt, kann die Wahrnehmung des gegenwärtigen Moments mit all seinen Möglichkeiten in den Fokus rücken. Meist sind eine Zunahme an Lebensqualität und eine reduzierte schmerzbezogene Alltagsbeeinträchtigung zu beobachten. Das Arbeitsblatt, das Sie online finden, hilft den Patienten dabei, Akzeptanz bewusster im Alltag einzusetzen.

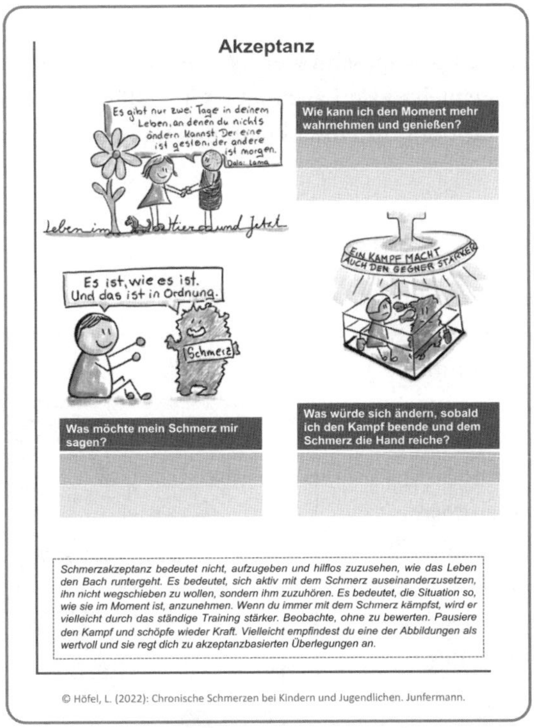
Akzeptanz
Es gibt nur zwei Tage in deinem Leben, an denen du nichts ändern kannst. Der eine ist gestern, der andere ist morgen. Dalai Lama
Wie kann ich den Moment mehr wahrnehmen und genießen?
Ein Kampf macht auch den Gegner stärker
Es ist, wie es ist. Und das ist in Ordnung.
Schmerz
Was möchte mein Schmerz mir sagen?
Was würde sich ändern, sobald ich den Kampf beende und dem Schmerz die Hand reiche?
Schmerzakzeptanz bedeutet nicht, aufzugeben und hilflos zuzusehen, wie das Leben den Bach runtergeht. Es bedeutet, sich aktiv mit dem Schmerz auseinanderzusetzen, ihn nicht wegschieben zu wollen, sondern ihm zuzuhören. Es bedeutet, die Situation so, wie sie im Moment ist, anzunehmen. Wenn du immer mit dem Schmerz kämpfst, wird er vielleicht durch das ständige Training stärker. Beobachte, ohne zu bewerten. Pausiere den Kampf und schöpfe wieder Kraft. Vielleicht empfindest du eine der Abbildungen als wertvoll und sie regt dich zu akzeptanzbasierten Überlegungen an.
© Höfel, L. (2022): Chronische Schmerzen bei Kindern und Jugendlichen. Junfermann.

Abbildung 6.33: Vorlage Akzeptanz

Reaktionstagebuch

Viele Jugendliche fühlen sich ihren Reaktionen auf herausfordernde Situationen hilflos ausgeliefert – meist können sie nicht einmal benennen, was in ihnen vorgeht. Auch bei Schmerzen reagieren sie mit automatisierten Gedanken-, Gefühls- und Verhaltensmustern und körperlichen Reaktionen. Eine Veränderung ist kaum möglich, wenn nicht bewusst ist, was verändert werden könnte.

Oft stehen stressauslösende Situationen und negative Emotionen in Zusammenhang mit einer verstärkten Schmerzwahrnehmung. Es lohnt sich, die Situation mithilfe eines Arbeitsblatts genauer anzuschauen und zu überlegen, welche Gedanken, Gefühle und Körperempfindungen vorherrschend waren und welches Verhalten man gezeigt hat. Darauf aufbauend können neue Reaktionen und Strategien für die Zukunft überlegt, geplant und trainiert werden. Das passende Arbeitsblatt finden Sie bei den Online-Materialien.

Aromaanwendung

Aromaöle können vielseitig eingesetzt werden. Die beliebtesten und einfach zu organisierenden Öle wie beispielsweise Lavendel oder Pfefferminz und ihre Anwendungen werden auf dem Handout im Downloadbereich übersichtlich dargestellt.

Abgrenzung

Junge Patienten mit chronischen Schmerzen sind oft sehr durchlässig für die Emotionen und Geschehnisse um sie herum, da sie aufgrund ihrer Schmerzen über geringe Abwehr- und Abgrenzungsmechanismen verfügen. Zugleich möchten sie sich nicht komplett von der Außenwelt abschotten. Eine Möglichkeit, negative Emotionen, Aussagen oder Geschehnisse von außen von sich fernzuhalten und zugleich am jugendgerechten Alltag teilzuhaben, ist die von Patienten selbst erarbeitete Seifenblasen-Methode. Man stellt sich vor, in einer bunt schillernden Seifenblase zu stehen: Man bekommt alles mit, doch negative Energien prallen an der Seifenblase (die erstaunlich fest ist) ab.

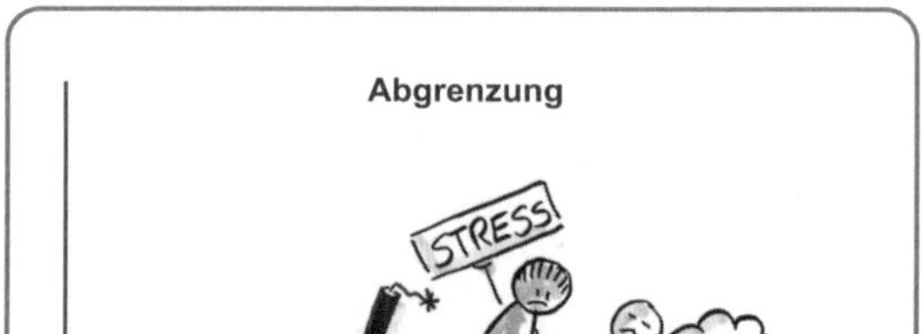

Abbildung 6.34: Abgrenzung mithilfe der Seifenblasen-Methode

6.3.7 Auf einen Blick

Wenn's schnell gehen soll oder als edukative und motivierende Zusammenfassung hilft eine Übersicht „auf einen Blick". Die wichtigsten Informationen für betroffene Kinder und Jugendliche mit chronischen Schmerzen und Eltern und Angehörige werden noch einmal für Sie zusammengestellt und als Handouts aufbereitet.

Das Handout „‚Auf einen Blick' für Betroffene" umfasst dabei folgende Punkte:

- Chronischer Schmerz ist real
- Du kannst etwas dagegen tun
- Medikamente sind nicht das Mittel der Wahl
- Aktivierung und Entspannung
- Traurig, ängstlich oder wütend zu sein ist okay
- Hilfe in Anspruch zu nehmen ist okay
- Schmerz als Botschafter
- Bestimme du deinen Alltag

Das Handout „‚Auf einen Blick' für Eltern (und Angehörige)" umfasst folgende Punkte:

- Chronischer Schmerz ist real
- Ihr Kind kann etwas dagegen tun
- Selbstständigkeit fördern
- Medikamente und weitere Untersuchungen sind nicht das Mittel der Wahl
- Weniger über den Schmerz sprechen
- Sie und Ihr Kind bestimmen den Alltag
- Wut, Trauer und Angst sind sowohl bei Ihrem Kind als auch bei Ihnen okay

7. Fallbeispiele

Anhand von zwei fiktiven Fallbeispielen, die durch zahlreiche reale Patientengeschichten inspiriert wurden, aber auf keine einzelne zurückzuführen sind, soll die interdisziplinäre und bio-psycho-soziale Herangehensweise dargestellt werden. Mittels Anamnese, Befunderhebung, Diagnose, therapeutischer Schwerpunkte, Verlauf und Empfehlungen unter Einbeziehung der Handouts wird verkürzt beschrieben, wie sich eine Behandlung vom ersten Erscheinen der Patienten bis zum Abschluss der Therapie gestalten könnte. Die interdisziplinäre Zusammenarbeit ermöglicht, die Patienten ganzheitlich zu begleiten und Schwerpunkte in den unterschiedlichen Disziplinen festzulegen. Im ambulanten Setting benötigt dies ein gut funktionierendes und aufeinander eingespieltes Netzwerk.

Bei frühzeitiger Anleitung zu gesundheitsförderndem Verhalten kann einer Chronifizierung von vornherein vorgebeugt werden, sodass, rechtzeitig umgesetzt, womöglich nur einzelne Aspekte in der ambulanten Behandlung vermittelt werden müssen.

7.1 Emma

7.1.1 Anamnese

Es handelt sich um ein 14-jähriges Mädchen, dem wir hier den Namen „Emma“ geben. Seit einem Fahrradunfall vor zwei Jahren halten die Schmerzen im rechten Knie an. Emma gibt sie mit der Stärke 6–8 / 10 auf der Numerischen Ratingskala (NRS 0–10) an. Dabei sei der Schmerz immer vorhanden, die Intensität hingegen schwankend. Das Knie war nach dem Unfall aufgeschürft, es bestand eine Wundheilungsstörung über drei Wochen. Es wurde kein weiterer Kniebinnenschaden festgestellt (keine knöcherne Verletzung, Bänder und Menisken intakt). Nach drei Wochen war alles gut verheilt. Die Knieschmerzen werden aktuell als „stechend“, „grausam“ und „schrecklich“ beschrieben. Körperliche Belastung, nasskaltes Wetter und Aufmerksamkeit auf die Schmerzen verstärken diese.

Seit einem Jahr treten zudem zunehmend Rückenschmerzen und Schulter-Nacken-Beschwerden auf (5–7 / 10). Diese seien fast täglich vorhanden bei längerem Sitzen und während des Sports, treten aber nicht durchgehend auf. Rückenschmerzfreie Phasen gäbe es vor allem am Wochenende. Ausruhen, Hinlegen und Wärme seien hilfreich. Die Schmerzqualität wird als dumpf, drückend und ziehend wahrgenommen.

Zudem berichtet Emma von vielen grüblerischen Gedanken über die Zukunft. Der Schlaf sei weitgehend unbeeinträchtigt mit einer etwas längeren Einschlafphase.

Emma lebt mit ihren Eltern und der 17-jährigen Schwester in einem Haushalt.

Die Schwester wurde vor zwei Jahren aufgrund von selbstverletzendem Verhalten acht Wochen in einer kinder- und jugendpsychiatrischen Einrichtung behandelt.

Der Vater ist gesund und ganztags berufstätig als leitender Angestellter.

Die Mutter leidet seit zehn Jahren unter dem Fibromyalgiesyndrom, sie ist flexibel tätig als freiberufliche Künstlerin.

Das Verhältnis zur Schwester und zu den Eltern wird als eng und harmonisch beschrieben. In der Phase des selbstverletzenden Verhaltens der Schwester habe es Spannungen innerhalb der Familie gegeben, welche sich mithilfe von Familientherapie gelegt haben. Schmerzen werden eher im Zusammenhang mit dem Fibromyalgiesyndrom der Mutter thematisiert.

Bisherige Therapien: Paracetamol war initial wirksam, inzwischen fand aber keine Veränderung der Schmerzen durch dieses Medikament oder Ibuprofen statt. Eine Massage des Rückens blieb bisher ohne Erfolg, die TENS-Therapie wirkte vorübergehend schmerzlindernd am Rücken. Wärme hilft überall während der Anwendung, danach ist ein Nachlassen der Wirkung zu beobachten. Manchmal wird Kälte am Knie als wohltuend empfunden.

Hobbys: Klavier spielen, Einrad fahren im Verein (nicht mehr möglich seit einem Jahr), zeichnen.

Schule: 8. Klasse Gymnasium, Emma hat gute Noten und lernt nach der Schule ca. zwei bis drei Stunden. Vom Schulsport ist sie befreit. Ca. sechs Tage / Monat fehlt sie in der Schule oder verlässt diese früher wegen der Schmerzen.

Soziale Kontakte: Es gibt eine gute Freundin seit Grundschulalter, die aber seit einem Jahr nicht mehr in der Nachbarschaft wohnt. Enge Freundschaften aus dem Verein haben sich inzwischen aufgelöst, da Emma nicht möchte, dass sie nach ihrem Befinden gefragt wird oder aber, warum sie nicht mehr Einrad fährt. Ein guter Freund in der Schule kümmert sich sehr um sie und unterstützt sie im Schulalltag (Schulranzen tragen, Mitschriften kopieren).

Emotionales Befinden: Emma wird überwiegend neutral / schwingungsarm erlebt, früher sei sie als fröhlicher wahrgenommen worden, was teilweise auf die Pubertät zurückgeführt wird. Im Kontakt mit dem Schulfreund und der entfernt wohnenden besten Freundin sei sie gelöst, fröhlich. Sie beschreibt sich selbst als „entspannt beim Zeichnen“, manchmal genervt von den Schmerzen. Phasenweise sei sie traurig, wenn sie geplante Aktivitäten nicht durchführen könne. Die Erkrankung der Schwester vor zwei Jahren sei belastend gewesen, gelegentlich habe sie das Gefühl gehabt, nicht mehr wahrgenommen zu werden. Dies wurde in der Familientherapie thematisiert und sie fühle sich seitdem wieder zufriedener im Familiengefüge. Der Wegzug der Freundin mache sie traurig, sie versuche, so oft wie möglich mit ihr zu chatten oder sie zu treffen.

Krankheitsmodell: somatisch orientiert (durch den Fahrradsturz bisher unerkannte Schädigung), dadurch muskuläre Rücken- / Nackenverspannungen; Schmerz hat Auswirkungen auf die Stimmung. Vererbt (Fibromyalgiesyndrom der Mutter, gegen das nichts helfe).

Erwartungen an die Therapie: keine Schmerzen mehr.

7.1.2 Befunde und vertiefende Beobachtungen

Ärztlicher Dienst

Knie: Hypermobilität der Kniegelenke, Druckschmerz um die Kniescheibe, hoher Tonus der Oberschenkelmuskulatur.

Rücken: leichte linkskonvexe skoliotische Fehlhaltung mit Beckentiefstand rechts.

Physiotherapie und Massage

Schongang mit Streckhaltung des rechten Kniegelenks und verstärkter Abrollbewegung des Fußes und Hochziehen der rechten Beckenseite. →Myogelosen paravertebral im Bereich der Brust- und Lendenwirbelsäule, verspannte Schulter-Nacken-Muskulatur mit Druckschmerzhaftigkeit.

Ergotherapie

Bei der Befunderhebung war die unphysiologische Sitzhaltung auffällig. Emma schreibt in einem →Drei-Punkt-Griff mit einer starken →Hyperextension im DIP II. Während des Befundes konnte Emma sehr genau ihre Schmerzen beschreiben. Die angegebenen Alltagsprobleme (Socken, Schuhe und Hose anziehen, Zähne putzen, Treppen gehen sowie Gegenstände tragen) beschreibt Emma immer in Zusammenhang mit vielen Schmerzen bei der Ausführung.

Dies zeigt sich auch im ergotherapeutischen Kawa-Modell (Iwama, Thomson & Macdonald, 2009). Emma hat ihre aktuelle Lebenssituation mithilfe eines Flussmodells gezeichnet, in dem Treibhölzer Ressourcen darstellen, Steine die Probleme verdeutlichen und Flussbett und Umgebung Umweltfaktoren visualisieren (vgl. Abbildung 7.1):

Ressourcen: Einrad fahren (da es an sich Spaß macht), Klavier spielen, Wärme, Ausruhen.

Steine/Probleme: Einrad fahren (da es schmerzhaft ist), Schmerzen, Sitzen bereitet Probleme, Freunde (fragen zu viel), grüblerische Gedanken.

Stabilisierende Faktoren: Eltern, Schwester, beste Freundin.

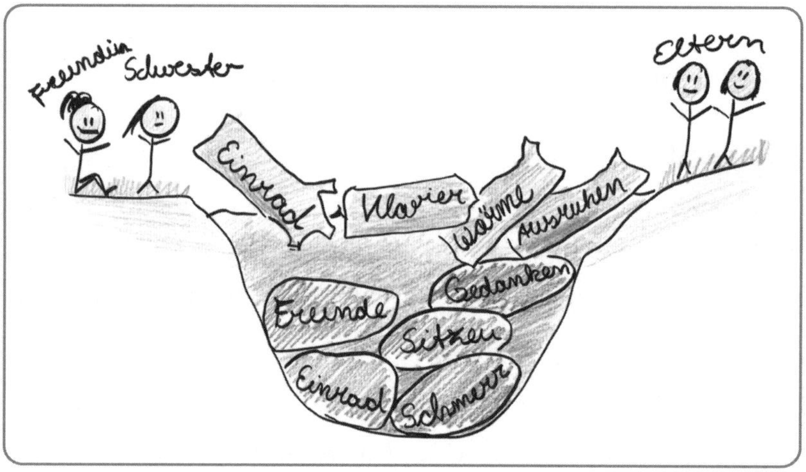

Abbildung 7.1: Das Kawa-Modell von Emma zu Beginn der Therapie

Psychologischer Dienst

Emma verfügt über eine Vielzahl an Ressourcen wie Offenheit, Reflexionsfähigkeit, soziale Kompetenz und Kreativität. Die Therapie der Schwester und der Fahrradsturz fallen anamnestisch in denselben Zeitraum – Emma hatte damals das Gefühl, dass ihren Beschwerden keine Aufmerksamkeit geschenkt wurde. In ihrer Wahrnehmung stand das selbstverletzende Verhalten der Schwester im Vordergrund und wird von ihr auch als „wichtiger“ beschrieben. Sie empfand sowohl Angst um ihre Schwester als auch Angst vor einer schweren Knieverletzung. Zeitgleich nahmen die jahrelang häufig thematisierten Schmerzen der Mutter zu, sodass Emma das Gefühl hatte, dass ihre Knieschmerzen dagegen belanglos seien. In der Zeit des Wegzugs der besten Freundin berichtet sie von vermehrter Traurigkeit, Weinen und reduziertem Antrieb. Sie verbrachte zunehmend weniger Zeit im Verein aus Furcht vor Schmerzen und Fragen nach ihren Beschwerden und mehr Zeit am Schreibtisch, um zu lernen oder zu zeichnen. Rücken- und Schulter-Nacken-Beschwerden nahmen zu. Halt gab ihr der Schulfreund, der sie immer wieder nach den Schmerzen fragte und sich vor allem um sie kümmerte, wenn ihre Schmerzen stärker wurden. Emma reflektiert, dass die verstärkte Aufmerksamkeit bei Schmerzen womöglich dazu beigetragen haben könnte, dass sie den Schmerzen weniger entgegensetzte. Langes Lernen unter der Woche führt Emma auf eigenen Leistungsdruck zurück, der die Schmerzen verstärkt.

Testdiagnostisch sind Hinweise auf eine depressive Symptomatik und zunehmend passive Schmerzbewältigungsstrategien sowie sozialen Rückzug gegeben.

Schmerzbezogene Diagnose

Chronische Schmerzstörung mit somatischen und psychischen Faktoren.

Somatischer Faktor: Sturz auf Knie und Schürfwunde mit schmerzhaftem Heilungsverlauf.

Schmerzmodulierende psychische Faktoren: u. a. Stress- und Belastungsfaktoren (Erkrankung der Schwester, Wegzug der Freundin), Verhaltensänderungen (Aufgabe von Einrad fahren), soziale Konsequenzen (Rückzug, weniger soziale Kontakte), emotionale Belastung (schmerzbezogene Ängste, Traurigkeit), maladaptive Kognitionen (Belanglosigkeit der Schmerzen im Vergleich zur Mutter).

7.1.3 Therapeutische Schwerpunkte

Ärztlicher Dienst

Es wurde regelmäßig edukativ am Beispiel des Garmischer Schmerzverarbeitungsmodells (Handout) gearbeitet, um Emmas vorwiegend somatisches Krankheitsmodell um psycho-soziale Einflussfaktoren zu erweitern. Nochmals erläutert wurden die Befunde der bisherigen Diagnostik, welche keinen Hinweis auf eine körperliche Schädigung geben. Wiederholtes Versichern, dass die Schmerzen real sind, auch wenn kein körperliches Korrelat zugrunde liegt. Die Zusammenhänge von Schongang und der fehlenden sportlichen Aktivierung und der aktuellen Schmerzsituation wurden erarbeitet.

Zudem Stärkung der Selbstwirksamkeitserwartung und Selbstständigkeit der Patientin. Hinführen zu aktiven Schmerzbewältigungsstrategien mit regelmäßiger Versicherung, dass sich aktives Bewegen positiv auf die Schmerzwahrnehmung und den entspannten Umgang mit Schmerzen auswirken wird (Handout Angst-Vermeidungs-Modell).

Anpassung der Ziele: weg von „Schmerzfreiheit" hin zu „verbesserter, selbstwirksamer Umgang mit Schmerzen" unter Einbezug weiterer Ziele bezüglich Hobby und Freundschaften (Handout Ziele).

Eltern
Edukation bezüglich chronischer Schmerzstörung mit somatischen und psychischen Faktoren (Handout) und Fibromyalgiesyndrom (Handout).

Physiotherapie & Massage

In der Medizinischen Trainingstherapie konnte Emma gleich zu Beginn ihre aufrichtende Rücken- und Rumpfmuskulatur kräftigen. Im Verlauf kamen weitere Geräte für die Ausdauer und die Kräftigung der Beinmuskulatur dazu. Parallel zu →detonisierender Massage der Beinmuskukatur und einer veränderten Anwendung der TENS-Therapie erfolgte v.a. im Therapiebad ein spontanes Lösen der starren Kniestreckung. Bei spielerischen Aufgaben wurden körperliche spontane Reaktionen genutzt und so konnte Emma ihr rechtes Bein beim Ballkicken oder Klettern zunehmend gebeugt einsetzen. Die Herausforderung für Emma war, die Kniebeugung auch ohne Ablenkung, also bewusst, durchzuführen. Es gelang ihr zunehmend besser, den Unterschenkel auf einem Tisch sitzend locker pendeln zu lassen.

Mit dem Ziel, wieder Einrad zu fahren, erfolgten Balanceübungen auf dem Therapieball, dem kleinen Pedalo und der Slackline. Durch das bewusste „Entriegeln" des Kniegelenkes gewann Emma zunehmend mehr Sicherheit in der Bewegung und Selbstvertrauen.

Zur Aufrichtung des Rückens lernte Emma in einzelnen Therapieeinheiten Übungen nach Schroth, beruhend auf Körperwahrnehmung, dreidimensionaler Atembewegung und Kräftigung, die auch zu Hause weitergeführt werden sollen. Die Übung zur flexiblen Wirbelsäule (Handout Flexible Wirbelsäule) und zur Lockerung des Schulter-Nacken-Bereichs (Handout Entspannung des Schultergürtels) führte sie nach anfänglicher Anleitung regelmäßig eigenständig durch.

Ergotherapie

Gemeinsam mit Emma wurde eine ergonomische Sitzposition erarbeitet. Emma fand heraus, dass ihr ein Ballkissen zeitweise eine Unterstützung bieten kann. Auch die schräge Arbeitsfläche wirkt sich positiv auf ihre Schulter-Nacken-Schmerzen aus. Hierbei wurde ihr das Handout „Ergonomisches Sitzen" ausgegeben sowie ein Foto von ihr in der richtigen Sitzposition mit ihrem Smartphone als Erinnerungsstütze gemacht. Durch diese Veränderungen konnte sie nun in der Klinikschule den Schulalltag erleben. Integriert wurden darüber hinaus die Übungen aus der Physiotherapie.

Während des Sitzens wurde Emma der → Interdigitalgriff gezeigt und ihr die Technik des Zentangle nähergebracht (Handout Zentangle). Die neue Stifthaltung konnte sie beim Zeichnen gut umsetzen, für das Schreiben möchte sie noch mehr üben. Beim Zeichnen konnte sie schon eine deutliche Entspannung spüren, sowohl bezogen auf den Schulter-Nacken-Bereich als auch auf das persönliche Stressempfinden.

In der Ablenkgruppe erhielt Emma zu den Themen Wahrnehmung, Gehirnjogging und „gemeinsam kreativ" weitere Ablenkstrategien. Vor allem Gehirnjogging und „gemeinsam kreativ" waren für Emma ablenkend und konnten ihre vorhandenen Ressourcen unterstützen.

Beispiele für Gehirnjogging: Sätze aus Wörtern, Buchstabenrätsel, Sudoku (Handouts)

Beispiele für „zusammen kreativ": Zentangle, Mandala, Origami, Sketchnotes zeichnen (Handouts), Steine bemalen

Pflege- und Erziehungsdienst

Bewegungstraining: Zu Beginn der Therapie fiel ein stark humpelndes Gangbild auf, ausgehend vom rechten Knie. Mit verschiedenen spielerischen Bewegungsübungen (Pedalo, Trampolin, Ski, Tischtennis usw.) gelang es über mehrere Tage, wieder ein runderes Gangbild mit Emma zu trainieren. Mit der Patientin wurde besprochen, dass die Eltern am Wochenende ihr Einrad mit in die Klinik bringen. Emma konnte sich zu der Zeit noch nicht vorstellen, dies wieder zu benutzen. In den nächsten Tagen jedoch konnte sich Emma mit Unterstützung des Pflege- und Erziehungsdienstes dazu entschließen, einen Versuch zu starten. Mit Halt an beiden Seiten gelang es ihr, eine erste kleine Runde zu fahren. Dies wirkte sich sehr positiv auf Emmas Stimmung aus. Im Verlauf fand sie wieder ihre Freude und Sicherheit beim Einradfahren.

Aromaanwendung (Handout Aromanwendung): Die Anwendung von Lavendeltupfer empfand Emma als entspannend, vor allem vor den Therapieeinheiten, vor denen sie sich zu Beginn noch unsicher fühlte. Da sie zum Einschlafen lange brauchte (bis zu einer Stunde), bekam sie einen Mandarine-rot-Tupfer (ätherisches Öl) und führte Übungen aus dem stillen Qigong (Handout Stilles Qigong) durch.

Psychologischer Dienst

Ziel war, Emma emotional zu stärken, ihr Angst-Vermeidungs-Verhalten zu reduzieren, ihre Ressourcen wahrzunehmen (Handout Stärkenaktivierung) und ihre Schmerzen unabhängig von denen der Mutter zu sehen. In Gruppen- und Einzelentspannungseinheiten (Handouts Autogenes Training / Progressive Muskelentspannung) gelang es ihr, über die psychische Entspannung die körperlichen Verspannungen zu lösen. Dies wurde im Rahmen von Biofeedbackeinheiten zudem visualisiert und sie nahm über den Tag mithilfe eines Stimmungsrings die Auswirkung ihrer Gedanken und Gefühle auf den Körper wahr (Handout Biofeedback). Sie vereinbarte mit ihrem Schulfreund, dass sie schmerzunabhängige Zeit miteinander verbringen und der Schmerz nicht die Beziehungsgestaltung bestimmt. Mit ihrer besten Freundin möchte sie weniger über Schmerzen sprechen. Emma lernte, zwischen den Schmerzen der Mutter und ihren zu unterscheiden und die Symptome nicht zu vergleichen oder gegeneinander abzuwägen. Die Angst um ihre Schwester und die Angst vor einer schlimmen Knieverletzung lernte sie voneinander zu entkoppeln (Handout Abgrenzung). Es wurde ein Wochenstrukturplan (Handout Wochenstrukturplan) mit regelmäßigen aktivierenden, sozialen und entspannenden Einheiten unter Einbezug von Schul- und Lerneinheiten und der Ausführung von Hobbys erstellt.

Eltern
Die Eltern nahmen an einer Schulung zum Garmischer Schmerzverarbeitungsmodell (Handout) teil und schauten sich zur Vertiefung das Edukationsvideo „Wissenswertes zum Schmerz“ (siehe Abschnitt 5.4) an. Es wurden Einzelgespräche geführt, in denen das bio-psycho-soziale Modell, intrafamiliäre Belastungen (selbstverletzendes Verhalten der älteren Tochter, Überstunden des Vaters) und die seit Jahren bestehenden Schmerzen der Mutter thematisiert wurden. Gemeinsam mit den Eltern und Emma wurde besprochen, dass der Austausch über die Schmerzen reduziert werden sollte zugunsten von Überlegungen, was guttun kann. Zudem wurde die Etablierung schmerzunabhängiger positiver Interaktionszeiten (Kino, Spaziergang, gemeinsam malen, Fotospaziergang) vereinbart (Handout „Auf einen Blick“ für Eltern und Angehörige). Zur Unterstützung der Umsetzung planten sie, eine psychologische Beratungsstelle oder die bereits bekannte Familientherapeutin aufzusuchen.

Weitere Empfehlungen

- Psychologische Beratungsstelle für Emma und ihre Familie, um weiterhin an den Interaktionsmustern zu arbeiten; alternativ Aufsuchen der bereits bekannten Familientherapeutin
- Intermittierend Physiotherapie zur Überprüfung des Gangbildes und Anpassung des medizinischen Trainingsplans

Wohlfühlplan

Emmas Wohlfühlplan mit den für sie wichtigsten Strategien und Impulsen, welche ihr die gesundheitsförderliche Alltagsgestaltung zu Hause erleichtern, finden Sie unten (Abbildung 7.2). Es ist davon auszugehen, dass es Emma zunehmend besser gehen wird, wenn sie sich an die erarbeiteten Strategien und den Wochenstrukturplan hält und die Familie eine Beratungsstelle aufsucht.

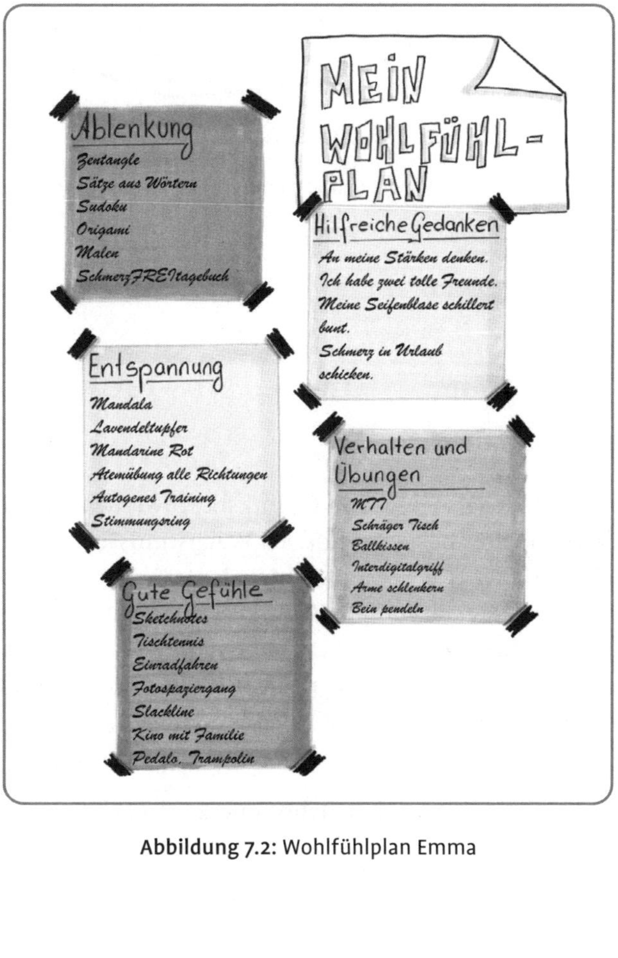

Abbildung 7.2: Wohlfühlplan Emma

Emma zeichnet am Ende des stationären schmerztherapeutischen Aufenthalts in ihrem Kawa-Modell weniger Probleme und mehr Ressourcen (Abbildung 7.3). Freunde und Familie werden nun gemeinsam dargestellt und sehen fröhlicher aus. Das Wasser ist bewegter, Emma beschreibt, dass „die Treibhölzer fröhlich auf den Wellen hüpfen".

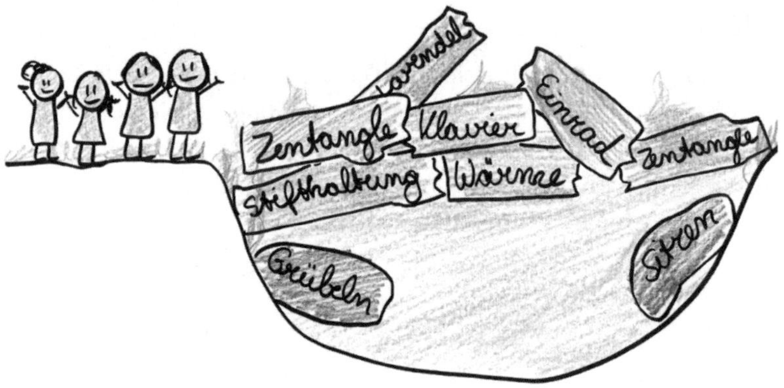

Abbildung 7.3: Kawa-Modell von Emma am Ende der Therapie

7.2 Michael

7.2.1 Anamnese

„Michael" ist ein zehnjähriger Junge mit Gelenksbeschwerden (vor allem in den Beinen), die seit Kleinkindalter bestehen und als Wachstumsschmerzen diagnostiziert wurden. Im Kleinkindalter traten die Beschwerden ca. ein- bis zweimal pro Monat auf, seit einem Jahr fast täglich (8/10 NRS). Seit seiner Einschulung leidet Michael zudem unter Bauchschmerzen (8–10/10), vor allem kurz nach dem Aufstehen und zu Wochenbeginn, am Nachmittag lassen sie nach. Es bestehen abendliche Einschlafprobleme, er kann nur im Beisein der Eltern einschlafen und schläft wieder öfter bei ihnen im Bett.

Muskel- / Gelenksbeschwerden und Bauchschmerzen wurden mehrfach abgeklärt ohne Befund.

Michael hat keine Geschwister. Die Eltern sind seit seiner Geburt getrennt, es besteht geteiltes Sorgerecht. Michael lebt immer in derselben Wohnung, die Eltern wechseln sich wöchentlich ab.

Beide Eltern sind gesund und ganztags berufstätig (der Vater ist Angestellter in einer Bank, die Mutter Krankenschwester ohne Nachtdienste).

Das Verhältnis zu den Eltern wird als gut beschrieben. Mit der Mutter unternimmt er viel zusammen mit Gleichaltrigen (Spielplatz, Zoo), mit dem Vater bleibt er eher zu Hause (Filme anschauen, Computerspiele, Gesellschaftsspiele spielen).

Die Mutter nehme die Schmerzen ernster als der Vater, im Aufnahmegespräch werden latente Vorwürfe vonseiten der Mutter deutlich, der Vater wirkte gleichgültig.

Bisherige Therapien: Mehrere Einheiten Physiotherapie mit vorwiegend stabilisierenden Übungen haben keine Verbesserung der Muskel-/Gelenksbeschwerden bewirkt. Die Bauchschmerzen werden gelindert durch Bauchmassagen, Kuscheln, Fernsehen und Spiele spielen, solange Michael gewinnt. Paracetamol und Buscopan wurden bisher ohne schmerzlindernde Wirkung eingesetzt. Wärme wirkt lindernd bei Bauchschmerzen.

Hobbys: mit Freunden spielen (zunehmend weniger möglich aufgrund der Bauchschmerzen), Fußballspielen (inzwischen im Tor, da er nicht mehr so gut rennen könne).

Schule: 4. Klasse Grundschule. Anfangs habe es Streitigkeiten mit zwei Mitschülern gegeben, die ihn aufgrund seines Gangbildes hänselten. Nach Gesprächen mit den Eltern, der Klassenlehrerin und dem Schulleiter haben die Hänseleien aufgehört. Dennoch hat Michael wenig Anschluss an den Klassenverband. Die Schule fällt ihm bis auf Mathematik leicht, hier geht er wöchentlich zur Nachhilfe.

Soziale Kontakte: Michael hat keine Freunde in der Schule, jedoch in der Nachbarschaft und im Fußballverein. Treffen finden vor allem in den Wochen statt, in denen die Mutter ihn betreut, und am Wochenende. Anstelle von aktiven Unternehmungen tendiert Michael zunehmend zum Fernsehen und zu Computerspielen, was die Eltern der anderen Kinder nicht möchten und so den Kontakt reduzieren.

Emotionales Befinden: Michael ist anfangs zurückhaltend und schüchtern, er schaut immer wieder zu den Eltern, bevor er antwortet. Er wird von den Eltern als fröhlich beschrieben, morgens sei er seit der Einschulung ein „Morgenmuffel". Er sei schon immer ein sehr anhängliches Kind gewesen, weinerlich bei Schmerzen, aber auch schnell zu beruhigen durch Zuwendung.

Krankheitsmodell: Michael sieht einen leichten Zusammenhang zwischen Sport und den Muskel- / Gelenksbeschwerden und zwischen Angst vor Mitschülern und den Bauchschmerzen. Die Mutter geht von Wachstumsschmerzen aus und führt die Bauchschmerzen auf eine Nahrungsmittelunverträglichkeit zurück, welche noch nicht ausreichend untersucht worden sei. Der Vater gibt an, kaum Muskel- / Gelenksbeschwerden bei Michael wahrzunehmen, und benennt Spannungen zwischen den Eltern als möglichen Einflussfaktor auf die Bauchschmerzen, da er diese auch bekomme bei Streit.

Erwartungen an die Therapie: Michael möchte keine Schmerzen mehr haben, kann zugleich aber nicht benennen, was sich darüber hinaus in seinem Leben verändern würde. Die Eltern möchten beide hilfreiche Strategien im Umgang mit den Schmerzen erlernen und wissen, wie sie mit Michael umgehen sollen, wenn er Schmerzen äußert. Die Mutter erwartet weitere Diagnostik in Richtung Nahrungsmittelunverträglichkeit.

7.2.2 Befunde und vertiefende Beobachtungen

Ärztlicher Dienst

Muskuloskelettal: alle Gelenke der Beine mit freier Funktion, keine Schwellungen oder Überwärmung. Guter Muskelstatus. Leichter Knick-Senk-Fuß beidseits, im Zehenstand gut ausgleichbar.

Bauch: bei der Untersuchung Bauch weich, kein lokaler Druckschmerz, normale Darmgeräusche, keine vergrößerten Organe tastbar.

Physiotherapie & Massage

Auffällig war eine erhöhte muskuläre Grundspannung mit einem Finger-Boden-Abstand (FBA) von 40 cm.

Ergotherapie

Auffällig in der Befunderhebung war, dass Michael im Kontakt sehr skeptisch und distanziert wirkte. Auf die Erstellung des Kawa-Modells konnte er sich kurzfristig besser einlassen als auf den verbalen Austausch, war jedoch auch hier zurückhaltend.

Schwerpunkte aus dem Kawa-Modell

Ressource: Fußballspielen, Handy, PC-Spiele, Filme.

Steine / Probleme: Schmerzen, Fußballspielen beeinträchtigt.

Stabilisierende Faktoren: Eltern.

Michael war nach anfänglichem Interesse wenig bereit, sich weiter auf das Modell einzulassen, und konnte vorerst kein Ziel für sich benennen. Er gab an, seine Mutter zu weiteren Ergänzungen befragen zu wollen.

Psychologischer Dienst

Michael verfügt über eine Vielzahl an Ressourcen wie Humor, Konzentrationsfähigkeit, Wahrnehmung seiner Emotionen und Sportlichkeit. Die Muskel- und Gelenksbeschwerden empfindet er inzwischen als „normal" und unveränderbar und kann sich nicht vorstellen, was anders wäre ohne sie. Die Bauchschmerzen beschreibt er als „komisches Gefühl" schon bei der Vorstellung der Klassenkameraden, die ihn gehänselt hatten. Beim Aufzeichnen des Gefühls (Handout Meine Gefühle) zeigte sich Angst als dominant mit latenter Wut. Gedanken daran beschäftigen ihn vor allem abends und nach dem Aufstehen. Im Bett der Eltern könne er besser schlafen, da er hier keine Angst habe, dass die Klassenkameraden durch das Fenster klettern. Das „komische Gefühl" verschwinde am ehesten, wenn er mit der Mama kuschele oder mit dem Papa Fernsehen schaue.

Warum er beim Fußball ins Tor gewechselt hat, konnte er nicht mehr nachvollziehen. Nach Rücksprache mit den Eltern wurde deutlich, dass dies vor allem von der Mutter mit dem Trainer so besprochen worden war.

In einem gemeinsamen Brettspiel mit Michael und den Eltern wurde die Interaktion beobachtet, welche bezogen auf Michael sehr wertschätzend war. Während Michaels Mutter dazu tendierte, Michael gewinnen zu lassen, sobald dieser gereizt auf Niederlagen reagierte, bevorzugte der Vater, Michael auf alternative Spielzüge hinzuweisen. Die Eltern untereinander kommunizierten wenig und zeigten mimisch Missbilligung bezüglich des unterschiedlichen Umgangs mit der Frustration Michaels. Als Michael am Ende Zweiter wurde, wollte er das Spiel nicht noch einmal starten und gab Bauchschmerzen als Grund an.

Testdiagnostisch ergeben sich Hinweise auf ausgeprägte soziale Ängste. Beim Zeichnen von „Familie in Tieren" wird die Mutter als sehr große Henne gezeichnet, die um ihn herumrennt, den Vater als Bär, der auf alle aufpasst. Sich selbst zeichnet er als Hund, der zwischen Henne und Bär freudig hin- und herspringt und Fremde beißt. In der Ecke sieht man noch ein Bein einer Person, die aus dem Bild herausgeht – dies seien die Klassenkameraden, die vor dem Hund flüchten. Anfangs ist Michael noch sehr zögerlich beim Zeichnen, wird im Verlauf sicherer und zeichnet vor allem den beißenden Hund mit festem Druck.

Schmerzbezogene Diagnose

Anhaltende somatoforme Schmerzstörung.

Psychische Faktoren, die für Entstehung, Schweregrad, Exazerbation und Aufrechterhaltung der Schmerzen / Symptome ausschlaggebend sind: Soziale Ängste stehen in deutlichem Zusammenhang mit den Schmerzen.

Zudem vorhanden: u.a. Stress- und Belastungsfaktoren (Ausgrenzungserfahrungen, Schlafstörungen), Verhaltensänderungen (Veränderungen seiner Position beim Fußball, Schlafen im elterlichen Bett), soziale Konsequenzen (weniger soziale Kontakte, Differenzen zwischen den Eltern bezüglich des Umgangs mit den Schmerzen), emotionale Belastung (geringe Frustrationstoleranz), maladaptive Kognitionen („es kann sich nichts ändern").

7.2.3 Therapeutische Schwerpunkte

Ärztlicher Dienst

Es wurde regelmäßig spielerisch edukativ gearbeitet.

Im Vordergrund stand das Erarbeiten von positiven Zielen (Handout Ziele), die Anregung zu sportlichen Betätigungen in der Gemeinschaft wie Tischtennis- und Fußballspielen und gemeinsamen Spielen mit Mitpatienten.

Wie im Stationsalltag vorgegeben, werden Handys über Nacht und teilweise tagsüber abgegeben, was mehrfach mit Michael besprochen werden musste, da er sich hier Alternativen organisiert hatte und diese heimlich nutzte (z. B. zweites Handy) und sich dafür auf sein Zimmer zurückziehen wollte.

Eltern

Mit den Eltern wurden mehrere Telefonate und Gespräche geführt.

Vor allem mit Michaels Mutter wurden die bisherigen Befunde besprochen, da keinerlei Hinweise auf eine Nahrungsmittelunverträglichkeit gegeben waren und weitere Diagnostik vermieden werden sollte.

Wiederholtes Erläutern, dass die Schmerzen real sind, auch wenn kein körperliches Korrelat zugrunde liegt.

Physiotherapie & Massage

Gezielte Wärmeanwendungen (Handout Wärmeanwendung) und heiße Rolle detonisierten lokal die hohe Muskelspannung und dämpften die Sympathikusaktivität. Im warmen Therapiebad konnte sich Micheal frei und gelöst bewegen, dies jedoch nur, wenn er es alleine nutzen durfte.

Wahrnehmungsübungen der Füße und die Aufgabe, selber auf dem Igelball zu rollen, wirkten weiter entspannend auf den gesamten Körper und verbesserten Michaels „Standfestigkeit". Jetzt konnten auch gezielt Dehnübungen eingesetzt werden (Handout Dehnung der hinteren Muskelkette). Als Ansporn, selber aktiv zu werden, diente der Finger-Boden-Abstand, der sich nach erfolgter Dehnung jedes Mal deutlich verringerte. Dass dies auch nach dem Üben der tiefen Bauch- und Rückenatmung geschah, war für Michael ein richtiges Aha-Erlebnis, am liebsten übte er diese mit einem Stofftier auf dem Bauch (Handout Atemübungen in alle Richtungen).

Die körperliche Aktivität konnte spielerisch v. a. mit Bällen langsam gesteigert werden. Der Spaß an der Bewegung stand hierbei im Vordergrund. Wiederholte Dehnübungen am Ende der Übungseinheiten sollten Michael schon an Handlungsweisen zu Hause gewöhnen.

Ergotherapie

Aufgrund der fehlenden sozialen Komponente bei Michael wurde im Team entschieden, dass er in einer Kleingruppe arbeiten soll. Hierfür wurden ein weiterer zwölfjähriger Junge und ein elfjähriges Mädchen der Station ausgewählt. Inhaltlich wurden verschiedene kognitive Aufgaben an die Gruppe gegeben. Begonnen wurde mit einem gemeinsamen Ablenk-ABC (Handout Ablenk-ABC) und einem einfachen Gedächtnisspiel (Logical), gegen Ende spielten sie über mehrere Einheiten ein komplexeres Rätselspiel (Exit).

Es konnte gut beobachtet werden, wie Michael von Einheit zu Einheit offener und aufgeschlossener in der Gruppe wurde. Von seiner anfänglichen passiven Rolle wechselte er zunehmend in eine aktiver werdende. Die anderen beiden Kinder bezogen Michael in die Lösung der angeforderten Aufgaben immer mehr mit ein und sie konnten gemeinsam ihre Stärken und Schwächen gut in den Gruppenprozess integrieren. Zur Stärkung aller wurden jeweils Ressourcen erarbeitet (Handout Stärkenaktivierung).

Michael profitierte hauptsächlich von kognitiven Ablenkstrategien. Darüber hinaus lernte er noch zusätzlich Strategien zu den Themen Wahrnehmung (Handout 5-4-3-2-1) und kreatives Gestalten (Steine bemalen) kennen. Letzteres empfand Michael als langweilig, er bevorzugte kognitiv herausfordernde Gruppenspiele, welche er sich auch für zu Hause als Familienspiel vorstellen kann.

Pflege- und Erziehungsdienst

Aufgrund seiner schulischen Situation (Hänseln durch Mitschüler) fiel es Michael sehr schwer, auf andere Mitpatienten im gleichen Alter zuzugehen. An den ersten Tagen seines Aufenthaltes versuchte er, sich mit dem Handy im Zimmer aufzuhalten. Dadurch hatte er die normale Tagesstruktur und Therapietermine nicht im Blick. Aus diesem Grund wurden mit ihm die regulären Handyabgabezeiten mehrfach besprochen. Alternative freudige Beschäftigungen wurden erarbeitet (Werwolf spielen, Tischtennis, Fußball). Mit Unterstützung durch den Pflege- und Erziehungsdienst gelang es Michael, diese Alternativen umzusetzen und bei Aktionen mit Patienten langsam ins Gespräch zu kommen. Im Verlauf fiel es ihm immer leichter, auch selbstständig Aktionen zu starten und eigenständig ausgewählte Patienten zu fragen, ob jemand mit ihm spielen möge.

Er wirkte fröhlicher und weniger schmerzgeplagt, phasenweise auch schmerzfrei. Aussagen von Mitpatienten nahm er weiterhin sehr sensibel auf und interpretierte Ablehnung. In gemeinsamen Gesprächsrunden auf Station (Gipfeltreffen) konnte er positive Rückmeldungen gut annehmen. Durch die Bohnenübung (Handout Bohnenübung) nahm er positive Interaktionen und Erlebnisse am Tag deutlicher wahr.

Wärmeanwendungen empfand er für den Bauch als angenehm (Handout Wärmeanwendung). Da er den Igelball in der Physiotherapie kennengelernt hatte, nutzte er ihn auch auf Station zur Massage bei Muskelbeschwerden (Handout Igelball).

Bewegungstraining: Durch das über den Aufenthalt gesteigerte defokussierte Bewegungstraining konnte die körperliche Belastbarkeit von Michael wieder gesteigert werden. Er wirkte im Verlauf viel aktiver und belastbarer, die anfangs angegebene körperliche Belastbarkeit von 3/10 gab er gegen Ende mit 7/10 an. Michael spielte gern aktiv Fußball, so wurde den am Wochenende anwesenden Eltern zurückgemeldet, dass er gern wieder auf dem Feld und nicht im Tor spielen möchte.

Psychologischer Dienst

Ziel war, Michaels Selbstbewusstsein im Umgang mit Mitschülern zu stärken und sich der realen Welt zu stellen und weniger in virtuellen Welten Bestätigung zu finden. Hervorgehoben wurden seine Fähigkeiten im Fußball und die guten sozialen Kontakte, die er beim Sport und in der Nachbarschaft hat.

Da er sich nicht vorstellen konnte, was ohne Schmerzen an seinem Leben attraktiver oder anders sein könnte, wurden gemeinsam mit dem ärztlichen Dienst Ziele erarbeitet (Handout Ziele).

Imaginativ wurde ein Wohlfühlort bei zeitgleicher Veränderung der Schmerzen (Handout SchmerzFREI-Imagination) etabliert, was ihm ein Gefühl von Sicherheit und Selbstvertrauen gab. Zugleich gelang es ihm, die Bauchschmerzen in einen Koffer zu packen und auf Reisen zu schicken.

Die abendlichen Gedanken, welche sich um negative Begegnungen mit Mitschülern drehten, lernte er mit dem Gedankenorchester (Handout Gedankenorchester) zu steuern.

Das Einschlafen gelang ihm durch imaginatives Rückwärtszählen und das Aufschreiben seiner Sorgen vor dem Schlafen besser (Handout Schlafhygiene).

All diese Ansätze konnte Michael gut anwenden und kurzfristig eigenständig umsetzen. Er benötigte jedoch regelmäßige Begleitung, vor allem durch den Pflege- und Erziehungsdienst, da die sozialen Ängste seine Wahrnehmung und sein Gefühlsleben weiterhin maßgeblich beeinflussten.

Eltern

Die Eltern nahmen an einer Schulung zum Garmischer Schmerzverarbeitungsmodell (Handout Schmerzverarbeitungsmodell) teil. Es wurden Einzelgespräche geführt, in denen das bio-psycho-soziale Modell, intrafamiliäre Belastungen (latente gegenseitige Vorwürfe, die Erziehung nicht korrekt zu gestalten) und die Reduktion weiterer diagnostischer Verfahren besprochen wurden. Die Etablierung schmerzunabhängiger positiver Interaktionszeiten (kuscheln, wenn keine Schmerzen vorhanden sind, Zoobesuch, stärkende Geschichten vorlesen) wurde in den Vordergrund gestellt.

Die Eltern berichteten zudem von sozialen Situationen, in denen Michael sich zurückgezogen hatte, vor allem im Schulalltag, und welche in zeitlichem Zusammenhang mit stärkeren Schmerzen standen. Nach anfänglichen gegenseitigen und Selbstvorwürfen, etwas falsch gemacht zu haben, konnten sie sich auf die Erarbeitung von Lösungen einlassen und nahmen den Vorschlag einer ambulanten Psychotherapie unter regelmäßiger Einbeziehung der Eltern vorbehaltlos an.

Weitere Empfehlungen

- Ambulante Psychotherapie unter regelmäßigem Einbezug der Eltern
- Soziales Kompetenztraining
- Reduktion der Mediennutzung
- Feldposition beim Fußball

Wohlfühlplan

Michaels Wohlfühlplan (Abbildung 7.4) mit den für ihn wichtigsten Strategien und Impulsen, welche ihm die gesundheitsförderliche Alltagsgestaltung zu Hause erleichtern, finden Sie unten. Besonders wichtig für die weitere psychosoziale Unterstützung ist die ambulante Psychotherapie. Sobald sich Michael im sozialen Setting wieder sicherer und selbstbewusst fühlt, ist davon auszugehen, dass auch das Schmerzempfinden nachlassen und er körperlich aktiver wird.

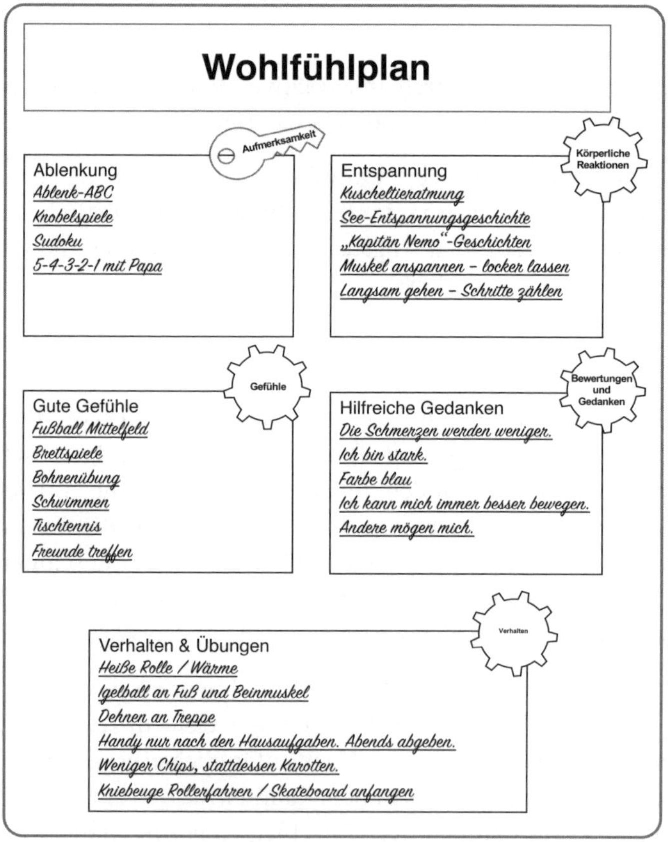

Abbildung 7.4: Wohlfühlplan Michael

8. Realitätscheck

Chronische Schmerzen bestehen bei jungen Menschen meist schon über mehrere Monate bis Jahre. Die Erfahrungen mit medizinischem Personal, diagnostischen Prozeduren, missverständlicher Kommunikation, unklaren Diagnosen und sich teilweise widersprechenden therapeutischen Herangehensweisen führen neben den wiederholten Schmerzerfahrungen und Einschränkungen im Alltag zu Wut, Traurigkeit, Ängsten und abnehmender Offenheit und Compliance.

Der Aufbau einer vertrauensvollen Beziehung zwischen Arzt, Eltern und Patient ist die Voraussetzung für ein gemeinsames Vorankommen. Im Vordergrund stehen muss die Edukation, ohne die der Patient die weiteren Schritte nicht wird nachvollziehen können. Auch wenn positives Denken sicherlich vorzuziehen ist, ist zugleich realistisches Denken angesagt. Wir erwarten von dem jugendlichen Patienten und seinem Familiensystem, dass sie Abläufe, Strukturen und Kommunikation hinterfragen, Ziele anpassen und eine Veränderung in der gewohnten Lebensführung erarbeiten und umsetzen. Wenn wir uns vorstellen, wie kompliziert es schon sein kann, die Gewohnheit einzuführen, regelmäßig ein Glas Wasser zu trinken, so ist nachvollziehbar, dass die Veränderung von ganzen Familien- und Tagesablaufsystemen Zeit, Geduld und Frustrationstoleranz benötigt.

Die Anpassung einzelner Komponenten und „Zahnräder" im Schmerzverarbeitungsmodell bewirkt Veränderungen auf allen Ebenen. Es ist nicht nötig und würde den Patienten überfordern, das gesamte Leben umzukrempeln und auf den Kopf zu stellen. Nicht alles, was er bisher getan hat, ist falsch. Hochmotivierte Patienten, die zehn Strategien täglich umsetzen möchten, werden an ihre Grenzen geraten und vielleicht überfordert mit allem aufhören. Unmotivierte Patienten, die gar nichts anpassen, werden weiterhin keinerlei Veränderung in ihrem Schmerzerleben erfahren.

Es gilt hier, den Mittelweg zwischen Über- und Unterforderung zu finden und diesen vor allem umzusetzen, bei Bedarf mit psychologischer, sozialpädagogischer oder psychotherapeutischer Unterstützung.

In der Realität geht es nicht immer nur bergauf. Zwischendurch kommt es zu Durststrecken, Rückschritten und neuen Herausforderungen, an denen Kinder und Jugendliche jedoch wachsen können, sodass es danach wieder gestärkt aufwärts geht.

Die Erwartung, innerhalb weniger Tage Erfolge zu erzielen, wird in der Regel enttäuscht. Bleibt man jedoch über mehrere Wochen „dran", können langfristige Verbesserungen erzielt werden, die oftmals sogar die Erwartungen von Patienten und Eltern übertreffen.

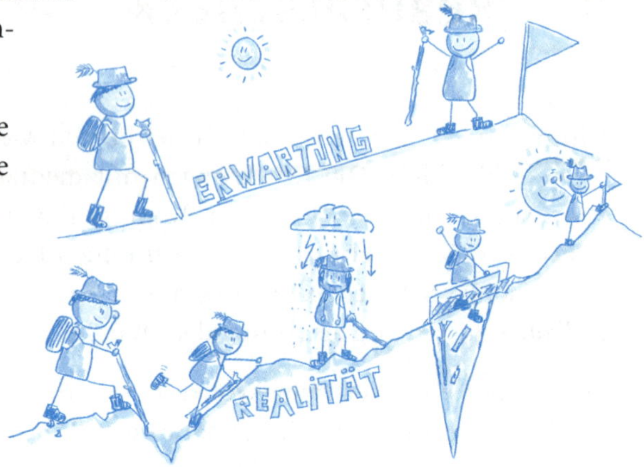

Voraussetzungen hierfür sind eine positive, jedoch auch realistische Einschätzung der Erkrankung und Eigenverantwortung in der kontinuierlichen Umsetzung hilfreicher Strategien über Wochen und Monate, bis diese zu einer neuen Gewohnheit werden.

Es lohnt sich, doch es benötigt Zeit und Geduld.

Ausblick

Ich wünsche mir, dass dieses Buch einen Beitrag dazu leistet, chronische Schmerzen schneller zu erkennen und junge Menschen und ihre Angehörigen kompetent und einfühlsam zu begleiten.

Mediziner, Psychologen und weitere Therapeutengruppen aus der Wissenschaft und dem klinischen Alltag werden sich weiterhin auf Hochtouren mit der Erforschung chronischer Schmerzen, beteiligter neuronaler Netzwerke, bio-psycho-sozialen Einflussfaktoren und der optimalen Behandlung beschäftigen. In Zukunft wird auch in der Schmerztherapie die Telemedizin mit Betreuung über Foren, Video oder Apps Fortschritte machen.

Der persönliche Kontakt, professioneller Erfahrungsaustausch und Empathie sollten bei all diesen Bestrebungen im Vordergrund stehen. Eine zielgerichtete Aufklärung und professionelle Kommunikation bewirken Erleichterung und Sicherheit bei den jungen Patienten. Die in diesem Buch vorgestellten hilfreichen Strategien, Tipps und Handouts führen zur Steigerung der Selbstwirksamkeit und geben den Betroffenen ein Stück Hoffnung wieder, die sie meist im Laufe ihrer Krankheitsgeschichte verloren haben. Ärztliche, psychologische, physiotherapeutische, ergotherapeutische, pflegerische und erzieherische Behandler mit Expertise in der Therapie von Kindern und Jugendlichen tragen wesentlich zur Genesung und Steigerung der Lebensqualität bei.

Wünschenswert ist eine Vernetzung ambulant tätiger Therapeuten und dieser wiederum mit stationären Einrichtungen, um bestmöglich auf die Bedarfe junger Menschen mit chronischen Schmerzen eingehen zu können. Die Schmerztherapie beginnt und endet weder mit dem Besuch beim ambulanten Behandler, noch ist sie nach einem mehrwöchigen stationären Aufenthalt abgeschlossen.

In diesem Sinne sollen die Inhalte dieser Seiten und der Downloads ermöglichen, Wissen und Erfahrungen aus der Praxis für die Praxis zu teilen mit dem Wunsch nach kollegialem Austausch und gegenseitiger Bereicherung. Im Mittelpunkt unserer Tätigkeit steht das Wohlergehen der jungen Patienten mit chronischen Schmerzen, und dies erreichen wir am besten, indem wir miteinander nach vorne schauen.

Berührende Worte

Wo Menschen sich begegnen, kommt es immer wieder zu Situationen und Aussagen, die besonders in Erinnerung bleiben. Dieses Buch ist für die Behandlung von Kindern und Jugendlichen mit chronischen Schmerzen gedacht, doch auch wir können von den Betroffenen viel lernen und ihre Gedanken, Aussagen und Emotionen auf uns wirken lassen. Daher sind im Folgenden einige berührende und zum Nachdenken anregende Aussagen festgehalten:

„In mir gibt es einen Ort, an dem ich keine Schmerzen habe."

„Die anderen treffen sich mit ihren Freundinnen in der Pause, ich halt mit meiner Brotzeitdose."

„Irgendwie nerven die Schmerzen schon total und sind blöd, auf der anderen Seite habe ich mich schon so an die gewöhnt und die gehören so zu mir, dass ich gar nicht weiß, ob ich die loswerden möchte."

„Ich stopfe meinen Kopf einfach so voll, dass der Schmerz keinen Platz mehr hat."

„Ich hätte nie gedacht, dass ich mich einmal darüber freuen könnte, dass ich ohne Hilfe eine Flasche öffnen kann."

„Die Schmerzen haben mich schon oft zum Weinen gebracht. Und gleichzeitig habe ich durch sie die besten Freundinnen der Welt in der Klinik kennengelernt. Vielleicht war das der Sinn und nun werden wir alle gesund."

„Der Feuerwehrmann in meinem Knie hat den brennenden Schmerz gelöscht."

„Ich dachte ja, dass das Leben kein Ponyhof ist. Aber es fühlt sich so an, als ob mich ständig ein Pferd tritt."

„Ich bin 14 und beschäftige mich mit wirklich interessanten und tiefgründigen Fragen hier. Ich weiß nicht, ob das normal ist für mein Alter, aber ich habe es auf alle Fälle dem Schmerz zu verdanken, dem lästigen Ding."

Zuletzt möchte ich eine meiner ersten Patientinnen zitieren. Sie war in vielerlei Hinsicht besonders, und ganz besonders war sie philosophisch veranlagt. Damals hatten wir im Spaß gesagt, dass ein Buch über chronische Schmerzen, sollte es jemals geschrieben werden, im Titel den Begriff „Chamäleon" enthalten sollte. Da es nicht wirklich als Titel gepasst hätte – wer weiß, was noch kommt –, möchte ich dieses Buch zumindest mit ihren Worten beenden:

„Ich frage mich, ob ein Chamäleon sich in jeder Farbe wohlfühlt. Ist Grün angenehmer als Rot? Ist eine Farbe schmerzhafter oder angenehmer als die andere? Wenn das so sein sollte, so sieht man das dem Chamäleon nicht an, es akzeptiert die Situation einfach so, wie sie ist. Ich denke, das kann ich auch."

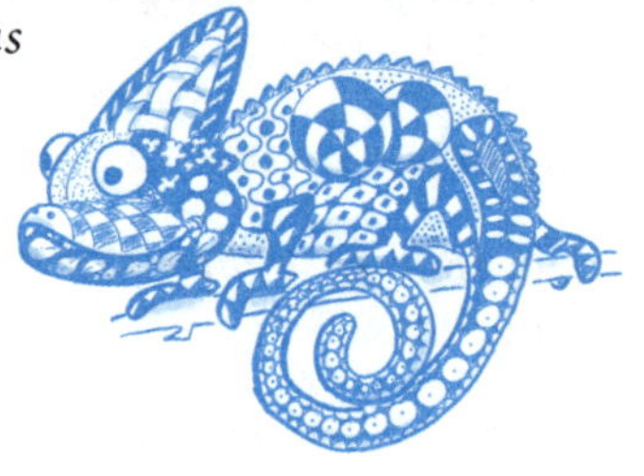

Weiterführende Empfehlungen

Alle hier aufgeführten Links wurden am 07.03.2022 auf Aktualität geprüft.

Spiel

Am Zentrum für Schmerztherapie junger Menschen wurde ein Spiel entwickelt, mit dem edukative Inhalte und hilfreiche Strategien im Umgang mit den Schmerzen und Möglichkeiten zur Erklärung der Erkrankung spielerisch erarbeitet werden. Das Spiel kann direkt an der Klinik erworben werden (59,90 €).

Bei Interesse wenden Sie sich bitte an ↗ info-kinderschmerzzentrum@rheuma-kinderklinik.de.

Social Media

Homepage des Zentrums für Schmerztherapie junger Menschen:
↗ https://www.kinderschmerzzentrum.de

YouTube, Facebook und Instagram-Seite der Klinik:
Rheuma Kinderklinik

Infografics der Autorin zu chronischen Schmerzen, rheumatischen Erkrankungen, ME/CFS und psychischen Themen auf Instagram:
doctors_explain

Bücher

Butler, D.S. & Moseley, G.L. (2016): *Schmerzen verstehen* (3. Auflage). Berlin: Springer.

Dobe, M. & Zernikow, B. (2021): *Rote Karte für den Schmerz. Wie Eltern und ihre Kinder aus dem Teufelskreis chronischer Schmerzen ausbrechen* (6. Auflage). Heidelberg: Carl-Auer.

Dobe, M. & Zernikow, B. (Hrsg.) (2019): *Therapie von Schmerzstörungen im Kindes- und Jugendalter: ein Manual für Psychotherapeuten, Ärzte und Pflegepersonal* (2. Auflage). Berlin: Springer.

Ebinger, F. (2011): *Schmerzen bei Kindern und Jugendlichen. Ursachen, Diagnostik und Therapie.* Stuttgart: Thieme.

Gross, M. & Warschburger, P. (2011): *Chronische Bauchschmerzen im Kindesalter. Das „Stopp den Schmerz mit Happy-Pingu"-Programm.* Göttingen: Hogrefe.

Richter, J. (2021): *Schmerzen verlernen: Die erfolgreichen Techniken und Übungen der Psychologischen Schmerzbewältigung.* Berlin: Springer.

Tesarz, J. (2018): *Psychosomatik in der Schmerztherapie: Reihe Komplexe Krisen und Störungen.* Stuttgart: Klett-Cotta.

von Wachter, M. (2021): *Chronische Schmerzen: Selbsthilfe, Tipps und Fallbeispiele für Betroffene* (3. Auflage). Berlin: Springer.

Zentrum für Schmerztherapie junger Menschen (2018): *Know How: – Mit Kopf und Herz gegen den Schmerz* (Informationsbroschüre). Garmisch-Partenkirchen: Kinderklinik Garmisch-Partenkirchen.

Zernikow, B. (2015): *Schmerztherapie bei Kindern, Jugendlichen und jungen Erwachsenen* (5. Auflage). Berlin: Springer.

Videos

Zentrum für Schmerztherapie junger Menschen
(YouTube-Kanal: Rheuma Kinderklinik)

Chat and Draw – Wissenswertes zum Schmerz:

↗ https://www.youtube.com/watch?v=QpP47JROG2E

Das komplexe regionale Schmerzsyndrom (CRPS) bei Kindern und Jugendlichen – einfach erklärt:

↗ https://www.youtube.com/watch?v=l3GsrKVR1BE

Deutsches Kinderschmerzzentrum
(YouTube-Kanal: Deutsches Kinderschmerzzentrum)

Den Schmerz verstehen – und was zu tun ist in 10 Minuten:

↗ https://www.youtube.com/watch?v=KpJfixYgBrw&list=PL11ILU_O95Aq6z-sqFF49xNWTtPRUGe5Wy

Schmerzverarbeitung im Gehirn – was bei chronischen Schmerzen anders ist:

↗ https://www.youtube.com/watch?v=uDtvLEJ9V38

Schmerzklinik Kiel
(YouTube-Kanal: Schmerzklinik Kiel)
Mütze hat den Kopfschmerz satt – der Comicfilm gegen Migräne und Kopfschmerzen:
↗ https://www.youtube.com/watch?v=NnYYcp4cPOQ

Gesellschaften

Deutsche Schmerzgesellschaft:
↗ https://www.schmerzgesellschaft.de

Deutsche Gesellschaft für Schmerzmedizin:
↗ https://www.dgschmerzmedizin.de

Deutsche Gesellschaft für Psychologische Schmerztherapie und -forschung:
↗ https://www.dgpsf.de

Deutsche Migräne- und Kopfschmerzgesellschaft:
↗ https://www.dmkg.de

Weitere kinderschmerztherapeutische stationäre Einrichtungen

Datteln
↗ https://www.deutsches-kinderschmerzzentrum.de

Stuttgart
↗ https://www.klinikum-stuttgart.de/kliniken-institute-zentren/paediatrie-1-paediatrische-neurologie-psychosomatik-und-schmerztherapie/kinderschmerzzentrum-baden-wuerttemberg

Augsburg
↗ https://www.uk-augsburg.de/kinderschmerz.html

Leitlinien

Gelistet sind Leitlinien, die sich mit chronischen Schmerzen im engeren und weiteren Sinn beschäftigen. Bitte beachten Sie, dass einige der Leitlinien nicht auf Diagnostik und Therapie von Kindern und Jugendlichen ausgerichtet sind oder nur vereinzelte Kapitel diesbezüglich beinhalten.

S3: Rückenschmerz bei Kindern und Jugendlichen

↗ https://www.awmf.org/uploads/tx_szleitlinien/027-070l_S3_Rueckenschmerz-Kinder-Jugendliche_2021-12_01.pdf

S3: Definition, Pathophysiologie, Diagnostik und Therapie des Reizdarmsyndroms

↗ https://www.awmf.org/uploads/tx_szleitlinien/021-016l_S3_Definition-Pathophysiologie-Diagnostik-Therapie-Reizdarmsyndroms_2022-01.pdf

S3: Funktionelle Körperbeschwerden

↗ https://www.awmf.org/uploads/tx_szleitlinien/051-001l_S3_Funktionelle_Koerperbeschwerden_2018-11.pdf

S3: Definition, Pathophysiologie, Diagnostik und Therapie des Fibromyalgiesyndroms

↗ https://www.awmf.org/uploads/tx_szleitlinien/145-004l_S3_Fibromyalgiesyndrom_2019-11_1-abgelaufen.pdf (zur Zeit der Veröffentlichung des Buchs in Überarbeitung)

S2k: Muskuloskelettale Schmerzen bei Kindern und Jugendlichen – ein Algorithmus zur differenzialdiagnostischen Abklärung eines häufigen Leitsymptoms in der Kinder- und Jugendmedizin

↗ https://www.awmf.org/uploads/tx_szleitlinien/027-073l_S2k_Muskuloskelettale-Schmerzen-Kinder-Jugendliche%E2%80%93Algorithmus__2020-12.pdf

S1: Bauchschmerz bei Kindern – bildgebende Diagnostik

↗ https://www.awmf.org/uploads/tx_szleitlinien/064-016l_S1_Bauchschmerz_Kinder_2020-07.pdf

S1: Diagnostik und Therapie komplexer regionaler Schmerzsyndrome (CRPS)

↗ https://www.awmf.org/uploads/tx_szleitlinien/030-116l_S1_Schmerzsyndrome_CRPS_2018-09.pdf

Fortbildungen

Zentrum für Schmerztherapie junger Menschen

Chronische Schmerzerkrankungen bei Kindern, Jugendlichen und jungen Erwachsenen:

↗ https://www.rheuma-kinderklinik.de/schmerz-zentrum/aerzte-und-fachkraefte/fortbildungen-veranstaltungen

Deutsche Gesellschaft für psychologische Schmerzforschung und -therapie

Spezielle Schmerzpsychotherapie:

↗ https://www.dgpsf.de/fort-und-weiterbildung

Bundesärztekammern

Spezielle Schmerztherapie, z.B. der Bayrischen Landesärztekammer:

↗ https://www.blaek.de/weiterbildung/qualifikationen-nach-der-weiterbildungsordnung/spezielle-schmerztherapie

Vestische Kinder- und Jugendklinik Datteln

Zusatzmodul Kinderschmerztherapie:

↗ https://kinderpalliativzentrum.de/weiterbildung/weiterbildungsangebote/zusatz-weiterbildung-2021-22-spezielle-schmerztherapie-bei-kindern-und-jugendlichen-2/

Sonstige Links

ICD-11 Klassifikation:

↗ https://icd.who.int/browse11/l-m/en

Internationale Klassifikation von Kopfschmerzerkrankungen, ICHD-3:

↗ https://ichd-3.org/de/

Studie zur Gesundheit von Kindern und Jugendlichen in Deutschland:

↗ https://www.kiggs-studie.de

Studie zu neuen Versorgungsformen chronischer Schmerzen PAIN2020 (bisher nur für Erwachsene):

↗ https://www.pain2020.de

Dank

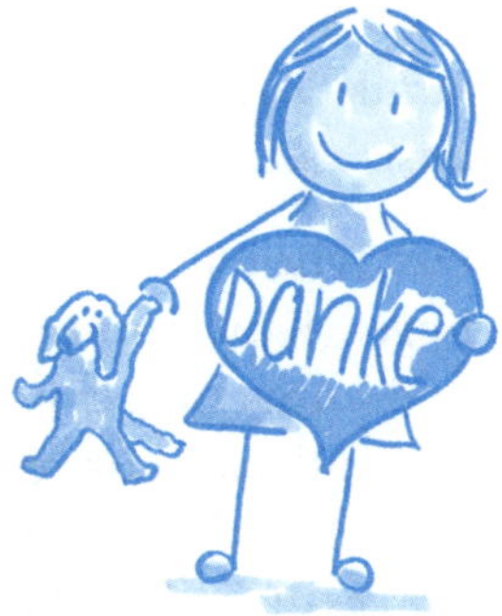

Als Erstes möchte ich mich bei Frau Katharina Arnold vom Junfermann Verlag für die professionelle, geduldige und motivierende Betreuung bedanken. Der Austausch mit Ihnen war sowohl inhaltlich als auch emotional Gold wert.

Darüber hinaus geht mein Dank selbstverständlich an das gesamte Team des Zentrums für Schmerztherapie junger Menschen. Ohne gemeinsame Überlegungen, Planungen und konzeptuelle Umsetzung unseres täglichen Schaffens in der Klinik wäre es nicht möglich gewesen, ein Buch aufbauend auf Erfahrungen aus der Praxis für die Praxis zu schreiben.

Ein spezieller Dank geht an folgende Kolleginnen und Kollegen, die ihr Wissen für einige Kapitel und hilfreiche Strategien geteilt haben: Dr. Anja Schramm (Oberärztin, spezielle Schmerztherapeutin; Bauchschmerz und Fallbeispiele), Jutta von der Beek (Stationsärztin, spezielle Schmerztherapeutin; Kopfschmerz), Dr. Nicole Draheim (Funktionsoberärztin Assessment, spezielle Schmerztherapeutin; CRPS), Stefanie Dollinger (Stationsärztin; Glossar und Diamond-Gardner-Syndrom), Bianca Roth (Pflegedienst Stationsleitung; pflegetherapeutische Anwendungen und Fallbeispiele), Devin Höfel (Tanzpädagoge, Sport- und Fitnesskaufmann; Faszientraining), Marianne Spamer (Physiotherapeutin; physiotherapeutische Übungen und Fallbeispiele), Yvonne Kaes (Physiotherapeutin; Atemübungen), Theresa Krötz (Leitung Ergotherapie; ergonomisches Sitzen und Fallbeispiele), Kristina Dettmer (Krankenschwester; ME / CFS) und Dr. Antje Klaumünzer (Stationsärztin; ME / CFS).

Ein besonderer Dank geht an Dr. Elisabeth Schnöbel-Müller, welche die schmerztherapeutische Abteilung aufgebaut und zehn Jahre lang als Oberärztin geleitet hat und in vielen Stunden des gemeinsamen Gummibärchenessens ihre Erfahrungen und Visionen geteilt hat.

Prof. Dr. Johannes-Peter Haas jongliert als geschäftsführender ärztlicher Direktor und Chefarzt die Erkrankungsbilder Rheuma, chronische Schmerzen und das chronische Fatigue-Syndrom. Er ermöglicht es seinen Mitarbeitern in allen Bereichen, sich inhaltlich und konzeptuell einzubringen. Auch ist es ihm ein Anliegen, Wissen zu teilen und sich kollegial zu vernetzen, wozu ein Beitrag mit diesem Buch geleistet werden soll. Danke für das Vertrauen, dieses mit dem Erfahrungsschatz der Klinik füllen zu dürfen.

Dr. Renate Häfner hat als leitende Oberärztin die Schmerztherapie an der Kinderklinik Garmisch-Partenkirchen gGmbH etabliert. Ohne ihre Weitsicht gäbe es heute unsere schmerztherapeutischen Stationen nicht – und somit kein Buch.

Das Teilen des Flurs mit Dr. Jana Mattei (Pflegedirektorin) und Hr. Clemens Stafflinger (Kaufmännischer Geschäftsführer) hat schon zu zahlreichen unterhaltsamen und erinnerungswürdigen Momenten geführt, welche auch in herausfordernden Zeiten dazu beitragen, ein Bergab als Anlauf für ein schwungvolles Bergauf zu sehen. Danke für das menschliche und wertschätzende Miteinander, welches sich in der gesamten Klinikpolitik widerspiegelt.

PD Dr. Friedrich Ebinger, Chefarzt der Klinik für Kinder- und Jugendmedizin St. Louise und jahrelanger Sprecher des Arbeitskreises Schmerz bei Kindern und Jugendlichen der Deutschen Schmerzgesellschaft, unterstützt kollegial mit wertvollen Tipps für die Kinderschmerztherapie im Allgemeinen und dieses Buch im Speziellen.

Abseits aller klinischen Aspekte sind der Rückhalt, das Interesse und das gelegentliche Anschubsen vonseiten der Familie die Basis für alles; und das schon lange vor dem Rohentwurf eines Buches, dem Arbeitsbeginn an der Klinik oder der Aufnahme eines Studiums. Davor und darin verflochten liegt ein ganzes Leben. Deshalb geht der größte Dank an meine Eltern, meine Geschwister und an meinen Sohn.

Glossar

Aerophagie	Luftschlucken
Affektiv	Die Gefühlsebene betreffend
Akute Schmerzen	Schmerzen, die aufgrund einer (potenziellen) Schädigung des Körpers auftreten
Allodynie	Gesteigerte Schmerzempfindlichkeit; Schmerz durch einen Reiz, der bei Gesunden nicht zu Schmerzen führt
Analgetika	Schmerzstillende Arzneimittel
Anämie	Verminderung des roten Blutfarbstoffs und der roten Blutkörperchen: Blutarmut
Arachnoidalzyste	Flüssigkeitsgefüllte Räume innerhalb des Kopfes oder der Wirbelsäule, die aus regulären anatomischen Strukturen zusammengesetzt sind
Autoimmunerkrankung	Erkrankung, bei der sich das Immunsystem gegen körpereigene Strukturen (z. B. bestimmte Zellen oder Gewebe) richtet. Begriff für eine Vielzahl sehr unterschiedlicher Krankheiten
Bio-psycho-sozial	Biologische (körperliche, medizinische), psychologische (z. B. Gefühle, Gedanken) und soziale (z. B. familiäres Umfeld, Kultur) Einflüsse bestimmen die Entwicklung und das Wohlbefinden eines Menschen und können nicht nur auf einen dieser Faktoren zurückgeführt werden.
Chronische Schmerzen	Schmerzen, die über einen längeren Zeitraum bestehen bleiben (bei Kindern und Jugendlichen spricht man nach drei Monaten von chronischen Schmerzen). Die Schmerzen können sich verselbstständigen und ohne körperliche Ursache bestehen bleiben oder auftreten.
Compliance	Oberbegriff für das kooperative Verhalten von Patienten im Rahmen einer Therapie
Detonisieren	Senkung der Muskelspannung
Dickdarmmikrobiom	Bakterienflora des Dickdarms
Drei-Punkt-Griff	Halten z. B. eines Stift mit Daumen, Zeigefinger und Mittelfinger
Dysfunktional	Verhalten oder Abläufe, die nicht zielführend sind und / oder einer Gesundung abträglich
Erythrozyten-Stroma	Gerüst der Erythrozyten (rote Blutkörperchen)
Exazerbation	Verschlechterung der Symptome eines bestehenden Krankheitsbildes, in der Regel bei chronischen Erkrankungen
Fissur (Analfissur)	Riss in der Schleimhaut am After

Fistel	Unnatürliche Verbindung zwischen anatomischen Strukturen. Bei der Analfistel besteht eine Verbindung zwischen Darm und der Haut um den After.
Frontalhirn	Evolutionär neuerer Bereich des Gehirns, welcher für Analyse, Vergleiche, Planung und insgesamt höhere geistige Funktionen und für motorische Funktionen zuständig ist
Gastroenterologie	Die Gastroenterologie befasst sich mit dem Magen-Darm-Trakt und damit zusammenhängenden Organen und Prozessen.
Gastrointestinal	Magen und Darm betreffend
Gate-Control-Theorie	Die 1965 erstmals erwähnte Kontrollschrankentheorie besagt, dass Schmerzsignale auf dem Weg zum Gehirn aufgehalten oder durchgelassen werden können. Erstmals spielten psychologische Einflüsse in diesem Prozess eine Rolle.
Genese	Entstehung, Entwicklung
GMI	*Graded motor imagery:* Therapieform, bei der vermehrt imaginativ gearbeitet wird, ohne das geschädigte Körperteil einzusetzen.
Hämatologie	Lehre von der Physiologie, Pathophysiologie und den Krankheiten des Blutes sowie der blutbildenden Organe
Hyperaktivität	Übermäßig impulsives und unangemessenes Verhalten
Hyperästhesie	Überempfindlichkeit für Berührung
Hyperextension im DIP II	Übermäßige Streckung im Gelenk zwischen den vorderen Zeigefingerknochen
IASP	*International Association for the Study of Pain* (Internationale Gesellschaft zum Studium des Schmerzes)
ICD-10, ICD-11	*International Statistical Classification of Diseases and Related Health Problems;* Internationale statistische Klassifikation der Krankheiten und verwandter Gesundheitsprobleme
Immundefizit	Schwäche des Immunsystems, die angeboren oder erworben sein kann
IMST	„Interdisziplinäre multimodale Schmerztherapie" unter Einbezug mehrerer Fachdisziplinen mit Fokus auf verschiedene Aspekte des menschlichen Lebens (Verhalten, Emotionen, Empfindungen, Vorstellungen, Gedanken, zwischenmenschliche Beziehungen, biologische Faktoren)
Interdigitalgriff	Halten z. B. eines Stifts zwischen Zeige- und Mittelfinger
Intrakranielle Blutung	Hirnblutung
Kardiovaskulär	Das Herz und Herzsystem betreffend
Katastrophisierung	Tendenz, Geschehnisse negativ wahrzunehmen und / oder vorauszusagen
Kognitiv	Das Wahrnehmen, Denken und Erkennen betreffend

Komorbidität	Erkrankungen oder Störungen, die zu einer Grunderkrankung hinzukommen
Kortikale Plastizität	Fähigkeit des Gehirns und ganzer Nervenstrukturen, sich aktivitätsabhängig verändern zu können und dadurch besser oder schlechter vernetzt zu sein
Kortikosteroide	Hormone, die in der Nebennierenrinde produziert werden; synthetisch hergestellt als Cortison bekannt
Kraniell	Den Schädel betreffend
Limbisches System	Evolutionär alter Teil des Gehirns, welcher vor allem für die Verarbeitung von Emotionen und Steuerung von Trieben zuständig ist
Maladaptiv	Ungünstig / schlecht angepasst
Mariske	Hautfalter im Bereich des Afters
Medikamentenabusus	Missbrauch von Arzneimitteln in zu hoher Dosis, zu lange oder ohne medizinische Grundlage
Meningitis	Entzündung der Hirn- und / oder Rückenmarkshäute
Mnemotechnisch	Die Förderung der Gedächtnisleistung betreffend
Mukosal	Zur Schleimhaut gehörig
Muskeltonus	Spannungszustand eines Muskels oder einer Muskelgruppe
Muskuloskelettal	Muskel- und Skelettsystem betreffend
Myogelose	Muskelverhärtung
Neurogen	Von einem Nerv, einer Nervenzelle oder vom Nervensystem ausgehend
Neuronal	Eine Nervenzelle betreffend oder davon ausgehend
Neuropädiatrie	Fachrichtung der Kinder- und Jugendmedizin mit Fokus auf das Nervensystem
Neuropathisch	Durch eine Nervenerkrankung bedingt
Nozizeptor	Rezeptor (Schadensmelder), der für die Wahrnehmung von Schmerzen zuständig ist
Organomegalie	Abnorme, oft krankhafte Vergrößerung eines Organs
Orofazial	Den Mund und das Gesicht betreffend
Osmophobie	Angst / Überempfindlickeit bezogen auf Gerüche
Pädiater	Kinder- und Jugendarzt
Parästhesie	Fehl- / Missempfindungen im Versorgungsgebiet eines Hautnervs
Paravertebral	Neben einem Wirbel / der Wirbelsäule liegend
Pathophysiologie	Lehre von Krankheitsvorgängen und Funktionsstörungen
PEM	Postexertionelle malaise, Belastungsintoleranz; Zustandsverschlechterung oder deutliche Verschlechterung des Allgemeinzustands nach teilweise nur sehr geringer Anstrengung

Phonophobie	Angst / Überempfindlichkeit bezogen auf Geräusche
Phosphatidylserin-Antikörper	Gehören zu den Antiphospholipid-Antikörpern (treten bei einer Reihe von Autoimmunerkrankungen auf und können mit der Entstehung von Thrombosen in Zusammenhand stehen)
Phosphatidylserine	Fettähnlicher Stoff, der wichtig ist für den Aufbau der Zellhülle und für die Kommunikation der Zellen miteinander; Teil der Zellwand Gehören zu den Antiphospholipid-Antikörpern (treten bei einer Reihe von Autoimmunerkrankungen auf und können mit der Entstehung von Thrombosen in Zusammenhand stehen)
Photophobie	Angst / Überempfindlichkeit bezogen auf Licht
Physiologisch	Normale körperlich / chemische Abläufe und Vorgänge des Organismus betreffend
Plasmainjektion	Blutplasma ist der flüssige und zellfreie Anteil des Blutes. Bei einer Injektion wird es gespritzt.
Prävalenz	Häufigkeit einer Krankheit oder eines Symptoms zu einem bestimmten Zeitpunkt in der Bevölkerung oder einem Teil davon
Primärversorger	Die erste Ansprechperson bei der Suche nach einem Arzt, bei Kindern üblicherweise der Kinder- und Jugendarzt
Prodromi	Vorzeichen einer Erkrankung
Psychopharmaka	Arzneimittel zur Behandlung psychischer Leiden
Rezeptordichte	Anzahl an Rezeptoren (Andockstelle für Hormone und andere Botenstoffe) an der Zelloberfläche
Rezidivierend	Wiederkehrend
Rheumatologie	Die Rheumatologie befasst sich mit meist entzündlichen Erkrankungen, die vor allem Gelenke, Knochen oder Bindegewebe betreffen.
Rumination	Wiederkäuen von Nahrung
Schmerzmatrix	Bereiche, die für die Verarbeitung von Schmerzen zuständig sind. Aufgrund der Komplexität und der Vielzahl an beteiligten Gehirnstrukturen, die miteinander vernetzt sind, wird der Begriff „Matrix" verwendet.
Sekundärversorger	Wenn der Kinder- und Jugendarzt weitere Untersuchungen bzw. Behandlungen anstrebt, werden weitere medizinische Fachdisziplinen hinzugezogen, z. B. ein (Kinder-)Rheumatologie bei Gelenksschmerzen oder Entzündungen oder ein (Kinder-)Gastroenterologe bei Beschwerden des Magen-Darm-Trakts.
Sensorisch-diskriminativ	Die Sinnesempfindung und -unterscheidung betreffend
Sinusitis	Entzündung der Schleimhäute der Nebenhöhlen
Somatisch	Den Körper betreffend

Somatosensorischer Kortex	Bereich des Gehirns, welcher zuständig ist für die Verarbeitung von einkommenden Informationen über den Tastsinn (Berührung, Druck, Vibration, Temperatur, Schmerz).
Sozialpädiatrie	Wissenschaft, die äußere Einflüsse auf die Gesundheit und Entwicklung von Kindern und Jugendlichen einbezieht. Die ganzheitliche Sichtweise orientiert sich an den jeweiligen Entwicklungsphasen des Kindes.
Spinal	Zur Wirbelsäule / zum Rückenmark gehörend
SSRI	Selektive Serotonin-Wiederaufnahme-Inhibitoren / Hemmer werden als Medikament vorwiegend bei schweren Depressionen, aber auch bei Angstzuständen eingesetzt.
Sudomotorisch	Die Schweißdrüsenaktivität betreffend
Suizidalität	Zustand, in dem Gedanken, Impulse und Handlungen darauf ausgerichtet sind, sich das Leben zu nehmen
Symbiotisch	In der Psychologie die Beschreibung von ungesunder, entwicklungshemmender bis krankhafter Abhängigkeit von Personen
Sympathikus	Teil des vegetativen Nervensystems, das vor allem die Eingeweide versorgt und den Körper in Aktionsbereitschaft versetzt. Der Parasympathikus hingegen ist für Regeneration und Aufbau von Energiereserven zuständig.
Synapse	Verbindung einer Nervenzelle an eine andere Zelle (Nervenzelle, Drüsenzelle, Muskelzelle etc.)
Synkope	Kreislaufkollaps; meist kurzer Bewusstseinsverlust
Thalamus	Bereich des Zwischenhirns, auch „das Tor zum Bewusstsein" genannt, da hier einkommende Reize gefiltert und an die richtigen Hirnregionen geleitet werden
Thrombopenie	Verminderung der Zahl der Blutplättchen
Topisch	In der Medizin auf Medikamente bezogen, die nicht injiziert oder geschluckt werden, sondern äußerlich / örtlich angewendet werden (z. B. Creme, Salbe, Nasentropfen)
Trizyklische Anitdepressiva	Antidepressiva = Medikamente gegen Depression. Trizyklische Antidepressiva verhindern die Wiederaufnahme von bestimmten Botenstoffen in die Nervenzelle.
Trophische Störung	Gewebsveränderungen, die durch eine mangelnde Ernährung oder Denervierung entstehen können
Urogenital	Die Harn- und Geschlechtsorgane betreffend
Vaskuläre Malformation	Gutartige Gefäßfehlbildung
Vasomotorisch	Die Gefäßnerven betreffend
Viszeral	Die Eingeweide betreffend
Zerebral	Das Großhirn betreffend

Literaturverzeichnis

Baerg, K., Tupper, S. M., Chu, L. M., Cooke, N., Dick, B. D., Doré-Bergeron, M. J. & Finley, G. A. (2021). Canadian surveillance study of complex regional pain syndrome in children. *Pain.* doi:10.1097/j.pain.0000000000002482

Burk, A., Dannecker, G., Henne, T., Hermann, C., Hilpert, J.-H., Hirsch, C. & Zimmermann, M. (2011). *Schmerzen bei Kindern und Jugendlichen.* In: F. Ebinger (Hg.), *Ursachen, Diagnostik und Therapie.* doi:10.1055/b-002-37763

Butler, D. S., Moseley, G. L. & Beames, T. B. (2019). *The Graded Motor Imagery Handbook.* noigroup.

Claus, B. B., Stahlschmidt, L., Dunford, E., Major, J., Harbeck-Weber, C., Bhandari, R. P., Baerveldt, A., Ness, V., Grochowska, K., Hübner-Möhler, B., Zernikow, B., Wager, J. (2022). Intensive interdisciplinary pain treatment for children and adolescents with chronic non-cancer pain: a preregistered systematic review and individual patient data meta-analysis. *Pain.* doi:10.1097/j.pain.0000000000002636

Draheim, N., Ebinger, F., Schnoebel-Mueller, E., Wolf, B. & Hauser, W. (2017). Definition, Diagnostik und Therapie von chronischen Schmerzen in mehreren Körperregionen und des (sog.) Fibromyalgiesyndroms bei Kindern und Jugendlichen: aktualisierte Leitlinie 2017 [Definition, diagnostics and therapy of chronic widespread pain and the (so-called) fibromyalgia syndrome in children and adolescents: Updated guidelines 2017]. *Schmerz,* 31(3), 296–307. doi:10.1007/s00482-017-0208-z

Draheim, N., Hoefel, L., Schnoebel-Mueller, E. & Haas, J. P. (2016). Das komplexe regionale Schmerzsyndrom. *Akt Rheumatol,* 41(4), 316–325.

Ebinger, F. (2011). Kopfschmerzen. *Pädiatrie up2date,* 6(03), 271–289.

Eich, W., Bär, K. J., Bernateck, M., Burgmer, M., Dexl, C., Petzke, F. & Häuser, W. (2017). Definition, Klassifikation, klinische Diagnose und Prognose des Fibromyalgiesyndroms. Aktualisierte Leitlinie 2017 und Übersicht von systematischen Übersichtsarbeiten. *Schmerz,* 31(3), 231–238. doi:10.1007/s00482-017-0200-7

Ellert, U., Neuhauser, H. & Roth-Isigkeit, A. (2007). Pain in children and adolescents in Germany: the prevalence and usage of medical services. Results of the German health Interview and Examination Survey for Children and Adolescents (KiGGS). *Bundesgesundheitsblatt - Gesundheitsforschung - Gesundheitsschutz,* 50(5-6), 711–717.

Freud, S. (1982). Psychische Behandlung (Seelenbehandlung), 1890a. In: *Schriften zur Behandlungstechnik.* Frankfurt a. M.: Fischer Taschenbuch.

Hasenbring, M. (1993). Endurance strategies – a neglected phenomenon in the research and therapy of chronic pain? *Schmerz,* 7(4), 304–313. doi:10.1007/bf02529867

Hasenbring, M., Hallner, D. & Klasen, B. (2001). Psychologische Mechanismen im Prozess der Schmerzchronifizierung: Unter- oder überbewertet? *Der Schmerz,* 15(6), 442–447.

Hechler, T., Kanstrup, M., Holley, A. L., Simons, L. E., Wicksell, R., Hirschfeld, G. & Zernikow, B. (2015). Systematic Review on Intensive Interdisciplinary Pain Treatment of Children With Chronic Pain. *Pediatrics,* 136(1), 115–127. doi:10.1542/peds.2014-3319

Hicks, C. L., von Baeyer, C. L., Spafford, P. A., van Korlaar, I. & Goodenough, B. (2001). The Faces Pain Scale-Revised: toward a common metric in pediatric pain measurement. *Pain,* 93(2), 173–183. doi:10.1016/s0304-3959(01)00314-1

Hoefel, L., Draheim, N., Haas, J. P. & Ebinger, F. (2021). Schmerzmedizinische Versorgung chronisch schmerzkranker Kinder und Jugendlicher in Deutschland. Eine Bestandsaufnahme [Medical pain care for children and adolescents with chronic pain in Germany : An inventory]. *Schmerz,* 35(2), 94–102. doi:10.1007/s00482-020-00510-9

Hoefel, L., Draheim, N., Schramm, A., Georgi, M. & Haas, J. P. (2021). Rheumaschmerz und chronischer Schmerz bei Kindern, Jugendlichen und jungen Erwachsenen [Rheumatic pain and chronic pain in children, adolescents and young adults]. *Zeitschrift für Rheumatologie,* 80(3), 234–242. doi:10.1007/s00393-020-00956-3

HOEFEL, L., JONIETZ, A. L., SCHNOEBEL-MUELLER, E., HAAS, J. P. & WALTER, M. H. (2018). Chronische Schmerzstörung mit somatischen und psychischen Faktoren bei Kindern und Jugendlichen: Lebensereignisse, Auslöser und Umgang mit den Schmerzen aus Sicht der Betroffenen und deren Eltern. *Pädiatrische Praxis,* 90(2), 258–268.

HOEFEL, L., SPAMER, M., HAEFNER, R., DRAHEIM, N., SCHNOEBEL-MUELLER, E. & HAAS, J. P. (2016). Multimodale Schmerztherapie bei Kindern und Jugendlichen mit chronischen muskuloskelettalen Schmerzen. Edukation und Therapie. *Akt Rheumatol,* 41, 326–333.

IWAMA, M. K., THOMSON, N. A. & MACDONALD, R. M. (2009). The Kawa model: the power of culturally responsive occupational therapy. *Disabil Rehabil,* 31(14), 1125–1135. doi:10.1080/09638280902773711

KORTERINK, J. J., DIEDEREN, K., BENNINGA, M. A. & TABBERS, M. M. (2015). Epidemiology of pediatric functional abdominal pain disorders: a meta-analysis. *PLoS One,* 10(5), e0126982. doi:10.1371/journal.pone.0126982

KRAUSE, L., SARGANAS, G., THAMM, R. & NEUHAUSER, H. (2019). Kopf-, Bauch- und Rückenschmerzen bei Kindern und Jugendlichen in Deutschland. *Bundesgesundheitsblatt – Gesundheitsforschung – Gesundheitsschutz,* 62(10), 1184–1194. doi:10.1007/s00103-019-03007-8

MELZACK, R. & WALL, P. D. (1965). Pain mechanisms: a new theory. *Science,* 150(3699), 971–979.

MENDELL, L. M. (2014). Constructing and deconstructing the gate theory of pain. *Pain,* 155(2), 210–216. doi:10.1016/j.pain.2013.12.010

RAJA, S. N., CARR, D. B., COHEN, M., FINNERUP, N. B., FLOR, H., GIBSON, S. & VADER, K. (2020). The revised International Association for the Study of Pain definition of pain: concepts, challenges, and compromises. 161(9), 1976-1982. doi:10.1097/j.pain.0000000000001939

SCHRAMM, A., HOEFEL, L., VON DER BEEK, J., DRAHEIM, N. & HAAS, J. (2021). Schmerzerkrankungen bei Kindern und Jugendlichen. *Pädiatrische Praxis,* 96, 108–129.

SCHRAMM, A., VON DER BEEK, J., HAAS, J. P. & HOEFEL, L. (2022). Kopfschmerzen bei Kindern und Jugendlichen. *Neuro aktuell,* 2, 15–21.

STRAUBE, A., HEINEN, F., EBINGER, F. & VON KRIES, R. (2013). Headache in school children: prevalence and risk factors [Kopfschmerzen bei Schülern: Prävalenz und Risikofaktoren]. *Deutsches Arzteblatt international,* 110(48), 811–818. doi:10.3238/arztebl.2013.0811

TAYLOR, S. S., NOOR, N., URITS, I., PALADINI, A., SADHU, M. S., GIBB, C. & VISWANATH, O. (2021). Complex Regional Pain Syndrome: A Comprehensive Review. *Pain Ther,* 10(2), 875–892. doi:10.1007/s40122-021-00279-4

TREEDE, R. D., RIEF, W., BARKE, A., AZIZ, Q., BENNETT, M. I., BENOLIEL, R. & WANG, S. J. (2015). A classification of chronic pain for ICD-11. *Pain,* 156(6), 1003–1007. doi:10.1097/j.pain.0000000000000160

VALET, M., SPRENGER, T., BOECKER, H., WILLOCH, F., RUMMENY, E., CONRAD, B. & TOLLE, T. R. (2004). Distraction modulates connectivity of the cingulo-frontal cortex and the midbrain during pain – an fMRI analysis. *Pain,* 109(3), 399–408. doi:10.1016/j.pain.2004.02.033

VLAEYEN, J. W. S., CROMBEZ, G. & LINTON, S. J. (2016). The fear-avoidance model of pain. Pain, 157(8), 1588-1589. doi:10.1097/j.pain.0000000000000574

WEISSMANN, R. & UZIEL, Y. (2016). Pediatric complex regional pain syndrome: a review. *Pediatr Rheumatol Online J,* 14(1), 29. doi:10.1186/s12969-016-0090-8

WHO GUIDELINES APPROVED BY THE GUIDELINES REVIEW COMMITTEE. (2012). In: *WHO Guidelines on the Pharmacological Treatment of Persisting Pain in Children with Medical Illnesses.* Geneva: World Health Organization. Copyright © 2012, World Health Organization.

YOUNGER, J., ARON, A., PARKE, S., CHATTERJEE, N. & MACKEY, S. (2010). Viewing pictures of a romantic partner reduces experimental pain: involvement of neural reward systems. *PLoS One,* 5(10), e13309. doi:10.1371/journal.pone.0013309

ZENTRUM FÜR SCHMERZTHERAPIE JUNGER MENSCHEN (2020). *Know How: Mit Kopf und Herz gegen den Schmerz* (2. Aufl.). Garmisch-Partenkirchen: Kinderklinik Garmisch-Partenkirchen gGmbH.

ZERNIKOW, B. (2015). *Schmerztherapie bei Kindern, Jugendlichen und jungen Erwachsenen* (5. Aufl.). Berlin, Heidelberg: Springer.

Über die Autorin

Dr. rer. nat. Lea Höfel ist Leiterin der Abteilung „Zentrum für Schmerztherapie junger Menschen" an der Kinderklinik in Garmisch-Partenkirchen, welche die Certkom-Zertifizierung „qualifizierte Schmerztherapie" der Deutschen Schmerzgesellschaft erhalten hat. Zudem leitet sie den psychologischen Dienst der Kinderklinik.

Sie ist stellvertretende Sprecherin des Arbeitskreises „Schmerz bei Kindern und Jugendlichen" der Deutschen Schmerzgesellschaft sowie Sprecherin des Arbeitskreises „Kinderschmerzpsychotherapie" der DGPSF (Deutsche Gesellschaft für psychologische Schmerztherapie und -forschung), zu deren Beirat sie auch gehört. Sie wirkt an der Entwicklung diverser Leitlinien zur Behandlung von chronischen Schmerzen bei Kindern und Jugendlichen mit.

↗ hoefel.lea@kinderschmerzzentrum.de